世界のインパクトファクターを決める
Web of Science 2001年
以降から選出

21世紀版 インプラントのための重要12キーワード ベスト240論文

プレゼンで使える、分類および文献

一般社団法人日本インプラント臨床研究会　編

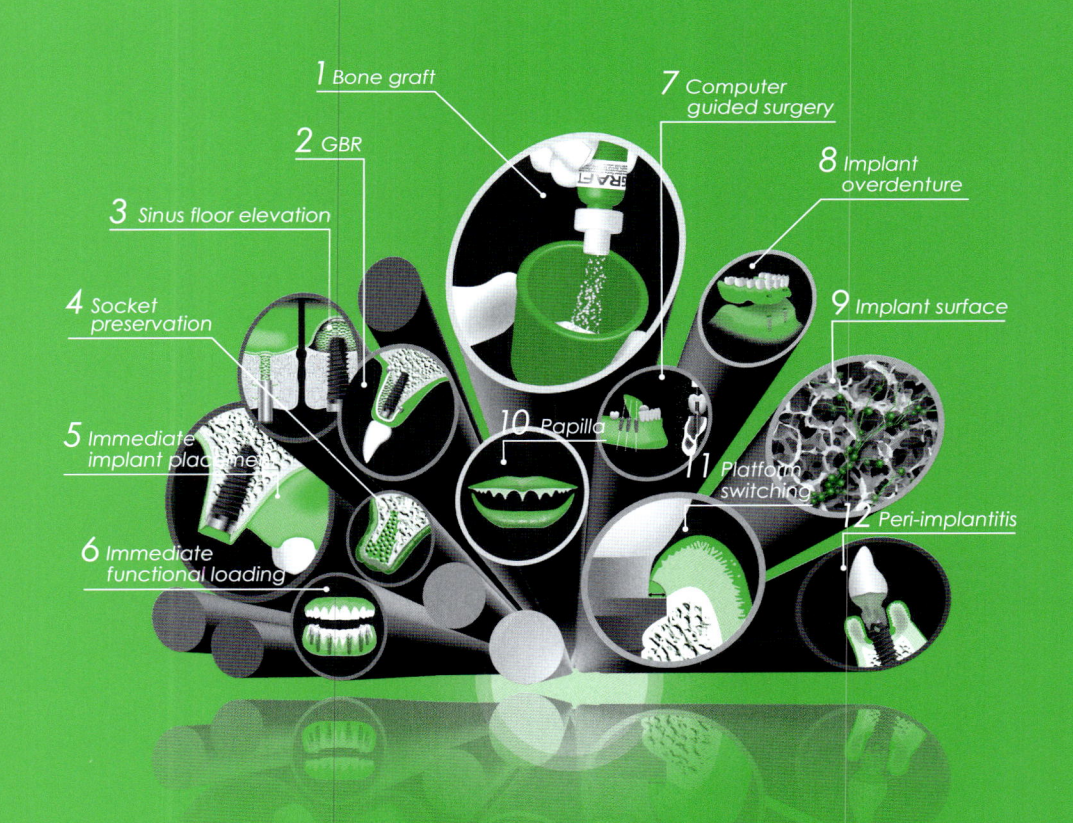

1 Bone graft
7 Computer guided surgery
8 Implant overdenture
2 GBR
3 Sinus floor elevation
9 Implant surface
4 Socket preservation
10 Papilla
5 Immediate implant placement
11 Platform switching
12 Peri-implantitis
6 Immediate functional loading

クインテッセンス出版株式会社　2019

QUINTESSENCE PUBLISHING

Berlin, Barcelona, Chicago, Istanbul, London, Milan, Moscow, New Delhi, Paris, Prague, São Paulo, Seoul, Singapore, Tokyo, Warsaw

序文

　現在、インプラント治療は成熟しつつあり、予知性の高い優れた治療であると誰からも認められてきています。しかしさらなる発展のため、多くの研究者、そして臨床家の弛まない努力と探究心によりさまざまな研究成果が論文として報告されています。日々、患者と真剣に向き合って研鑽している臨床家にとって、それをいかに活かすかが重要となってきます。そのためには数ある論文の中から価値ある論文を選出することが肝要です。

　そこで、2014年にトムソンロイター社（発刊当時。現在はクラリベイト・アナリティクス社が継承）が提供しているWeb of Scienceをもとに被引用件数に基づいて順位づけをし、そのうえで価値ある論文を抽出して提示した書籍「インプラントのための重要12キーワードベスト240論文　世界のインプラントファクターを決めるトムソンロイター社が選出」を発刊したところ、非常に好評で、すでに2回の重版がなされています。インプラント書籍のベストセラーとして定着しており、それを元にした各分野のシリーズ本も多数発刊されてきました。また、この書籍をベースとした診療ガイドライン策定を意識した書籍「ザ・クリニカルクエスチョン　臨床家の知りたい「あの」インプラントの疑問に論文と経験で答える　インプラントロジスト248名のアンケート調査結果から見えるもの」も2018年に発刊し、好評を得ております。

　そして、この度、移り変わりの激しいインプラント分野において待望していた「21世紀版　インプラントのための重要12キーワードベスト240論文」を当会創立45周年に合わせて発刊できたことを大変うれしく感じております。2014年版では論文年号にはとらわれず選出しましたが、21世紀版では最新のエビデンスを知るため抽出論文を2001年以降に限定し検索方法もより厳密に行い、各キーワードについて現在における価値ある論文が抽出されております。2014年版をお持ちの先生方も是非とも本書21世紀版にて最新エビデンスを学んでいただければと思います。加えて、絶賛されている後半の「プレゼンで使える、あの分類および文献」においても「ペリオの新分類」をはじめ「Avilaの抜歯基準」「インプラント周囲疾患の新分類」「第6回ITIコンセンサス会議荷重埋入プロトコル」「PET（部分抜歯治療）分類」「ピンクエステティックスコア（PES）＆ホワイトエステティックスコア（WES）」など臨床医が知っておくべき最新分類も含め、よりわかりやすく掲載されております。

　本書がインプラント治療のさらなる発展に、そして、質の高いエビデンスをもとに良質なインプラント治療の普及に寄与し患者さんに恩恵をもたらす一助になればこのうえない喜びでございます。末筆となりましたが、本書の出版にあたり多大な協力をいただきました東京医科歯科大学塩田真准教授、そしてクインテッセンス出版の山形篤史氏、田島佑介氏に深く感謝いたします。

2019年5月吉日
創立45周年記念祝賀会に向けて

一般社団法人 日本インプラント臨床研究会
施設長　会長　田中譲治

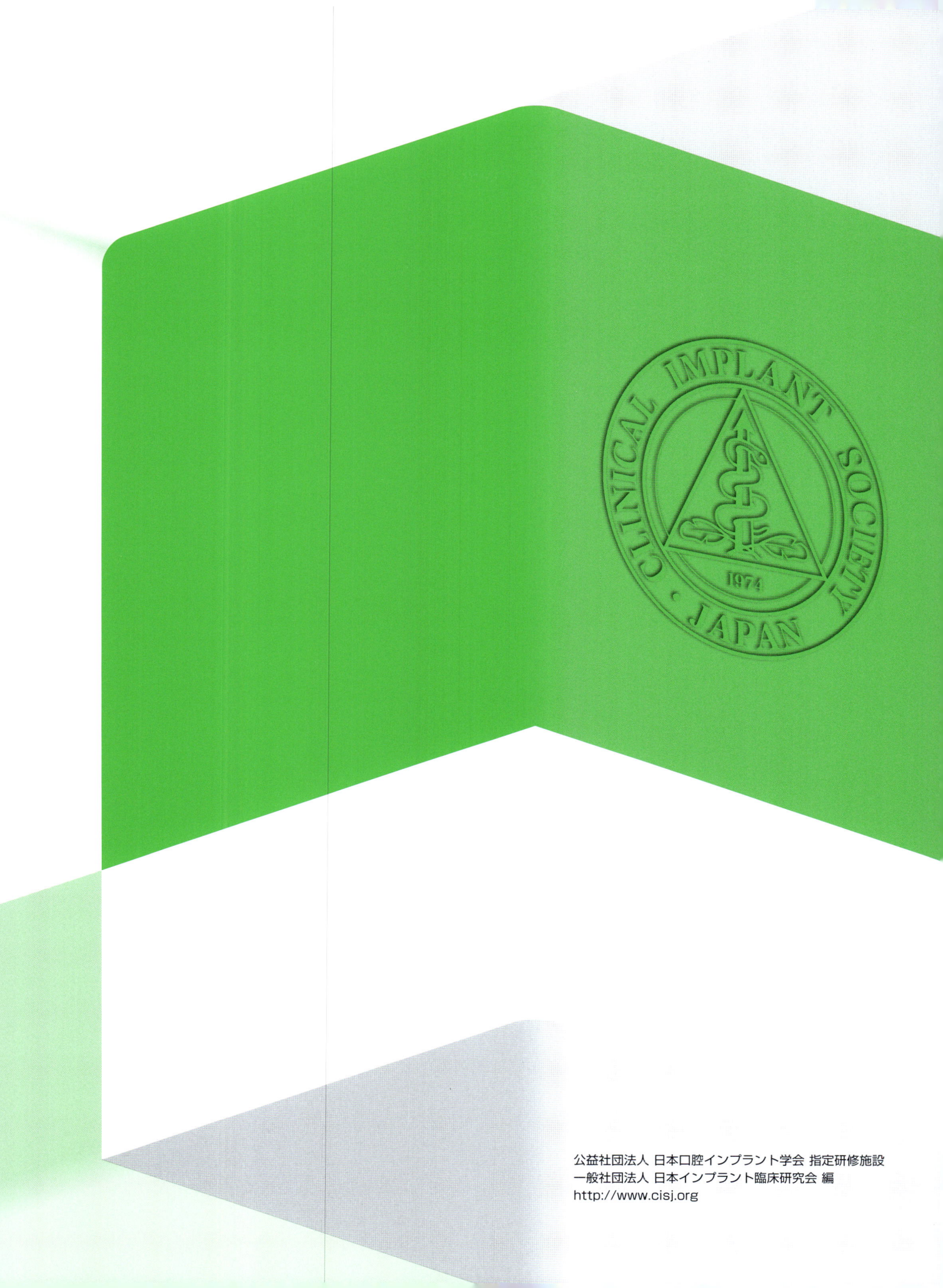

公益社団法人 日本口腔インプラント学会 指定研修施設
一般社団法人 日本インプラント臨床研究会 編
http://www.cisj.org

Contents

Contents

本書の見方

インプラントのための重要キーワード12

インパクトファクターの決定やノーベル賞の受賞者予測で知られるクラリベイトアナリティクスの Web of Science を利用し、インプラント関連の講演や発表および治療において重要な12キーワードで論文検索を行った。

本書は、検索結果を被引用件数順に並び替え、上位20件を列記した。さらに20論文を編集委員会にて吟味し、キーワードに照らして臨床における関連性・重要性・有益性の高い8論文についての抄録を掲載した。

加えて学会や講演会、雑誌等に頻回登場し、必読と思われる分類や論文を添付した。

用語解説

① 検索キーワード

検索キーワード：Web of Science 上にて検索に用いたキーワード。"AND" を用いた場合には、二つのキーワードが重複している論文が選択される。"OR"を用いた場合には、二つのキーワードのいずれかに該当する論文が選択される。"NOT" を用いた場合には、直後の条件を含む論文を除外する。なお、タイムスパンは 2001 年から 2018 年として絞り込んだ。その他略記号の意味は下記の通り。TI= タイトル。WC=Web of Science の分野。TS=トピック。PY= 出版年。これらを組み合わせて検索を行う。

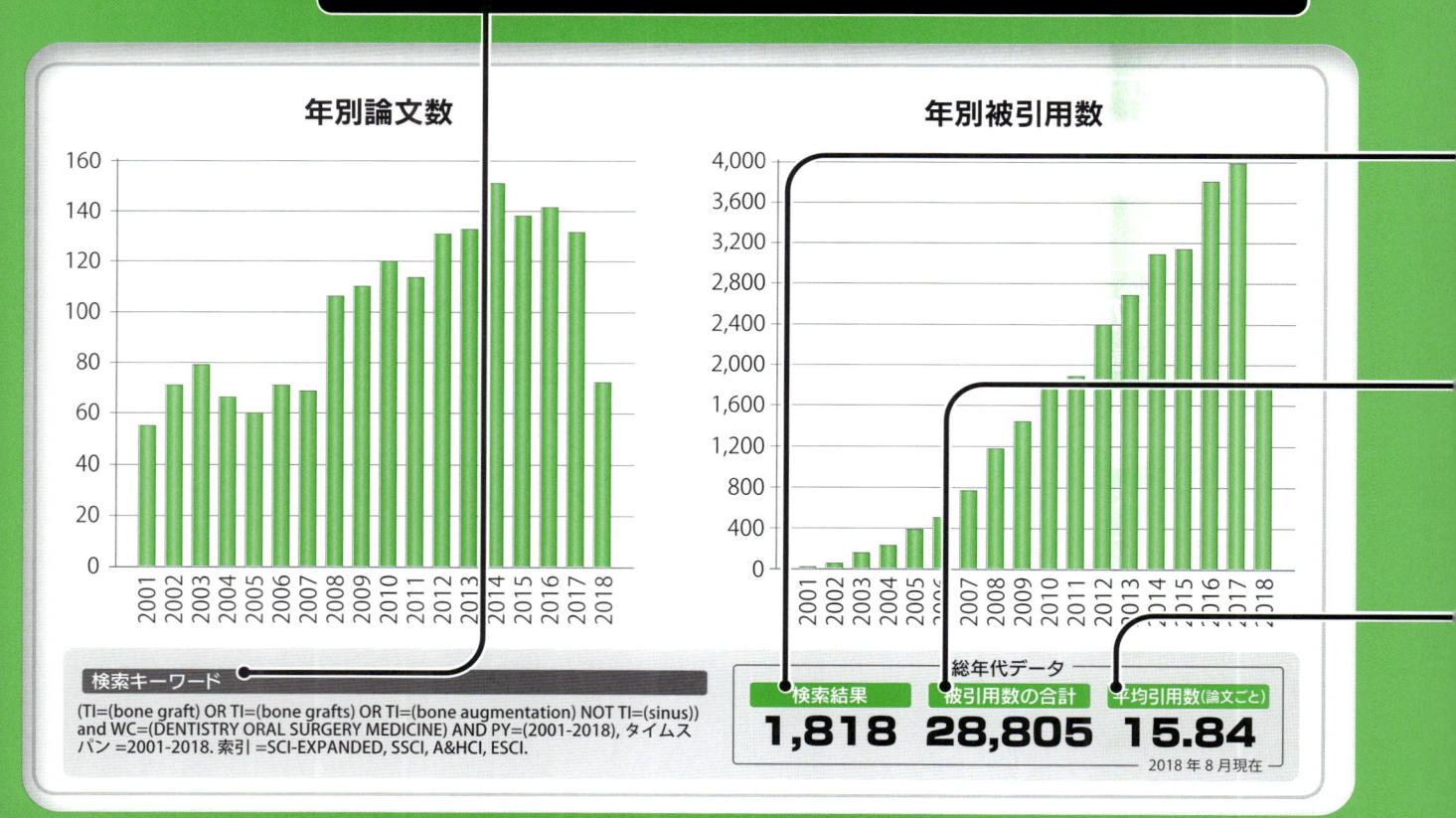

年別論文数	年別被引用数

検索キーワード

(TI=(bone graft) OR TI=(bone grafts) OR TI=(bone augmentation) NOT TI=(sinus)) and WC=(DENTISTRY ORAL SURGERY MEDICINE) AND PY=(2001-2018)、タイムスパン =2001-2018. 索引 =SCI-EXPANDED, SSCI, A&HCI, ESCI.

総年代データ

検索結果	被引用数の合計	平均引用数(論文ごと)
1,818	28,805	15.84

2018 年 8 月現在

Web of Science から選出したベスト**20**論文

タイトル・和訳	2015年	2016年	2017年	2018年(8月時点)	合計引用数	平均引用数(1年ごと)
引用数1位 McAllister BS, Haghighat K. Bone augmentation techniques. J Periodontol 2007;78(3):377-396. 骨造成法	33	36	41	12	322	26.83
引用数2位 Chiapasco M, Casentini P, Zaniboni M. Bone augmentation procedures in implant dentistry. Int J Oral Maxillofac Implants 2009;24 Suppl:237-259. インプラント歯学における骨造成法	41	53	37	19	303	30.3
引用数3位 Jensen SS, Terheyden H. Bone augmentation procedures in localized defects in the alveolar ridge: clinical results with different bone grafts and bone-substitute materials. Int J Oral Maxillofac Implants 2009;24 Suppl:218-236. 歯槽堤の部分欠損における骨造成法：異なる骨移植材や骨補填材を用いた臨床結果	41	55	48	16	286	27.6

② 検索結果
キーワードを基に検索された総論文数

③ 被引用数の合計
②で検索された総論文の被引用数の合計

※被引用数とは：該当の論文が他の論文に引用された回数

④ 平均引用数（論文ごと）
該当キーワードにおける１論文あたりの平均引用数（③を②で割ったもの）

⑤ 2018年8月までの合計引用数
各論文が発表されてから2018年８月までにおける被引用数の合計

⑥ 平均引用数（１年ごと）
各論文の１年あたりの被引用数（⑤÷評論発表後経過年数）

⑦ 高被引用論文
科学全体を大きく22の研究分野に分類したそれぞれの分野において、被引用数が上位1%の論文を高被引用論文（Highly Cited Papers）と定義している。本書では歯科分野（DENTISTRY ORAL SURGERY MEDICINE）における高被引用論文にはその証として 👑 アイコンを付与した。

⑧ 2014年版掲載論文
本書には翻訳抄録が掲載されておらず、本書の前身である2014年刊の『インプラントのための重要12キーワード・ベスト240論文　世界のインパクトファクターを決めるトムソン・ロイター社が選出』（クインテッセンス出版）に翻訳抄録が掲載されている場合、「2014年版　P.●に掲載」と記す。

本書を読む前に
知っておくべきキーワード

Web of Science とは?

　Web of Science は、Web of Science Core Collection（後述）をはじめとする膨大な量の高品質な文献コンテンツを包括し、自然科学、社会科学、人文科学の情報の迅速な検索、分析、共有を支援する最高水準の調査研究プラットフォーム。

　Web of Science Core Collection は、その中の中心となる世界初の引用索引データベース。21000 以上のジャーナルに加え、会議録、専門書まで幅広く収録している。ノーベル賞クラスの研究を見出す「クラリベイト・アナリティクス引用栄誉賞」、Journal Impact Factor のデータソースとなっている。

インパクトファクターとは?

　インパクトファクター（impact factor：IF、文献引用影響率）とは、特定のジャーナル（学術雑誌）に掲載された論文が特定の年または期間内にどれくらい頻繁に引用されたかを平均値で示す尺度である。これはクラリベイト・アナリティクスの Journal Citation Reports®（JCR®）が備えている評価ツールの 1 つである。

　毎年 JCR® が公開するインパクトファクターは、被引用数と最近出版された論文との比率である。特定のジャーナルのインパクトファクターは、対象年における被引用回数を、対象年に先立つ 2 年間にそのジャーナルが掲載したソース項目の総数で割ることによって計算される。（クラリベイト・アナリティクス社 Web サイトより引用・改変）

　インパクトファクターを保持することがジャーナルのステータスであるとともに、インパクトファクターが高いほどジャーナルの価値が高いとされる（例：Nature、New England Journal of Medicine など）。

$$\text{インパクトファクター} = \frac{\text{対象年にジャーナルが掲載した論文が引用された回数}}{\text{対象年に先立つ 2 年間にジャーナルが掲載した論文の総数}}$$

インプラント分野における主要 10 ジャーナルのインパクトファクター

(Journal Citation Reports® より引用)

2019年4月時点。Rank の検索条件は下記の通り
Journal Data Filtered By: Selected JCR Year: 2017 Selected Editions: SCIE,SSCI Selected Categories: 'DENTISTRY, ORAL SURGERY & MEDICINE' Selected Category Scheme: WoS

Rank 順位	Full Journal Title 出版社(国)	Total Cites	Journal Impact Factor	Eigenfactor Score
4 位	CLINICAL ORAL IMPLANTS RESEARCH John Wiley & Sons, Inc.(デンマーク)	14,065	4.305	0.017000
6 位	JOURNAL OF CLINICAL PERIODONTOLOGY Wiley-Blackwell(米国)	13,300	4.046	0.012000
9 位	JOURNAL OF PERIODONTOLOGY American Academy of Periodontolcgy(米国)	15,619	3.392	0.011000
10 位	Journal of Prosthodontic Research Elsevier(米国)	686	3.306	0.002000
11 位	Clinical Implant Dentistry and Related Research Wiley-Blackwell(米国)	3,633	3.097	0.009000
16 位	European Journal of Oral Implantology Quintessence Pub.(ドイツ)	960	2.809	0.002000
20 位	JOURNAL OF PROSTHETIC DENTISTRY Elsevier(米国)	10,690	2.347	0.006000
24 位	INTERNATIONAL JOURNAL OF ORAL AND MAXILLOFACIAL SURGERY Elsevier(米国)	7,796	2.164	0.010000
35 位	Journal of Prosthodontics-Implant Esthetic and Reconstructive Dentistry American College of Prosthodontists(米国)	2,042	1.750	0.003000
39 位	INTERNATIONAL JOURNAL OF ORAL & MAXILLOFACIAL IMPLANTS Quintessence Pub.(米国)	8,687	1.699	0.009000

Total Cites はどれだけ多く引用されているかを、アイゲンファクター(Eigenfactor：EF)はいかに影響力の強い雑誌に引用されているかを表している。特に EF は Nature などの総被引用数の多いジャーナルからの引用に重み付けをして評価したものであり、より実態を表している。IF、EF ともに高いジャーナルはさらに価値が高いといえる。

編集委員一覧

田中譲治
（一般社団法人　日本インプラント臨床研究会　施設長・会長／田中歯科医院院長）

井汲憲治
（一般社団法人　日本インプラント臨床研究会　名誉会長／石倉歯科医院院長）

岩野義弘
（一般社団法人　日本インプラント臨床研究会　サイエンス委員会委員長／岩野歯科クリニック院長）

塩田　真
（東京医科歯科大学大学院インプラント・口腔再生医学分野准教授）

武田朋子
（一般社団法人　日本インプラント臨床研究会　サイエンス委員会委員／ともこデンタルクリニック院長）

若井広明
（一般社団法人　日本インプラント臨床研究会　学術発表・AOIA 委員会委員長／若井歯科医院院長）

水口稔之
（一般社団法人　日本インプラント臨床研究会　研修会委員会委員長／水口インプラントセンター新宿・水口歯科クリニック院長）

熱田　亙
（一般社団法人　日本インプラント臨床研究会　IT 委員会委員長／ブロッサムデンタルオフィス院長）

芦澤　仁
（一般社団法人　日本インプラント臨床研究会　新人対策委員会委員長／錦糸町スマイル歯科クリニック・西葛西スマイル歯科クリニック院長）

重要キーワード12

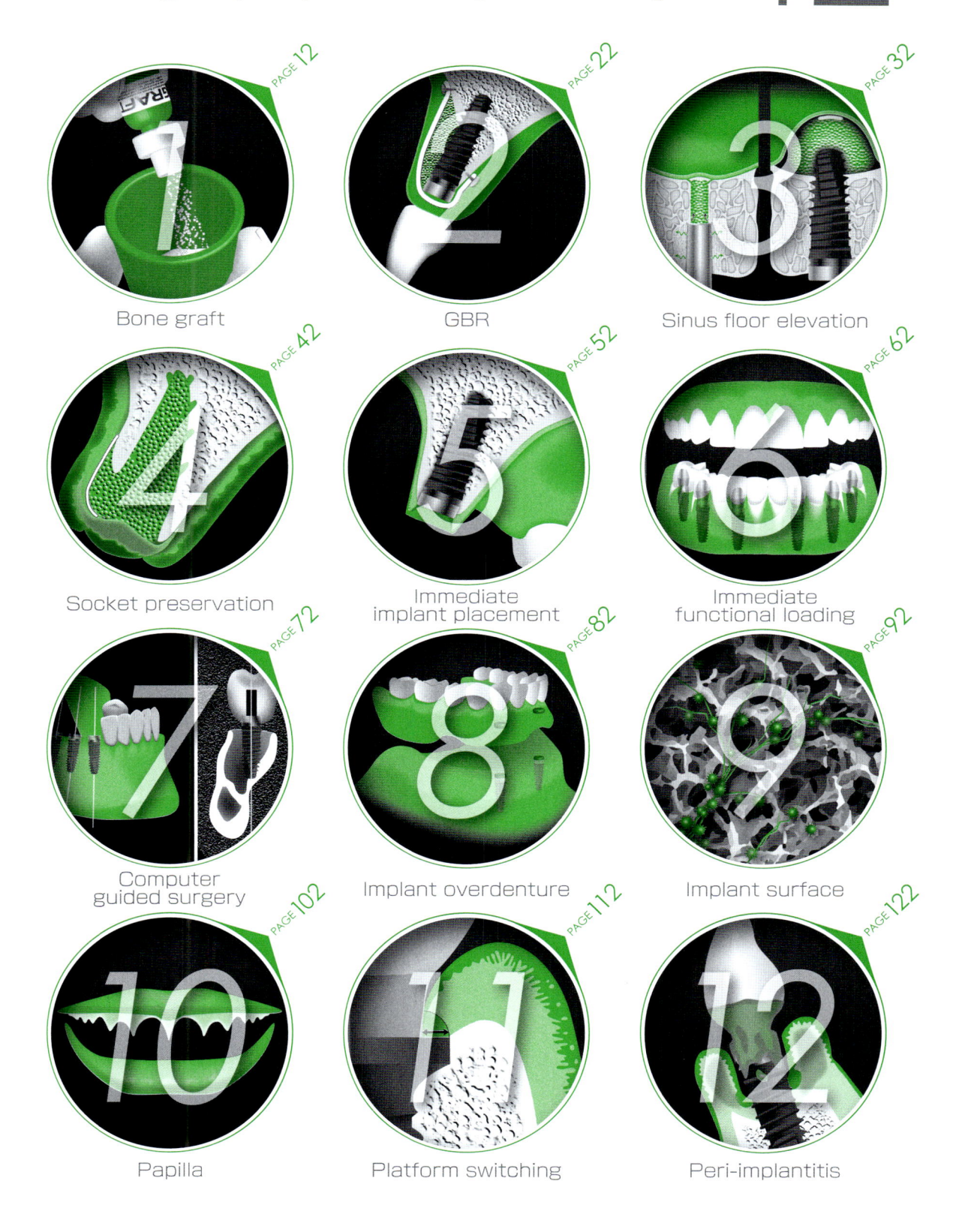

① *Bone graft*

骨移植のための材料もしくは外科的骨移植術

骨移植のための材料（自家骨、他家骨移植材料、人工移植材料および異種骨移植材料）もしくはそれらを用いて歯槽堤や上顎洞の骨欠損部を造成するために行われる外科手術。インプラント埋入と同時またはその前に用いられる。

（William R. Raney 編. インプラント辞典 Glossary of Oral and Maxillofacial Implants. 東京：クインテッセンス出版, 2008より引用改変）

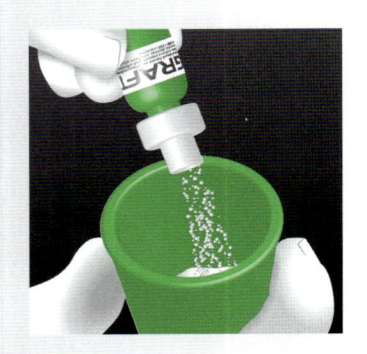

年別論文数

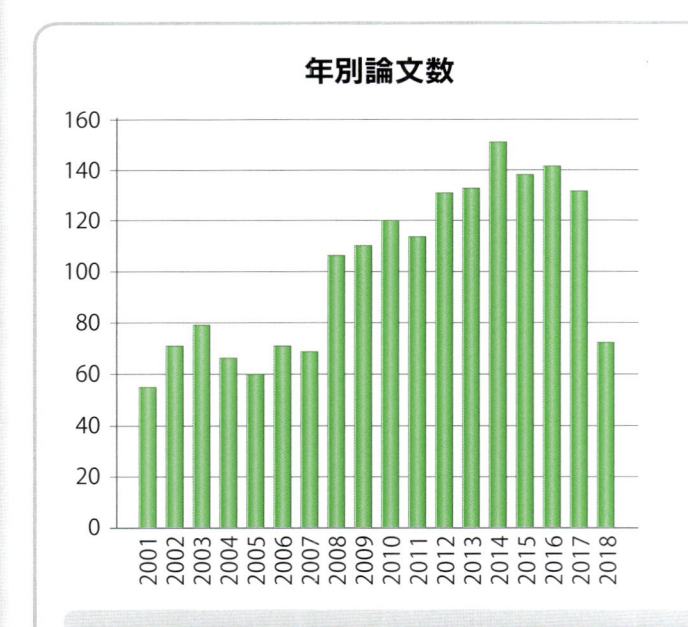

年別被引用数

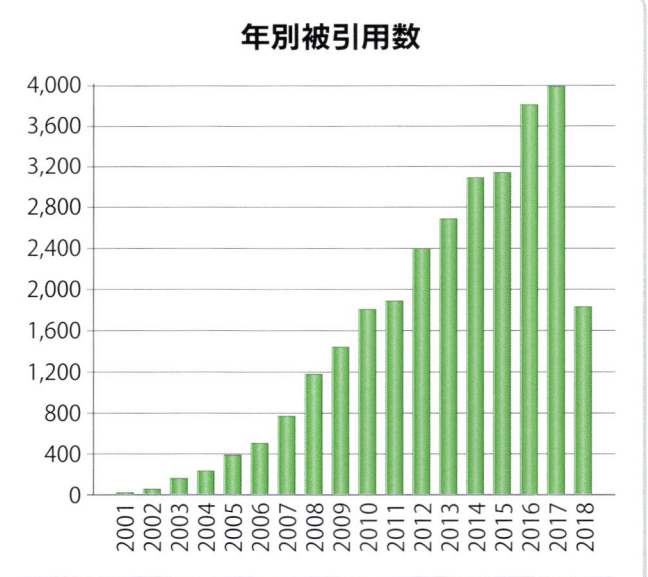

検索キーワード

(TI=(bone graft) OR TI=(bone grafts) OR TI=(bone augmentation) NOT TI=(sinus)) and WC=(DENTISTRY ORAL SURGERY MEDICINE) AND PY=(2001-2018), タイムスパン =2001-2018. 索引 =SCI-EXPANDED, SSCI, A&HCI, ESCI.

総年代データ

検索結果	被引用数の合計	平均引用数（論文ごと）
1,818	28,805	15.84

2018 年 8 月現在

Web of Science から選出したベスト**20**論文

タイトル・和訳	2015年	2016年	2017年	2018年(8月時点)	合計引用数	平均引用数(1年ごと)
引用数 1位 McAllister BS, Haghighat K. Bone augmentation techniques. J Periodontol 2007;78(3):377-396. 骨造成法	33	36	41	12	322	26.83
引用数 2位 Chiapasco M, Casentini P, Zaniboni M. Bone augmentation procedures in implant dentistry. Int J Oral Maxillofac Implants 2009;24 Suppl:237-259. インプラント歯学における骨造成法	41	53	37	19	303	30.3
引用数 3位 Jensen SS, Terheyden H. Bone augmentation procedures in localized defects in the alveolar ridge: clinical results with different bone grafts and bone-substitute materials. Int J Oral Maxillofac Implants 2009;24 Suppl:218-236. 歯槽堤の部分欠損における骨造成法：異なる骨移植と骨補填材料の臨床結果	41	55	48	16	276	27.6
引用数 4位 Cordaro L, Amadé DS, Cordaro M. Clinical results of alveolar ridge augmentation with mandibular block bone grafts in partially edentulous patients prior to implant placement. Clin Oral Implants Res 2002;13(1):103-111. インプラント埋入前の部分無歯顎患者における下顎ブロック骨移植による歯槽提造成の臨床成績	20	23	23	17	236	13.88
引用数 5位 Fiorellini JP Howell TH, Cochran D, Malmquist J, Lilly LC, Spagnoli D, Toljanic J, Jones A, Nevins M. Randomized study evaluating recombinant human bone morphogenetic protein- 2 for extraction socket augmentation. J Periodontol 2005;76(4):605-613. 抜歯窩造成に対するリコンビナントヒト骨形成タンパク - 2 を評価するランダム化研究	20	22	23	9	214	15.29
引用数 6位 Rocchietta I, Fontana F, Simion M. Clinical outcomes of vertical bone augmentation to enable dental implant placement: a systematic review. J Clin Periodontol 2008;35(8 Suppl):203-215. 歯科インプラント埋入における垂直的骨造成の臨床成績：システマティックレビュー	33	29	31	18	209	19
引用数 7位 Esposito M, Grusovin MG, Coulthard P, Worthington HV. The efficacy of various bone augmentation procedures for dental implants: a Cochrane systematic review of randomized controlled clinical trials. Int J Oral Maxillofac Implants 2006;21(5):696-710. 歯科インプラントにおける種々の骨造成法の効果：無作為化比較臨床試験のコクランシステマティックレビュー	19	20	19	7	209	16.08

Web of Science から選出したベスト**20**論文

	タイトル・和訳	2015年	2016年	2017年	2018年 (8月時点)	合計 引用数	平均 引用数 (1年ごと)
引用数 **8**位	von Arx T, Buser D. Horizontal ridge augmentation using autogenous block grafts and the guided bone regeneration technique with collagen membranes: a clinical study with 42 patients. Clin Oral Implants Res 2006;17(4):359-366. **自家骨ブロック移植とコラーゲンメンブレンによる骨誘導再生法を用いた水平的歯槽堤造成：42名の患者による臨床研究**	16	22	28	15	191	14.69
引用数 **9**位	Jensen SS, Broggini N, Hjørting-Hansen E, Schenk R, Buser D. Bone healing and graft resorption of autograft, anorganic bovine bone and beta-tricalcium phosphate. A histologic and histomorphometric study in the mandibles of minipigs. Clin Oral Implants Res 2006;17(3):237-243. **自家骨移植、無機質ウシ骨およびβリン酸三カルシウムの骨治癒と移植片吸収．ミニブタ下顎骨を用いた組織学的および組織形態計測的研究**	30	16	22	6	184	14.15
引用数 **10**位	Hatano N, Shimizu Y, Ooya K. A clinical long-term radiographic evaluation of graft height changes after maxillary sinus floor augmentation with a 2:1 autogenous bone/xenograft mixture and simultaneous placement of dental implants. Clin Oral Implants Res 2004;15(3):339-345. **歯科インプラント埋入と同時に2：1の自家骨／異種骨混合物を用いた上顎洞底挙上術後の移植片高さの変化の臨床的長期エックス線学的評価** P.40に和訳あり	14	19	13	5	175	11.67
引用数 **11**位	Froum SJ, Wallace SS, Tarnow DP, Cho SC. Effect of platelet-rich plasma on bone growth and osseointegration in human maxillary sinus grafts: three bilateral case reports. Int J Periodontics Restorative Dent 2002;22(1):45-53. **ヒト上顎洞移植における骨成長とオッセオインテグレーションに及ぼす多血小板血漿の効果：3例の両側性症例報告**	9	10	4	0	170	10
引用数 **12**位	Raghoebar GM, Timmenga NM, Reintsema H, Stegenga B, Vissink A. Maxillary bone grafting for insertion of endosseous implants: results after 12-124 months. Clin Oral Implants Res 2001;12(3):279-286. **骨内インプラント埋入における上顎骨移植：12～124ヵ月後の成績**	11	9	5	4	166	9.22
引用数 **13**位	Cordaro L, Bosshardt DD, Palattella P, Rao W, Serino G, Chiapasco M. Maxillary sinus grafting with Bio-Oss or Straumann Bone Ceramic: histomorphometric results from a randomized controlled multicenter clinical trial. Clin Oral Implants Res 2008;19(8):796-803. **Bio-Oss® もしくは Straumann® Bone Ceramic による上顎洞移植：ランダム化多施設比較臨床試験における組織形態学的成績**	24	19	25	9	163	14.82
引用数 **14**位	Hämmerle CH, Jung RE. Bone augmentation by means of barrier membranes. Periodontol 2000 2003;33:36-53. **バリアメンブレンを用いた骨造成**	18	13	22	7	154	9.63

Web of Science から選出したベスト**20**論文

タイトル・和訳	2015年	2016年	2017年	2018年 (8月時点)	合計引用数	平均引用数 (1年ごと)
引用数 15位 Nkenke E, Weisbach V, Winckler E, Kessler P, Schultze-Mosgau S, Wiltfang J, Neukam FW. Morbidity of harvesting of bone grafts from the iliac crest for preprosthetic augmentation procedures: a prospective study. Int J Oral Maxillofac Surg 2004;33(2):157-163. 補綴前の造成法における腸骨稜からの骨移植片採取の合併症：前向き研究	14	9	10	4	153	10.2
引用数 16位 Esposito M, Grusovin MG, Felice P, Karatzopoulos G, Worthington HV, Coulthard P. The efficacy of horizontal and vertical bone augmentation procedures for dental implants - a Cochrane systematic review. Eur J Oral Implantol 2009; 2 (3):167-184. 歯科インプラントにおける水平的および垂直的骨造成法の効果：コクランシステマティックレビュー	18	22	29	17	151	15.1
引用数 17位 Johansson B, Grepe A, Wannfors K, Hirsch JM. A clinical study of changes in the volume of bone grafts in the atrophic maxilla. Dentomaxillofac Radiol 2001;30(3):157-161. 萎縮した上顎骨に対する骨移植の体積変化の臨床研究	18	12	19	3	150	8.33
引用数 18位 Chiapasco M, Zaniboni M, Rimondini L. Autogenous onlay bone grafts vs. alveolar distraction osteogenesis for the correction of vertically deficient edentulous ridges: a 2 - 4 -year prospective study on humans. Clin Oral Implants Res 2007;18(4):432-440. 垂直的に欠損した無歯顎堤に対する自家骨オンレー骨移植と歯槽骨仮骨延長術の比較：ヒトにおける 2 〜 4 年間の前向き研究	15	15	18	9	149	12.42
引用数 19位 Nkenke E, Radespiel-Tröger M, Wiltfang J, Schultze-Mosgau S, Winkler G, Neukam FW. Morbidity of harvesting of retromolar bone grafts: a prospective study. Clin Oral Implants Res 2002;13(5):514-521. 臼後部からの骨移植片採取の合併症：前向き研究	9	8	10	6	145	8.53
引用数 20位 Triplett RG, Nevins M, Marx RE, Spagnoli DB, Oates TW, Moy PK, Boyne PJ. Pivotal, randomized, parallel evaluation of recombinant human bone morphogenetic protein- 2 /absorbable collagen sponge and autogenous bone graft for maxillary sinus floor augmentation. J Oral Maxillofac Surg 2009;67(9):1947-1960. 上顎洞底挙上術においてリコンビナントヒト骨形成タンパク - 2 ／吸収性コラーゲンスポンジと自家骨移植を用いた重要な無作為化対応評価	21	25	21	6	144	14.4

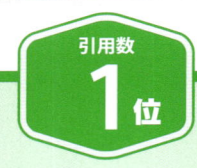

引用数
1位

Bone augmentation techniques.

骨造成法

McAllister BS, Haghighat K.

背景： オッセオインテグレーションの登場と生体材料や技術の進歩により、部分欠損や無歯顎患者への歯科インプラントの適用が拡大している。このような患者では、しばしば、感染、外傷および歯の喪失といったさまざまな要因から軟組織・硬組織が欠損しており、理想的なインプラント埋入には不十分な解剖学的形態となる。補綴主導型の歯科インプラント治療では、種々の再生外科手法を用いて歯槽骨を再建することにより予知性が高まるため、良好な長期予後を得るためには、インプラント埋入前もしくは埋入と同時に骨造成を行うことが必要かもしれない。ソケットプリザベーション、上顎洞造成、水平的・垂直的歯槽堤増大のために再生的手法が応用される。

方法： さまざまな骨造成法に関連した英語論文に掲載されている幅広い知見の概要について述べる。Medlineや PubMed を含むさまざまなデータベースを用いて網羅的にコンピューターベースの検索を実施した。合計267論文について検討し、査読されていないものは可及的に除外した。

結果： 本論文では、顆粒状の骨移植材料や代用骨の使用、バリアメンブレンを用いた骨誘導再生法、自家骨や同種骨ブロック移植、仮骨延長術を含む骨欠損の再建法についてレビューしている。

結論： 骨造成に有効なさまざまな方法は多数存在する。そのアプローチの多くが欠損の範囲やインプラント再建の特殊な手技に左右される。骨造成を必要とする症例の治療計画を立案する際はエビデンスに基づきアプローチすることがもっとも適切である。

（J Periodontol 2007;78(3):377-396.）

Background: The advent of osseointegration and advances in biomaterials and techniques have contributed to increased application of dental implants in the restoration of partial and completely edentulous patients. Often, in these patients, soft and hard tissue defects result from a variety of causes, such as infection, trauma, and tooth loss. These create an anatomically less favorable foundation for ideal implant placement. For prosthetic-driven dental implant therapy, reconstruction of the alveolar bone through a variety of regenerative surgical procedures has become predictable; it may be necessary prior to implant placement or simultaneously at the time of implant surgery to provide a restoration with a good long-term prognosis. Regenerative procedures are used for socket preservation, sinus augmentation, and horizontal and vertical ridge augmentation.

Methods: A broad overview of the published findings in the English literature related to various bone augmentation techniques is outlined. A comprehensive computer-based search was performed using various databases that include Medline and PubMed. A total of 267 papers were considered, with non - peer-reviewed articles eliminated as much as possible.

Results: The techniques for reconstruction of bony defects that are reviewed in this paper include the use of particulate bone grafts and bone graft substitutes, barrier membranes for guided bone regeneration, autogenous and allogenic block grafts, and the application of distraction osteogenesis.

Conclusions: Many different techniques exist for effective bone augmentation. The approach is largely dependent on the extent of the defect and specific procedures to be performed for the implant reconstruction. It is most appropriate to use an evidenced-based approach when a treatment plan is being developed for bone augmentation cases.

引用数
2位

Bone augmentation procedures in implant dentistry.

インプラント歯学における骨造成法

Chiapasco M, Casentini P, Zaniboni M.

目的:本レビューでは(1)骨量が乏しい欠損歯槽堤の再建における異なった外科術式の成功と、(2)造成部に埋入したインプラントの生存率と成功率を評価した。

材料および方法:英語で発表され、10名以上の患者を継続して治療しており、補綴装置による負荷開始後、少なくとも12ヵ月以上フォローアップしている臨床研究を選択した。本研究では、オンレーグラフト、ラテラルアプローチによる上顎洞底挙上術、骨移植を介在させたルフォーⅠ型骨切り術、リッジエキスパンション法、および歯槽堤仮骨延長術について検討した。コンピュータ処理とハンドサーチによるキーワード検索を行い、フルテキストの論文を選択した。造成法の成功と関連する合併症、造成部に埋入したインプラントの生存率と成功率を分析した。

結果および結論:幅広い外科術式が確認された。しかし、特定の外科術式が他の術式より成績が優れていたかを証明するのは困難であった。さらに、オンレー自家骨移植による萎縮した下顎無歯顎の再建や、狭いもしくは中等度の上顎洞含気化の症例に行った上顎洞移植術といったいくつかの外科術式がインプラントの長期生存を改善するかは不明である。すべての外科術式には利点と欠点が存在する。よりシンプルで低侵襲、合併症のリスクが少なく、治療期間をもっとも短くできる外科術式を優先すべきである。主に、全体的に発表論文の方法論的質が低いことから、本文献レビューは限定された。より大規模な、よくデザインされた長期研究が必要である。

(Int J Oral Maxillofac Implants 2009;24 Suppl:237-259.)

Purpose: This review evaluated (1) the success of different surgical techniques for the reconstruction of edentulous deficient alveolar ridges and (2) the survival/success rates of implants placed in the augmented areas.

Materials and Methods: Clinical investigations published in English involving more than 10 consecutively treated patients and mean follow-up of at least 12 months after commencement of prosthetic loading were included. The following procedures were considered: onlay bone grafts, sinus floor elevation via a lateral approach, Le Fort I osteotomy with interpositional grafts, split ridge/ridge expansion techniques, and alveolar distraction osteogenesis. Full-text articles were identified using computerized and hand searches by key words. Success and related morbidity of augmentation procedures and survival/success rates of implants placed in the augmented sites were analyzed.

Results and Conclusion: A wide range of surgical procedures were identified. However, it was difficult to demonstrate that one surgical procedure offered better outcomes than another. Moreover, it is not yet known if some surgical procedures, eg, reconstruction of atrophic edentulous mandibles with onlay autogenous bone grafts or maxillary sinus grafting procedures in case of limited/moderate sinus pneumatization, improve long-term implant survival. Every surgical procedure presents advantages and disadvantages. Priority should be given to those procedures which are simpler and less invasive, involve less risk of complications, and reach their goals within the shortest time frame. The main limit encountered in this literature review was the overall poor methodological quality of the published articles. Larger well-designed long-term trials are needed.

Bone augmentation procedures in localized defects in the alveolar ridge: clinical results with different bone grafts and bone-substitute materials.

歯槽堤の部分欠損における骨造成法： 異なる骨移植と骨補填材料の臨床結果

Jensen SS, Terheyden H.

目的：このレビューの目的は、部分的な歯槽堤欠損の骨造成に対する異なるプロトコルによる移植の有効性を評価することである。

材料および方法：MEDLINE 検索と学術誌のハンドサーチを行い、専門家の見解を除いた臨床エビデンスのレベルをすべて同定した。英語で記述され、インプラント負荷後少なくとも12ヵ月フォローアップし10名以上の患者を対象とする論文が本レビューの対象となった。結果は欠損タイプによって（1）裂開状・開窓状骨欠損、（2）水平的歯槽堤増大、（3）垂直的歯槽堤増大、（4）ラテラルウィンドウテクニックかクレスタルアプローチを用いた上顎洞底挙上に分類した。このレビューでは、（1）個々の移植プロトコルのアウトカム、および（2）造成骨に埋入したインプラントの生存率に注目した。

結果および結論：2,006論文の抄録に基づいて424論文のフルテキストを評価し、108論文を抽出した。11研究はランダム比較臨床試験であった。大部分が前向きもしくは後ろ向き研究であり、患者数が限定されたものや観察期間が短いものも含まれた。利用できたデータは統一性がなく、調査した骨欠損形態にもっとも適した移植プロトコルを同定できなかった。しかし、一連の移植材料は、このレビューによってそれぞれの適応症について十分に考証されているとみなすことができる。造成した骨に埋入したインプラントの生存率は既存骨に埋入したものと同等であることが、高いエビデンスレベル（レベル A〜B）で裏付けされている。

（Int J Oral Maxillofac Implants 2009;24 Suppl:218-236.）

Purpose: The objective of this review was to evaluate the efficacy of different grafting protocols for the augmentation of localized alveolar ridge defects.

Materials and Methods: A MEDLINE search and an additional hand search of selected journals were performed to identify all levels of clinical evidence except expert opinions. Any publication written in English and including 10 or more patients with at least 12 months of follow-up after loading of the implants was eligible for this review. The results were categorized according to the presenting defect type: (1) dehiscence and fenestration-type defects, (2) horizontal ridge augmentations, (3) vertical ridge augmentations, and (4) maxillary sinus floor elevations using the lateral window technique or transalveolar approach. The review focused on: (1) the outcome of the individual grafting protocols and (2) survival rates of implants placed in the augmented bone.

Results and Conclusion: Based on 2,006 abstracts, 424 full-text articles were evaluated, of which 108 were included. Eleven studies were randomized controlled clinical trials. The majority were prospective or retrospective studies including a limited number of patients and short observation periods. The heterogeneity of the available data did not allow identifying one superior grafting protocol for any of the osseous defect types under investigation. However, a series of grafting materials can be considered well-documented for different indications based on this review. There is a high level of evidence (level A to B) to support that survival rates of implants placed in augmented bone are comparable to rates of implants placed in pristine bone.

引用数
6位

Clinical outcomes of vertical bone augmentation to enable dental implant placement: a systematic review.

歯科インプラント埋入における垂直的骨造成の臨床成績： システマティックレビュー

Rocchietta I, Fontana F, Simion M.

背景：このレビューは、歯科インプラントを埋入する際に歯槽骨量が不十分と診断された患者において、垂直的歯槽堤増大術がどの程度予知性があるかという疑問に注目している。

材料および方法：3 つの主なデータベースを用いて1966年〜2007年11月までをオンライン上で系統的に検索した。垂直的骨造成術を 4 つのグループ、すなわち（1）骨誘導再生法、（2）仮骨延長術、（3）オンレー骨移植、（4）その他に分類、評価した。以下のアウトカムに基づいてデータを抽出した：(a) 手技の成功率と失敗率（垂直的骨獲得／喪失）、(b) 手技の合併症発症率、(c) インプラント生存率、成功率、失敗率。

結果：最初に電子データベースから189文献が同定された。本レビューでは、GBR 7 文献、仮骨延長術13文献、オンレー骨移植が 4 文献、その他は 3 文献を扱った。

結論：歯科インプラント埋入における垂直的歯槽堤増大のコンセプトは臨床的および組織学的データによって有効性が裏付けられている。これらの手法を用いる研究者の人数は限られており、患者を対象とした治療報告も少ないことから、現時点ではこの手法は一般的ではない。

（J Clin Periodontol 2008;35(8 Suppl):203-215.）

Background: This review addressed the focused question of what is the predictability of vertical ridge augmentation techniques for patients, who were diagnosed with insufficient alveolar bone volume for the placement of dental implants.

Material and Methods: A systematic online review of three main databases was performed between 1966 and 1 November 2007. Four groups of vertical bone augmentation techniques have been identified and evaluated: (1) guided bone regeneration, (2) distraction osteogenesis, (3) onlay bone grafting, and (4) an array of different techniques. Data extraction was based on the following outcomes: (a) success and failure rate of the procedure (vertical bone gain/loss), (b) complication rate of the procedure, and (c) implant survival, success and failure rate.

Results: The initial search identified 189 papers from the electronic database. The review produced seven papers for GBR, 13 reporting distraction osteogenesis, five for onlay bone grafting and three describing different techniques. Conclusions: For the concept of vertical ridge augmentation to enable dental implant placement, there are clinical and histological data supporting its potential use. Given the confined number of investigators using these techniques and the low number of patient treatments reported in the literature, the generalizability of this approach is limited at this time.

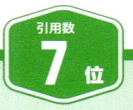

歯科インプラントにおける種々の骨造成法の効果： ランダム化比較臨床試験のコクランシステマティックレビュー

目的： (a) 骨造成術がいつ必要か、そして (b) 特定の適応症に対してどの造成法がもっとも効果的かを調べることである。研究は（1）重度の垂直的もしくは水平的骨造成（あるいは両方）、（2）抜歯窩へのインプラント埋入、（3）インプラント周囲の裂開状骨欠損の3つのカテゴリーに分類した。**材料および方法：** 少なくともアバットメント装着までのインプラント治療の成績を報告し、骨造成のための方法や材料を比較しているランダム化比較臨床試験（RCT）を網羅的に検索した。言語の制限は行わなかった。電子検索の最終日は2005年10月1日であった。**結果：** 30文献から、332名のアウトカムを報告している13件のRCTが適切な研究として選択された。6研究が垂直的もしくは水平的骨造成の方法を評価したものであった。また4研究が抜歯窩へのインプラント埋入における骨移植法を評価し、3研究がインプラント周囲の裂開状骨欠損への治療法を評価していた。**結論：** 重度に吸収した下顎骨への主な骨移植法は正当化されなかったかもしれない。骨補填材料は、重度に萎縮した上顎洞への上顎洞底挙上術において自家骨に置き換わるかもしれない。骨誘導再生法と仮骨延長術が垂直的骨造成に用いられているが、もっとも効果的かは不明である。抜歯窩への即時単独インプラント埋入において骨造成が必要かどうかは不明であるが、バリアーとBio-Ossを併用した部位ではバリアー単独の部位より、歯肉マージンの位置はより高かった。非吸収性メンブレンを用いて裂開したインプラント周囲を治療した場合、メンブレンなしより骨が再生したが、再製生した骨が患者に有益かどうかは不明であった。インプラント治療と併用した場合、骨形成タンパク質はBio-Ossを移植したインプラント周囲の骨形成を増強するが、多血小板血漿のようなその他の活性因子では効果を裏付ける信頼できるエビデンスはなかった。

（Esposito M, et al. Int J Oral Maxillofac Implants 2006 ;21(5):696-710.）

自家骨ブロック移植とコラーゲンメンブレンによる骨誘導再生法を用いた水平的歯槽堤造大術：42名の患者による臨床研究

目的： 自家骨ブロック移植を無機ウシ骨ミネラル（ABBM）と生体吸収性コラーゲンメンブレンで被覆した水平的歯槽堤造成法の臨床成績を分析することである。**材料および方法：** 重度に水平的に骨が萎縮した42名の患者に対し、水平的骨造成後にインプラント埋入を行うステージドアプローチを選択した。ブロック骨は下顎オトガイ部もしくは臼後部から採取し、受容床にスクリューで確実に固定した。水平的骨造成の前後で歯槽堤の幅を計測した。移植したブロック骨はABBMとコラーゲンメンブレンで被覆した。テンションフリーで縫合し一次創傷閉鎖後、平均5.8ヵ月間の治癒期間を置き、リエントリーを行い、インプラント埋入前に歯槽堤の幅を再計測した。**結果：** 上顎前歯部41部位を含む58部位を骨造成した。術前の歯槽堤の幅は平均3.06 mmであった。リエントリー時の歯槽堤の幅は平均7.66 mmであり、算出した水平的骨幅の増加量は平均4.6 mm（2 - 7 mmの範囲）であった。骨造成後からリエントリーまでの間で0.36 mmのわずかな表面吸収が認められた。**結論：** 提示した自家骨ブロック移植をABBMのフィラーとコラーゲンメンブレンで被覆する歯槽造成法は高い予知性をもって垂直的歯槽堤造成を行えることが証明された。外科術式は吸収性メンブレンを用いることでよりシンプルになった。親水性のメンブレンは適用が容易であり、メンブレン露出の稀なケースにおいても感染は起こらなかった。

（von Arx T, et al. Clin Oral Implants Res 2006;17(4):359-366.）

自家骨移植、無機質ウシ骨およびβリン酸三カルシウムの骨治癒と 移植片吸収ミニブタ下顎骨を用いた組織学的および組織形態計測学的研究

目的：本研究の目的は、整形外科と口腔外科で使用されている2つの異なる骨補填材料と、ポジティブコントロールとしての自家骨の骨形成や移植片吸収を定性的および定量的に比較することである。**材料および方法：**12匹の成体ミニブタの両側下顎角に規格化した骨欠損を3箇所作製した。欠損にはそれぞれ自家骨、無機質ウシ骨（ABB）もしくは合成βリン酸三カルシウム（β-TCP）のいずれかを移植した。術後1、2、4、8週に組織学的および組織形態計測学的分析のために屠殺した。**結果：**2週後、自家骨を移植した群ではABB（P similar to 0.0005）やβ-TCP（P similar to 0.002）より、多くの新生骨が認められた。4週後、β-TCPとその他の2群間で有意差は認められなかった。ABBを移植した欠損では自家骨と比較して骨形成は少ないままであった（P similar to 0.004）。8週後、自家骨（P similar to 0.003）やβ-TCP（P similar to 0.00004）を欠損に移植した群ではABBと比較してより多くの骨形成が認められた。β-TCPと自家骨群では有意差はなかった。β-TCPは8週以降ほぼ完全に吸収したが、ABBは安定して残存していた。**結論：**自家骨と比較して、両骨補填材料は早期治癒期間の骨再生を遅延させると思われた。すべての欠損で最終的には新生骨と成熟途中の骨髄が再生していた。移植材料は完全にオッセオインテグレーションを獲得していた。両骨補填材料は生分解性の差が必要となる異なる臨床適応の再建術に用いられるかもしれない。（Jensen SS, et al. Clin Oral Implants Res 2006;17(3):237-243.）

歯科インプラントにおける水平的および垂直的骨造成法の効果： コクランシステマティックレビュー

背景：歯科インプラントが適切に安定するためには十分な骨が要求される。一部の患者では、インプラント治療は水平的もしくは垂直的骨造成なしでは選択できない。種々の材料や外科手法は骨造成にとって有用である。**目的：**骨造成法がいつ必要か、水平的および垂直的骨造成にどの手法が最も効果的かを調べることである。**検索方法：**the Cochrane Oral Health Group's Trials Register、the Cochrane Central Register of Controlled Trials (CENTRAL)、MEDLINE、EMBASEを検索した。さらにいくつかの歯科雑誌をハンドサーチした。レビュー論文の文献目録を確認し、個々に参考文献を検索した。55社以上のインプラント製造会社に連絡した。電子検索の最終日は2009年6月11日であった。**選択基準：**少なくともアバットメント装着まで行った治療の成績を報告し、水平的および／もしくは垂直的に骨造成する種々の方法や材料のランダム化比較臨床試験（RCTs）。水平的造成法と垂直的造成法の2つの広いカテゴリーに分けて調査した。**データ収集および分析：**研究の適正度のスクリーニング、試験の方法論的な質や除外基準の評価は独立的に複数回実施した。不足している情報については著者らに連絡した。結果は、継続的な成績の平均差と95%信頼区間（CI）を有する二分性転帰のオッズ比（OR）を用いた変量効果モデルとして表した。解析のための統計学的単位は患者とした。**結果：**適正と判断した18件の研究のうち、13件のRCTが選択された。3件のRCT（106名）が水平的骨造成術を、10件（218名）が垂直的骨造成術を扱っていた。異なる試験の異なる方法を評価したので、メタ分析は1つしか行えなかった。ショートインプラントより垂直的骨造成が有利かどうかを比較したところ、2つの研究によるメタ分析において垂直的造成群でインプラントの失敗が多く（OR=5.74、95%CI 0.92-35.82; borderline significance, P=0.06）、合併症は統計学的に有意に高かった（OR=4.97、95%CI 1.10-22.40）。さまざまな水平的骨造成術な垂直的骨造成術の比較において、8つの研究では統計学的有意差は認められなかったが、3件の研究において、それぞれインレーグラフトより仮骨延長術がより多く垂直的に骨を獲得し（平均差3.25 mm; 95%CI 1.66-4.84）、萎縮した下顎臼歯部の骨再生誘導法では自家骨より骨補填材料が多く獲得し（平均差0.60 mm; 95%CI 0.21-0.99）また、患者は腸骨稜からの自家骨ブロック採取より骨移植材ブロックをより希望する（OR=0.03; 95%CI 0.00-0.64; P=0.02）という結果が得られた。結論：患者が少人数なもの、フォローアップが短期間のものやバイアスのリスクが高いと判断される研究を基に結論を導いている。さまざまな術式用いて水平的あるいは垂直的に骨造成できるが、どれがもっとも効果的かは不明である。ショートインプラントは吸収した下顎骨の垂直的骨移植の代替としてより良いと思われる。合併症は特に垂直的造成で好発する。いくつかの骨補填材は自家骨の代替として望ましい可能性があった。仮骨延長術による骨形成は他の術式よりより多く垂直的に骨造成でき、かつ同時に水平的骨造成も可能である。チタンスクリューはオンレー骨移植の固定で吸収性スクリューより望ましいかもしれない。（Esposito M, et al. Eur J Oral Implantol 2009; 2(3):167-184.）

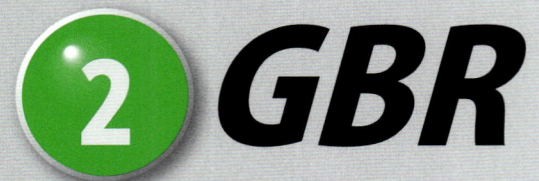

GBR

骨誘導再生

guided bone regeneration の略称。骨欠損を回復するための、骨を対象とした組織再生法。骨欠損部への上皮や結合組織の侵入を排除し、骨系細胞の増殖、分化を促進するために、吸収性または非吸収性のバリアメンブレンを使用する方法。GBR は、骨移植材料と組み合わせる場合が多い。

(William R. Raney 編 . インプラント辞典 Glossary of Oral and Maxillofacial Implants. 東京 : クインテッセンス出版 , 2008より引用改変)

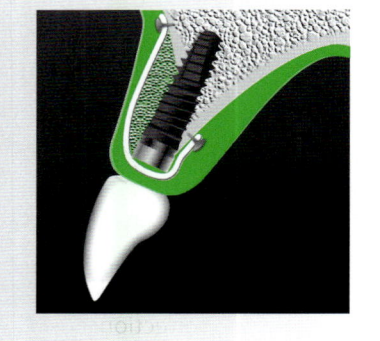

年別論文数

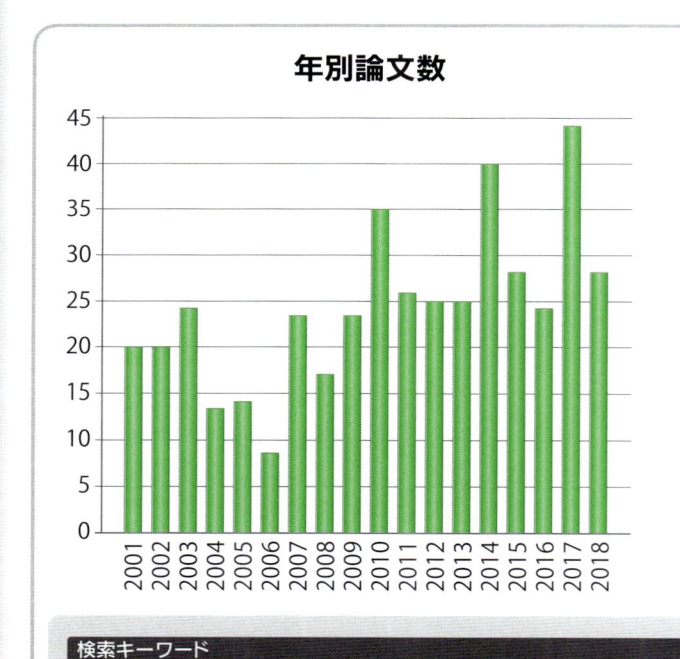

年別被引用数

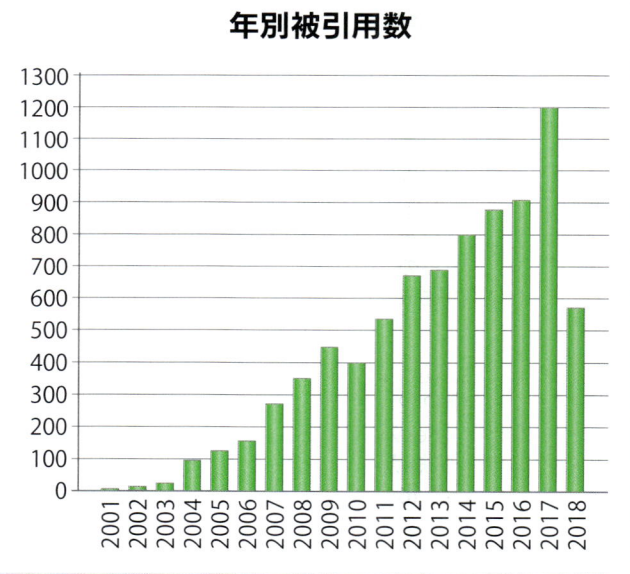

検索キーワード

(TI=(guided bone regeneration) OR TI=(resorbable membrane) OR TI=(nonresorbable membrane) NOT TI=(sinus) AND TS=(implant)) and WC=(DENTISTRY ORAL SURGERY MEDICINE) AND PY=(2001-2018) , タイムスパン =2001-2018. 索引 =SCI-EXPANDED, SSCI, A&HCI, ESCI.

総年代データ		
検索結果	被引用数の合計	平均引用数(論文ごと)
436	**7,943**	**18.22**

2018 年 8 月現在

Web of Science から選出したベスト**20**論文

タイトル・和訳	2015年	2016年	2017年	2018年(8月時点)	合計引用数	平均引用数(1年ごと)
引用数 1位 von Arx T, Buser D. Horizontal ridge augmentation using autogenous block grafts and the guided bone regeneration technique with collagen membranes: a clinical study with 42 patients. Clin Oral Implants Res 2006;17(4):359-366. **自家骨ブロック移植とコラーゲンメンブレンによる GBR を用いた水平的顎堤造成：42名の患者による臨床研究** **P.20に和訳あり**	16	22	28	15	191	14.69
引用数 2位 Zitzmann NU, Schärer P, Marinello CP. Long-term results of implants treated with guided bone regeneration: a 5 -year prospective study. Int J Oral Maxillofac Implants 2001;16(3):355-366. **GBR を用いたインプラント治療の長期結果：5 年間の前向き研究**	13	18	15	5	190	10.56
引用数 3位 Chiapasco M, Romeo E, Casentini P, Rimondini L. Alveolar distraction osteogenesis vs. vertical guided bone regeneration for the correction of vertically deficient edentulous ridges: a 1 - 3 -year prospective study on humans. Clin Oral Implants Res 2004;15(1):82-95. **垂直的に吸収した無歯顎堤における歯槽骨仮骨延長術と垂直方向への GBR の比較：ヒトにおける 1 〜 3 年間の前向き研究**	12	12	17	8	179	11.93
引用数 4位 Hämmerle CH, Jung RE, Feloutzis A. A systematic review of the survival of implants in bone sites augmented with barrier membranes (guided bone regeneration) in partially edentulous patients. J Clin Periodontol 2002;29 Suppl 3 :226-231. **部分欠損患者のバリアメンブレン（GBR）で造成した骨に埋入したインプラントの生存に関するシステマティックレビュー**	15	12	23	9	178	10.47
引用数 5位 Camargo PM, Lekovic V, Weinlaender M, Vasilic N, Madzarevic M, Kenney EB. Platelet-rich plasma and bovine porous bone mineral combined with guided tissue regeneration in the treatment of intrabony defects in humans. J Periodontal Res 2002;37(4):300-306. **ヒトの骨内欠損の治療に多血小板血漿とウシ骨ミネラルを併用した組織誘導再生法**	10	7	7	5	175	10.29
引用数 6位 Jung RE, Glauser R, Schärer P, Hämmerle CH, Sailer HF, Weber FE. Effect of rhBMP- 2 on guided bone regeneration in humans. Clin Oral Implants Res 2003;14(5):556-568. **ヒトの GBR における rhBMP- 2 の効果 - 臨床的および組織形態計測的なランダム化比較対象研究**	22	11	13	9	169	10.56
引用数 7位 Retzepi M, Donos N. Guided Bone Regeneration: biological principle and therapeutic applications. Clin Oral Implants Res 2010;21(6):567-576. **GBR：生物学的原理と治療応用**	23	23	37	14	165	18.33

Web of Science から選出したベスト**20**論文

	タイトル・和訳	2015年	2016年	2017年	2018年（8月時点）	合計引用数	平均引用数（1年ごと）
引用数 **8**位	Hämmerle CH, Lang NP. Single stage surgery combining trans-mucosal implant placement with guided bone regeneration and bioresorbable materials. Clin Oral Implants Res 2001;12(1): 9 -18. GBR と吸収性材料を併用して経粘膜的にインプラントを埋入した1回法での手術	9	7	8	2	155	8.61
引用数 **9**位	Mardas N, Chadha V, Donos N. Alveolar ridge preservation with guided bone regeneration and a synthetic bone substitute or a bovine-derived xenograft: a randomized, controlled clinical trial. Clin Oral Implants Res 2010;21(7):688-698. GBR と人工骨移植材もしくはウシ由来異種骨を用いた歯槽堤保存：ランダム化比較臨床試験　　P.50に和訳あり	17	22	27	7	118	13.11
引用数 **10**位	Buser D, Halbritter S, Hart C, Bornstein MM, Grütter L, Chappuis V, Belser UC. Early implant placement with simultaneous guided bone regeneration following single-tooth extraction in the esthet-ic zone: 12-month results of a prospective study with 20 consecu-tive patients. J Periodontol 2009;80(1):152-162. 審美領域の単独歯抜去後に GBR と同時に行った早期インプラント埋入：20名の患者における12ヵ月間の前向き研究	17	13	14	6	108	10.8
引用数 **11**位	Lekovic V, Camargo PM, Weinlaender M, Vasilic N, Kenney EB. Comparison of platelet-rich plasma, bovine porous bone mineral, and guided tissue regeneration versus platelet-rich plasma and bovine porous bone mineral in the treatment of intrabony de-fects: a reentry study. J Periodontol 2002;73(2):198-205. 骨内欠損の治療における多血小板血漿、ウシ多孔質骨ミネラルおよび歯周組織誘導再生法の併用と多血小板血漿とウシ多孔質骨ミネラルの併用との比較：リエントリー研究	5	7	5	1	105	6.18
引用数 **12**位	Kan JY, Rungcharassaeng K, Sclar A, Lozada JL. Effects of the facial osseous defect morphology on gingival dynamics after immedi-ate tooth replacement and guided bone regeneration: 1 -year results. J Oral Maxillofac Surg 2007;65(7 Suppl 1):13-19. 抜歯後即時埋入と GBR の歯肉動態における唇側骨欠損形態の影響：1 年間の研究結果	11	18	7	5	97	8.08
引用数 **13**位	Rakhmatia YD, Ayukawa Y, Furuhashi A, Koyano K. Current barrier membranes: titanium mesh and other membranes for guided bone regeneration in dental applications. J Prosthodont Res 2013;57(1): 3 -14. 最近のバリアメンブレン：歯科で適用する GBR のチタンメッシュとその他のメンブレン	20	20	28	14	92	15.33
引用数 **14**位	Urban IA, Jovanovic SA, Lozada JL. Vertical ridge augmentation using guided bone regeneration (GBR) in three clinical scenarios prior to im-plant placement: a retrospective study of 35 patients 12 to 72 months after loading. Int J Oral Maxillofac Implants 2009;24(3):502-510. インプラント埋入前の 3 つの臨床条件に対して GBR を用いた垂直的顎堤造成：負荷後12〜72ヵ月の35名の後ろ向き研究	5	9	24	11	91	9.1

Web of Science から選出したベスト**20**論文

タイトル・和訳	2015年	2016年	2017年	2018年(8月時点)	合計引用数	平均引用数(1年ごと)
引用数15位 Proussaefs P, Lozada J, Kim J, Rohrer MD. Repair of the perforated sinus membrane with a resorbable collagen membrane: a human study. Int J Oral Maxillofac Implants 2004;19(3):413-420. 吸収性コラーゲンメンブレンを用いた上顎洞粘膜穿孔の修復：ヒトにおける研究	10	6	12	6	89	5.93
引用数16位 Schwarz F, Rothamel D, Herten M, Wüstefeld M, Sager M, Ferrari D, Becker J. Immunohistochemical characterization of guided bone regeneration at a dehiscence-type defect using different barrier membranes: an experimental study in dogs. Clin Oral Implants Res 2008;19(4):402-415. 異なるバリアメンブレンを用いた裂開状骨欠損へのGBRの免疫組織化学的特性：イヌによる実験研究	11	14	11	1	87	7.91
引用数17位 Behring J, Junker R, Walboomers XF, Chessnut B, Jansen JA. Toward guided tissue and bone regeneration: morphology, attachment, proliferation, and migration of cells cultured on collagen barrier membranes. A systematic review. Odontology 2008;96(1): 1 -11. 組織誘導再生と骨誘導再生に向かって：コラーゲンバリアメンブレン上に培養した細胞の形態、付着、増殖、遊走におけるシステマティックレビュー	13	11	17	4	85	7.73
引用数18位 Roos-Jansåker AM, Renvert H, Lindahl C, Renvert S. Surgical treatment of peri-implantitis using a bone substitute with or without a resorbable membrane: a prospective cohort study. J Clin Periodontol 2007;34(7):625-632. 骨補填材単独もしくは骨補填材と吸収性メンブレンを併用したインプラント周囲炎の外科治療：前向きコホート研究	10	8	7	2	85	7.08
引用数19位 Shin SY, Park HN, Kim KH, Lee MH, Choi YS, Park YJ, Lee YM, Ku Y, Rhyu IC, Han SB, Lee SJ, Chung CP. Biological evaluation of chitosan nanofiber membrane for guided bone regeneration. J Periodontol 2005;76(10):1778-1784. キトサンナノファイバーメンブレンを用いたGBRの生物学的評価	12	5	14	2	82	5.86
引用数20位 Schwarz F, Herten M, Ferrari D, Wieland M, Schmitz L, Engelhardt E, Becker J. Guided bone regeneration at dehiscence-type defects using biphasic hydroxyapatite + beta tricalcium phosphate (Bone Ceramic) or a collagen-coated natural bone mineral (BioOss Collagen): an immunohistochemical study in dogs. Int J Oral Maxillofac Surg 2007;36(12):1198-1206. 裂開状骨欠損に対して、二相性ハイドロキシアパタイトとβリン酸三カルシウム（Bone Ceramic®）もしくはコラーゲンコーティングした天然骨ミネラル（Bio-Oss Collagen®）を併用したGBR：イヌにおける免疫組織化学研究	10	17	10	4	81	6.75

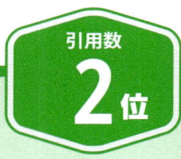

引用数
2位

Long-term results of implants treated with guided bone regeneration: a 5-year prospective study.

GBR を用いたインプラント治療の長期結果： 5 年間の前向き研究

Zitzmann NU, Schärer P, Marinello CP.

本 5 年間の前向き縦断研究の目的は、インプラント埋入時に骨誘導再生（GBR）を適用した骨内インプラントを経過観察することである。75名の患者に対して、インプラント（ブローネマルクシステム）周囲の骨欠損に Bio-Oss と Bio-Gide を適用した（112本）。同じグループにスプリットマウスデザインを用いて、Bio-Oss と Gore-Tex を別の骨欠損（41本）に適用した。最終補綴終了後（単独歯、固定式もしくは可撤式インプラント補綴）、6ヵ月後にリコールを行い、その後 5 年間、12ヵ月ごとにも実施した。下記の変数について検討した：インプラント生存率、辺縁骨レベル（MBL）、プラークの有無、インプラント周囲粘膜の状態、角化粘膜幅（KM）、辺縁軟組織レベル（MSTL）。 5 年後の累積的インプラント生存率は、GBR の有無にかかわらず93〜97% の間で変動した。60ヵ月後の平均 MBL は Bio-Oss と Bio-Gide で治療した部位は1.83 mm、Bio-Oss と Gore-Tex で治療した部位では2.21 mm、コントロール群では1.73 mm であった。MBL は経時的に有意に増加し、治療群間で有意差があった。観察期間において、KM は3.16〜3.02 mm の間で変化し、0.1 mm のわずかな退縮を認め、プラークは全部位の15% に付着しており、インプラント周囲粘膜で炎症を認めた。このような症状や退縮は、治療の種類より補綴装置の種類に強く相関していた。本研究では、GBR の有無にかかわらず埋入したインプラントは 5 年後では類似した生存率であったが、骨吸収は GBR を行った部位でより顕著であった。最初の欠損サイズが垂直距離で 2 mm 以上大きい場合、GBR の適用が必要になると考えられた。

（Int J Oral Maxillofac Implants 2001;16(3):355-366.）

The aim of this prospective 5-year longitudinal study was to follow endosteal implants in which guided bone regeneration (GBR) was applied during implant placement. In 75 patients, defects around implants (Branemark System) were treated with Bio-Oss and Bio-Gide (112 implants). In split-mouth patients in this group, Bio-Oss and Gore-Tex were used in the second defect site (41 implants). All 75 patients had at least 1 implant that was entirely surrounded by bone and served as the control (112 implants). After placement of the definitive prostheses (single-tooth, fixed, or removable implant prostheses), patients were recalled after 6 months and then every 12 months during a 5-year observation period. The following variables were investigated: implant survival, marginal bone level (MBL), presence of plaque, peri-implant mucosal conditions, height of keratinized mucosa (KM), and marginal soft tissue level (MSTL), The cumulative implant survival rate after 5 years varied between 93% and 97% for implants treated with or without GBR. The mean MBL after 60 months was 1.83 mm for sites treated with Bio-Oss and Bio-Gide, 2.21 mm for sites treated with Bio-Oss and Gore-Tex, and 1.73 mm for the control sites, The MBL values were found to increase significantly with time and differed significantly among the treatment groups, During the observation period, KM varied between 3.16 and 3.02 mm, A slight recession of 0.1 mm was observed, and plaque was found in 15% of all sites and was associated with inflammatory symptoms of the peri-implant mucosa, It was observed that such symptoms and recession correlated more strongly with the type of restoration than with the type of treatment. This study demonstrated that implants placed with or without GBR techniques had similar survival rates after 5 years, but that bone resorption was more pronounced in sites with GBR treatment. It was assumed that the use of GBR is indeed indicated when the initial defect size is larger than 2 mm in the vertical dimension.

引用数
3位

Alveolar distraction osteogenesis vs. vertical guided bone regeneration for the correction of vertically deficient edentulous ridges: a 1-3-year prospective study on humans.

垂直的に吸収した無歯顎堤における歯槽骨仮骨延長術と垂直方向への GBR の比較：ヒトにおける 1 〜 3 年間の前向き研究

Chiapasco M, Romeo E, Casentini P, Rimondini L.

　この前向き研究の目的は、垂直的に吸収した無歯顎堤を改善させる効果と、インプラント埋入前後で獲得した垂直的な骨造成量の経時的な維持効果について、垂直方向への骨誘導再生（GBR）と垂直方向の仮骨延長術（OD）を比較することである。11名は自家骨と e-PTFE メンブレンを併用した GBR による治療を行い（グループ1）、一方の10名は OD による治療を行った（グループ2）。グループ1では、6名が GBR と同時にインプラント埋入を行い（グループ1A）、5名はメンブレン除去時にインプラント埋入した（グループ1B）。グループ2では、延長装置除去時にインプラント埋入した。グループ1では25本のインプラントを埋入し、グループ2では34本埋入した。インプラント埋入 3 〜 5 ヵ月後にインプラント支持補綴装置を装着した。以下のパラメーターを評価した：(a) インプラント埋入前後の造成した歯槽提の骨吸収量、(b) インプラント補綴負荷後1、2、3年のインプラント周囲臨床パラメーター、(c) インプラントの生存率と成功率。インプラント埋入前後の骨吸収量はグループ1で有意に高かった。この結果から、垂直的な骨造成の長期的予後に関して仮骨延長術はより予知性が高いと思われるが、両方とも垂直的に吸収した無顎堤部欠損を改善することが示唆された。インプラント周囲臨床パラメーターと同様にインプラント生存率では 2 群間で有意差はなかったが、グループ2のインプラント成功率はグループ1より高かった。

（Clin Oral Implants Res 2004 ;15(1):82-95.）

The purpose of this prospective study was to compare vertical guided bone regeneration (GBR) and vertical distraction osteogenesis (DO) for their ability in correcting vertically deficient alveolar ridges and their ability in maintaining over time the vertical bone gain obtained before and after implant placement. Eleven patients (group 1) were treated by means of vertical GBR with autogenous bone and e-PTFE membranes, while 10 patients (group 2) were treated by means of DO. In group 1, six patients received implants at the time of GBR (subgroup 1A), while five patients had implants placed at the time of membrane removal (subgroup 1B). In group 2, implants were placed at the time of distraction device removal. A total of 25 implants were placed in group 1 and 34 implants were placed in group 2 patients. Three to 5 months after implant placement, patients were rehabilitated with implant-borne dental prostheses. The following parameters were evaluated: (a) bone resorption of the regenerated ridges before and after implant placement; (b) peri-implant clinical parameters 1, 2, and 3 years after prosthetic loading of implants; (c) survival and success rates of implants. Bone resorption values before and after implant placement were significantly higher in group 1. The results suggested that both techniques may improve the deficit of vertically resorbed edentulous ridges, although distraction osteogenesis seems to be more predictable as far as the long-term prognosis of vertical bone gain is concerned. Implant survival rates as well as peri-implant clinical parameters do not differ significantly between the two groups, whereas the success rate of implants placed in group 2 patients was higher than that obtained in group 1 patients.

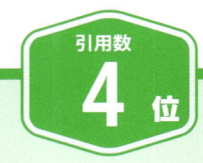

A systematic review of the survival of implants in bone sites augmented with barrier membranes (guided bone regeneration) in partially edentulous patients.

部分欠損患者のバリアメンブレン（GBR）で造成した骨に埋入したインプラントの生存に関するシステマティックレビュー

Hämmerle CH, Jung RE, Feloutzis A.

このシステマティックレビューの目的は、骨誘導再生（GBR）法を適用して造成した骨に埋入したインプラントの生存を、非造成骨に埋入したインプラントと比較し評価することである。このレビューでは、補填材料を維持するメンブレンの有無に関わらず、GBR で造成した骨にチタンインプラントを埋入しており、少なくとも補綴再建後12ヵ月の結果がある研究を扱った。評価項目はインプラントの存在を表すインプラント生存、インプラント成功（各研究の診断基準に準拠）、臨床的インプラント動揺の有無、インプラント破損の有無、インプラント周囲感染の臨床的徴候がないがX線写真上で認められる進行性インプラント周囲骨頂吸収の有無、排膿を伴うインプラント周囲感染の有無とした。MEDLINE 検索と関連性のある学術誌のハンドサーチを1990年から2001年5月までに含まれる研究に対して行った。選択基準を満たすものとして、合計11研究が特定された。2つの研究以外すべては症例シリーズもしくは横断研究であった。その他の2つの研究は試験群と対象群両方の分析を含む比較臨床試験であった。造成した骨に埋入したインプラントの累積的成功率もしくは生存率は、5年後100%から機能5年後79.4% までの幅があった。生存率に関して、比較臨床試験では造成した骨と造成していない骨に埋入したインプラントで有意差は認められなかった。エビデンスレベル2・3に相当する本システマティックレビューの範囲内では以下のような結論が導かれる。バリアメンブレンを用いて再生・造成した骨に埋入したインプラントの生存率は79～100% の間で変動し、少なくとも機能後1年ではほとんどの研究が90% 以上を示した。本システマティックレビューで得た生存率は、骨造成を必要としない部位に従来通りに埋入したインプラントの一般的な報告と類似している。

（J Clin Periodontol 2002;29 Suppl 3 :226-231; discussion 232-233.）

The aim of the present systematic review was to assess the survival of implants in regenerated bone applying the method of guided bone regeneration (GBR) compared with the survival of implants in non-regenerated bone. Studies to be included in this review needed to provide at least 12-month results following prosthetic reconstruction of titanium implants in bone regenerated by GBR with or without membrane supporting materials. The outcome measures were implant survival described as presence of implant, implant success (according to the criteria in the respective study), absence of clinical implant mobility, absence of implant fracture, absence of progressive peri-implant crestal bone loss as assessed on radiographs without clinical signs of peri-implant infection, absence of peri-implant infection with suppuration. A MEDLINE search and a hand search of relevant scientific journals were conducted including studies from the year 1990 to May 2001. A total of 11 studies could be identified fulfilling the inclusion criteria. All studies except two had the characteristics of case series or cross-sectional surveys. The two different studies had both test and control implants included in their analysis and qualified as controlled clinical trials. Cumulative success or survival rates, respectively, for implants in regenerated bone ranged from 100% after 5 years to 79.4% after 5 years of function. Regarding survival data, no significant differences were found in the controlled clinical trials between implants in regenerated compared to implants in non-regenerated bone. Within the limits of this systematic review characterized by second and third levels of evidence, the following conclusions can be drawn: The survival rate of implants placed into sites with regenerated/augmented bone using barrier membranes varied between 79% and 100% with the majority of studies indicating more than 90% after at least one year of function. The survival rates obtained in the present systematic review are similar to those generally reported for implants placed conventionally into sites without the need for bone augmentation.

引用数
5 位

Platelet-rich plasma and bovine porous bone mineral combined with guided tissue regeneration in the treatment of intrabony defects in humans.

ヒトの骨内欠損の治療に多血小板血漿とウシ骨ミネラルを併用した組織誘導再生法

Camargo PM, Lekovic V, Weinlaender M, Vasilic N, Madzarevic M, Kenney EB.

背景：多血小板血漿（PRP）、ウシ多孔質骨ミネラル（BPBM）および組織誘導再生法 (GTR) の併用は骨内欠損における歯周組織再生の臨床症候を促進させるのに効果的であることが示されている。 3 つの治療コンポーネントがそれぞれ果たす役割を明確にする最初の試みとして、本研究ではヒト骨内欠損に対する 2 つの再生テクニック（PRP・BPBM・GTR 併用と GTR 単独）の臨床的有効性を比較した。

材料および方法：18名の患者が本研究に参加した。スプリットマウスデザインを用い、歯間部骨欠損に対して外科治療を行い、ポリ乳酸吸収性メンブレンによる GTR と PRP・BPBM・GTR の併用を比較した。 6 ヵ月後にリエントリーを行い、ポケット深さ、アタッチメントレベルおよび欠損充填の変化を評価した。

結果：両治療法ともベースライン時と比較して、有意なポケット深さの減少と臨床アタッチメントゲインが認められた。ポケット深さの減少は PRP・BPBM・GTR 併用群の頬側で4.98±0.96 mm、舌側で4.93±0.92 mm、GTR 群の頬側で3.62±0.81 mm、舌側で3.54±0.88 mm であった。臨床アタッチメントゲインは PRP・BPBM・GTR 併用群の頬側で4.37±1.31 mm、舌側で4.28±1.33 mm、GTR 群の頬側で2.62±1.23 mm、舌側で2.44±1.21 mm であった。欠損充填量は PRP・BPBM・GTR 併用群の頬側で4.78±1.26 mm、舌側で4.66±1.32 mm、GTR 群の頬側で2.31±0.76 mm、舌側で2.26±0.81 mm であった。すべての 2 群間の差が、統計学的に有意に PRP・BPBM・GTR 併用群を支持していた。

結論：本研究の結果より、PRP と BPBM は GTR に付加的な再生効果をもたらし、重度歯周炎患者の骨内欠損の臨床的回復を促進することが示された。

（J Periodontal Res 2002;37(4):300-306.）

Background: A combination of platelet-rich plasma (PRP), bovine porous bone mineral (BPBM) and guided tissue regeneration (GTR) has been shown to be effective in promoting clinical signs of periodontal regeneration in intrabony defects. As in initial attempt to clarify the role played by cacti of the three treatment components, this study was performed to compare the clinical effectiveness of two regenerative techniques for intrabony defects in humans: a combination of PRP/BPBM/GTR vs. GTR.

Material and methods: Eighteen patients participated in the study. Using a split-mouth design, interproximal bony defects were surgically treated with either an absorbable :membrane made of polylactic acid for GTR or a combination of PRP/BPBM/GTR. Changes in pocket depth, attachment level and defect fill as revealed by 6-month reentry surgeries were evaluated.

Results: Both treatment modalities resulted in significant pocket depth reduction and clinical attachment gain as compared to baseline values. Pocket depth reduction was 4.98 +/- 0.96 mm on buccal and 4.93 +/- 0.92 mm on lingual sites of the PRP/BPBM/GTR group and 3.62 +/- 0.81 mm on buccal and 3.54 +/- 0.88 mm on lingual sites of the GTR group. The gain in clinical attachment observed was 4.37 +/- 1.31 mm on buccal and 4.28 +/- 1.33 mm on lingual sites of the PRP/BPBM/GTR group and 2.62 +/- 1.23 mm on buccal and 2.44 +/- 1.21 mm on lingual sites of the GTR group. The amount of defect fill observed was 4.78 +/- 1.26 mm on buccal and 4.66 +/- 1.32 mm on lingual sites of the PRP/BPBM/GTR group and 2.31 +/- 0.76 mm on buccal and 2.26 +/- 0.81 mm on lingual sites of the GTR group. All differences between the two groups were statistically significant in favor of the PRP/BPBM/GTR group,

Conclusions: The results of this study suggest that PRP and BPBM provide an added regenerative effect to GTR in promoting the clinical resolution of intrabony defects on patients with severe periodontitis.

引用数
7位

GBR：生物学的原理と治療応用

　骨誘導再生（GBR）の提唱するコンセプトは、周囲軟組織からの非骨形成細胞群を機械的に排除し、既存骨由来の骨形成細胞群を骨欠損部に誘導する閉塞性メンブレンを適用することで、予知性の高い骨欠損の再生が可能だというものである。本レビューでは、ここ20年を経たGBRの生物学的原理と治療応用の進歩について考察されている。さらに、クリティカルサイズの頭蓋顎顔面欠損の再生、インプラント予定の萎縮した顎骨の再建それぞれの促進に関しての効果と予知性に関連したエビデンスに焦点を当ててGBR研究の歴史的概観が行われている。著者らは、(a) GBR適用後の創傷治癒過程の分子メカニズムの調査、(b) GBR治療の有効性や予知性に影響する患部・患者に関連するファクターの同定、(c) 骨格系に影響する可能性がある全身状態下でのGBR治癒過程の病態生理評価について、今後注目して研究すべきであると結論づけている。

（Retzepi M, et al. Clin Oral Implants Res 2010;21(6):567-576.）

引用数
10位

審美領域の単独歯抜去後にGBRと同時に行った
早期インプラント埋入：20名の患者における12ヵ月間の前向き研究

背景：早期インプラント埋入は上顎前歯部の抜歯窩への治療オプションの一つである。インプラント埋入は4〜8週の軟組織治癒期間後に行われる。インプラント埋入に骨誘導再生（GBR）を併用することで唇側の硬組織と軟組織の審美的な形態を再構築できる。

方法：この前向き臨床症例研究では、治療を継続している20名の患者に単独冠のインプラント治療を行い、前向きに12ヵ月間経過観察した。治療成績を評価するために臨床的、放射線学的、審美的パラメーターを記録した。

結果：12ヵ月後、20名すべてのインプラントはインテグレーションを獲得しており、標準的なパラメーターによって骨性結合により安定し、インプラント周囲軟組織が健全であることが示された。ピンクエスティックスコア（PES）とホワイトエスティックスコア（WES）によって評価した審美的結果は、全般的に満足のいく結果となった。WES値はわずかにPES値より優れていた。デンタルX線写真では、使用したボーンレベルインプラント周囲に軽度の辺縁骨吸収があり、12ヵ月時に平均0.18 mmの骨吸収が認められた。 1症例のみ、0.5 mm以上の骨吸収とともに0.5〜1.0mmの軽度の粘膜退縮を認めた。

結論：早期インプラント埋入を評価した本前向き臨床症例研究では、20症例すべてにおいてティッシュインテグレーションが成功した。客観的なパラメーターで評価した12ヵ月間の短期経過観察では、全体的に満足できる審美的結果が得られた。唇側粘膜の軽度な退縮は 1症例のみで、粘膜退縮のリスクは低かった。これらの結果については3〜5年間フォローアップし確認する必要がある。

（Buser D, et al. J Periodontol 2009;80(1):152-162.）

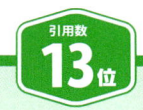

最近のバリアメンブレン：歯科で適用するGBRのチタンメッシュとその他のメンブレン

　骨誘導再生（GBR）の研究はいまだ進行中であり、主に前臨床研究からエビデンスを得ている。種々の最近のバリアメンブレンは、生体適合性、閉塞性、空間保持性、臨床的操作性、周囲組織との適切なインテグレーションといったGBRに必要な基準を満たすべきである。このようなGBRの特性はメンブレン機能を最大限発揮し、骨形成の期間中に組織を機械的にサポートすることが必要となる。このレビューでは、入手可能で、異なる特性をもつ吸収性・非吸収性メンブレンの有用性について、前臨床研究の結果を基に考察し要約した。メンブレンの使用は動物モデルにおいて有効性が示されているが、臨床適用においてはいまだ理想的なメンブレンは確立されていない。メンブレンはすべて利点と欠点との両方を併せ持っている。本レビューでは、チタンメッシュメンブレンはGBRで素晴らしい機械的特性を示し、現在臨床試験において有効であることに焦点が当てられている。臨床応用におけるさまざまな材料特有の利点や制限を徹底的に理解することは大きな価値があり、GBRに最適なメンブレンを選択する一助となるだろう。

（Rakhmatia YD, et al. J Prosthodont Res 2013;57(1): 3 -14.）

インプラント埋入前の3つの臨床条件に対してGBRを用いた垂直的顎堤造成：負荷後12～72ヵ月の35名の後ろ向き研究

目的：本研究の目的は（1）顆粒状自家骨移植を用いた垂直的骨誘導再生（GBR）の結果を評価し、（2）補綴負荷後12～72ヵ月のインプラント82本の成功率と生存率を臨床的、放射線学的に測定し、（3）上顎洞底挙上術と垂直的GBRを併用した欠損部と垂直的GBRのみで治療した部位を比較することである。

材料および方法：三次元的な垂直性骨欠損36部位を有する35名の患者に、82本のインプラントを埋入した。患者は3群に振り分けた：単独歯欠損（グループA）、複数歯欠損（グループB）、上顎臼歯部垂直性骨欠損のみ（グループC）。グループCは全例で上顎洞底挙上術と垂直的造成を併用し治療した。すべての患者はチタン強化型ポリテトラフルオロエチレン（e-PTFE）メンブレンと顆粒状自家骨移植を用いた垂直的顎堤増大を行った。e-PTFE膜除去後、すべての部位にコラーゲンメンブレンを適用した。

結果：メンブレン除去時、垂直的増大量の平均は5.5 mm（±2.29 mm）であった。12ヵ月後、歯槽頂リモデリング量の平均は1.01 mm（±0.57 mm）であり、6年間のフォローアップ期間を通して安定していた。辺縁骨リモデリングにおいて3群間で有意差は認められなかった。骨移植の合併症が1症例でみられた（2.78%, 95%CI:0.00%, 8.15%）。全体のインプラント生存率は100%、累積的成功率は94.7%であった。

結論：（1）e-PTFEメンブレンと顆粒状自家骨を用いた垂直的造成は安全であり予知性のある治療であった。（2）補綴負荷条件下で、GBRを用いて垂直的に造成した骨に埋入したインプラントの成功率と生存率は既存骨に埋入したインプラントと類似していると思われた。（3）上顎洞底挙上術と垂直的造成を併用し骨再生した部位に埋入したインプラントの成功率と失敗率は、垂直的造成のみの場合より有利であった。

（Urban IA, et al. Int J Oral Maxillofac Implants 2009;24(3):502-510.）

③ *Sinus floor elevation*

上顎洞底挙上術

上顎洞の拡大あるいは歯槽骨の吸収により、上顎洞までの垂直的骨量が不足した上顎臼歯部におけるインプラント埋入のための骨造成術式。移植材料のボリュームを増加させるあるいはリモデリングの際の吸収を防ぐために、多くの場合自家骨移植材料は代用骨と混合されて使用される。1980年 Boyne と James によって最初に記述された側方開窓術および 1994年 Summers によって報告されたオステオトームテクニックの2法が頻用される。

(William R. Raney 編. インプラント辞典 Glossary of Oral and Maxillofacial Implants. 東京：クインテッセンス出版, 2008より引用改変)

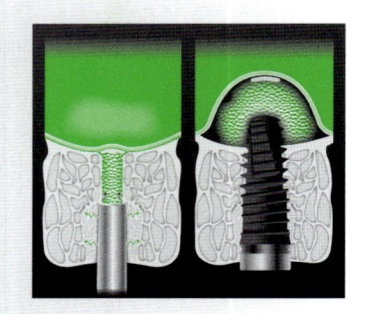

年別論文数

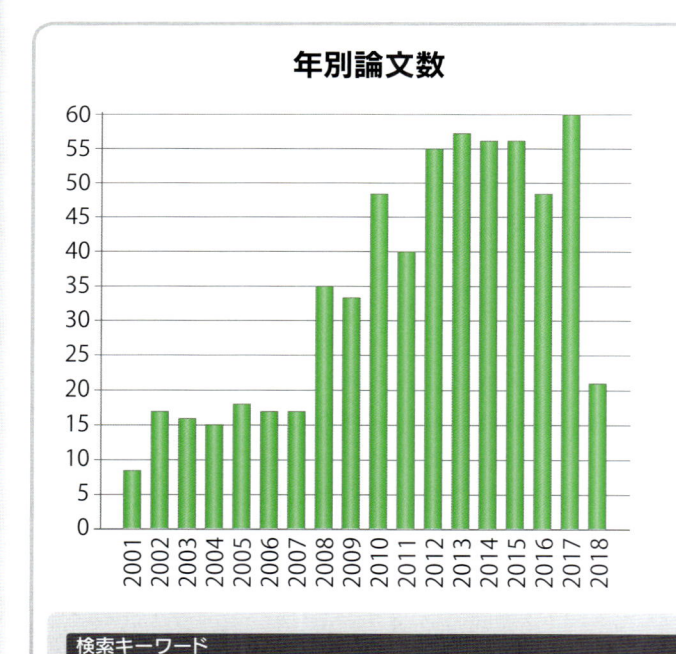

年別被引用数

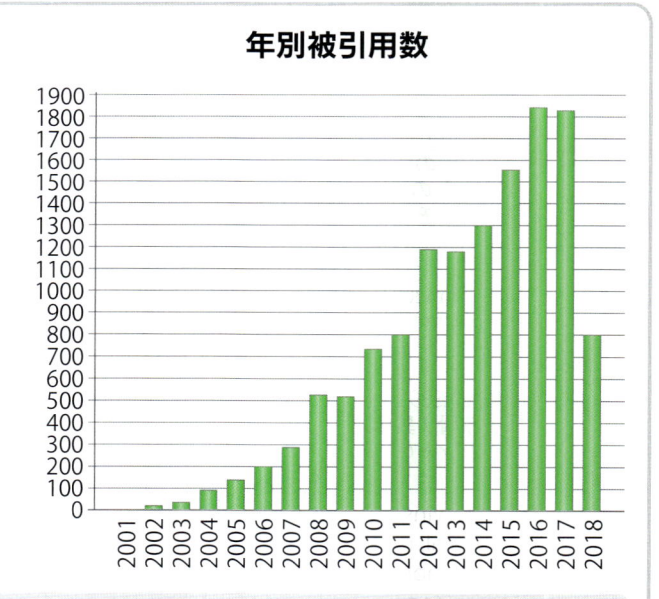

検索キーワード

(TI=(maxillary sinus floor elevation) OR TI=(maxillary sinus augmentation) OR TI=(sinus floor) AND TS=(implant)) and WC=(DENTISTRY ORAL SURGERY MEDICINE) AND PY=(2001-2018), タイムスパン =2001-2018. 索引 =SCI-EXPANDED, SSCI, A&HCI, ESCI.

総年代データ

検索結果	被引用数の合計	平均引用数(論文ごと)
612	12,951	21.16

2018 年 8 月現在

Web of Science から選出したベスト**20**論文

	タイトル・和訳	2015年	2016年	2017年	2018年(8月時点)	合計引用数	平均引用数(1年ごと)
引用数 **1位**	Pjetursson BE, Tan WC, Zwahlen M, Lang NP. A systematic review of the success of sinus floor elevation and survival of implants inserted in combination with sinus floor elevation - Part I: Lateral approach. J Clin Periocontol 2008;35(8 Suppl):216-240. 上顎洞底挙上術の成功と上顎洞底挙上術と組み合わせて埋入されたインプラントの生存率のシステマティックレビュー Part 1：側方アプローチ	50	48	64	20	384	34.91
引用数 **2位**	Hallman M, Sennerby L, Lundgren S. A clinical and histologic evaluation of implant integration in the posterior maxilla after sinus floor augmentation with autogenous bone, bovine hydroxyapatite, or a 20:80 mixture. Int J Oral Maxillofac Implants 2002;17(5):635-643. 自家骨、ウシハイドロキシアパタイト、またはそれらの20：80混合物を使用した上顎洞底挙上術後の下顎臼歯におけるインプラントのインテグレーションの臨床的および組織学的評価	16	15	18	7	243	14.29
引用数 **3位**	Boyne PJ, Lilly LC, Marx RE, Moy PK, Nevins M, Spagnoli DB, Triplett RG. De novo bone induction by recombinant human bone morphogenetic protein- 2 (rhBMP- 2) in maxillary sinus floor augmentation. J Oral Maxillofac Surg 2005;63(12):1693-1707. 上顎洞底挙上術における組換えヒト骨形成タンパク質 - 2 (rh-BMP- 2)による真生骨の誘導	26	22	25	6	214	15.29
引用数 **4位**	Nkenke E, Stelzle F. Clinical outcomes of sinus floor augmentation for implant placement using autogenous bone or bone substitutes: a systematic review. Cl n Oral Implants Res 2009;20 Suppl 4 :124-133. 自家骨または骨代替物を用いたインプラント埋入のための上顎洞底挙上術の臨床結果：システマティックレビュー	36	29	32	12	213	21.3
引用数 **5位**	Tan WC, Lang NP, Zwahlen M, Pjetursson BE. A systematic review of the success of sinus floor elevation and survival of implants inserted in combination with sinus floor elevation. Part II: transalveolar technique. J Clin Periodontol 2008;35(8 Suppl):241-254. 上顎洞底挙上術の成功と上顎洞底挙上術と組み合わせて埋入されたインプラントの生存率のシステマティックレビュー Part 2：歯槽頂アプローチ	23	25	30	9	189	17.18
引用数 **6位**	Hatano N, Shimizu Y, Ooya K. A clinical long-term radiographic evaluation of graft height changes after maxillary sinus floor augmentation with a 2 : 1 autogenous bone/xenograft mixture and simultaneous placement of dental implants. Clin Oral Implants Res 2004;15(3):339-345. 2：1の自家骨 / 異種移植片混合物による上顎洞底挙上術および歯科インプラントの同時埋入の臨床的長期放射線学的評価	14	19	13	5	175	11.67
引用数 **7位**	Triplett RG, Nevins M, Marx RE, Spagnoli DB, Oates TW, Moy PK, Boyne PJ. Pivotal, randomized, parallel evaluation of recombinant human bone morphogenetic protein- 2 /absorbable collagen sponge and autogenous bone graft for maxillary sinus floor augmentation. J Oral Maxillofac Surg 2009;67(9):1947-1960. 上顎洞底挙上術のための組換えヒト骨形成タンパク質 - 2 / 吸収性コラーゲンスポンジおよび自家骨移植片のピボタル、無作為化、並行評価	21	25	21	6	144	14.4

Web of Science から選出したベスト**20**論文

	タイトル・和訳	2015年	2016年	2017年	2018年(8月時点)	合計引用数	平均引用数(1年ごと)
引用数 8位	Emmerich D, Att W, Stappert C. Sinus floor elevation using osteotomes: a systematic review and meta-analysis. J Periodontol 2005;76(8):1237-1251. オステオトームを用いた上顎洞底挙上術：システマティックレビューとメタアナリシス	11	20	14	7	134	9.57
引用数 9位	Raghoebar GM, Schortinghuis J, Liem RS, Ruben JL, van der Wal JE, Vissink A. Does platelet-rich plasma promote remodeling of autologous bone grafts used for augmentation of the maxillary sinus floor? Clin Oral Implants Res 2005;16(3):349-356. 多血小板血漿は、上顎洞底挙上術に使用される自家骨移植片のリモデリングを促進するか？	9	11	9	7	134	9.57
引用数 10位	Zijderveld SA, Zerbo IR, van den Bergh JP, Schulten EA, ten Bruggenkate CM. Maxillary sinus floor augmentation using a beta-tricalcium phosphate (Cerasorb) alone compared to autogenous bone grafts. Int J Oral Maxillofac Implants 2005;20(3):432-440. 自家骨移植と比較した β - 三カルシウムリン酸塩（Cerasorb）のみを使用した上顎洞底挙上術	8	15	11	5	131	9.36
引用数 11位	Ardekian L, Oved-Peleg E, Mactei EE, Peled M. The clinical significance of sinus membrane perforation during augmentation of the maxillary sinus. J Oral Maxillofac Surg 2006;64(2):277-282. 上顎洞底挙上術時の洞膜穿孔の臨床的意義	19	11	15	7	125	9.62
引用数 12位	Yildirim M, Spiekermann H, Handt S, Edelhoff D. Maxillary sinus augmentation with the xenograft Bio-Oss and autogenous intraoral bone for qualitative improvement of the implant site: a histologic and histomorphometric clinical study in humans. Int J Oral Maxillofac Implants 2001;16(1):23-33. インプラント部位の質的改善のための異種移植片 Bio-Oss および口腔内自家骨を用いた上顎洞底挙上術：ヒトにおける組織学的および組織形態学的臨床研究	8	11	7	3	125	6.94
引用数 13位	Ferrigno N, Laureti M, Fanali S. Clin Oral Implants Res. Dental implants placement in conjunction with osteotome sinus floor elevation: a 12-year life-table analysis from a prospective study on 588 ITI implants 2006;17(2):194-205. オステオトームを用いた上顎洞底挙上術と組み合わせた歯科インプラント埋入：588本の ITI® インプラントの前向き研究からの12年間のライフテーブル分析	11	18	9	4	123	9.46
引用数 14位	Schimming R, Schmelzeisen R. Tissue-engineered bone for maxillary sinus augmentation. J Oral Maxillofac Surg 2004;62(6):724-729. 上顎洞底挙上術のための培養骨	9	5	4	1	123	8.2

Web of Science から選出したベスト**20**論文

	タイトル・和訳	2015年	2016年	2017年	2018年(8月時点)	合計引用数	平均引用数(1年ごと)
引用数 **15**位	Tawil G, Mawla M. Sinus floor elevation using a bovine bone mineral (Bio-Oss) with or without the concomitant use of a bi-layered collagen barrier (Bio-Gide): a clinical report of immediate and delayed implant placement. Int J Oral Maxillofac Implants 2001;16(5):713-721. 二重層コラーゲンバリア（Bio-Gide）併用または未併用でウシ骨ミネラル（Bio-Oss）を使用した上顎洞底挙上術：即時および遅延インプラント埋入の臨床報告	4	9	13	3	122	6.78
引用数 **16**位	Del Fabbro M, Rosano G, Taschieri S. Implant survival rates after maxillary sinus augmentation. Eur J Oral Sci 2008;116(6):497-506. 上顎洞底挙上術後のインプラントの生存率	17	14	9	2	118	10.73
引用数 **17**位	Mordenfeld A, Hallman M, Johansson CB, Albrektsson T. Histological and histomorphometrical analyses of biopsies harvested 11 years after maxillary sinus floor augmentation with deproteinized bovine and autogenous bone. Clin Oral Implants Res 2010;21(9):961-970. 脱タンパクウシ骨および自家骨による上顎洞底挙上術後11年に採取された生検の組織学的および組織形態測定的分析	20	17	25	6	113	12.56
引用数 **18**位	Barone A, Santini S, Sbordone L, Crespi R, Covani U. A clinical study of the outcomes and complications associated with maxillary sinus augmentation. Int J Oral Maxillofac Implants 2006;21(1):81-85. 上顎洞底挙上術に関係する成果と合併症の臨床研究	10	11	12	6	109	8.38
引用数 **19**位	Hallman M, Cederlund A, Lindskog S, Lundgren S, Sennerby L. A clinical histologic study of bovine hydroxyapatite in combination with autogenous bone and fibrin glue for maxillary sinus floor augmentation. Results after 6 to 8 months of healing. Clin Oral Implants Res 2001;12(2):135-143. 上顎洞底挙上術のための自家骨およびフィブリン糊と組み合わせたウシヒドロキシアパタイトの臨床的組織学的研究 - 6～8ヵ月の治癒後の結果	1	8	6	1	109	6.06
引用数 **20**位	Zijderveld SA, van den Bergh JP, Schulten EA, ten Bruggenkate CM. Anatomical and surgical findings and complications in 100 consecutive maxillary sinus floor elevation procedures. J Oral Maxillofac Surg 2008;66(7):1426-1438. 100回の一連の上顎洞底挙上術における解剖学的および外科的所見および合併症	15	16	21	7	108	9.82

A systematic review of the success of sinus floor elevation and survival of implants inserted in combination with sinus floor elevation. - Part I: Lateral approach

上顎洞底挙上術の成功と上顎洞底挙上術と組み合わせて埋入されたインプラントの生存率のシステマティックレビュー Part 1：側方アプローチ

Pjetursson BE, Tan WC, Zwahlen M, Lang NP.

目的：本システマティックレビューの目的は、上顎洞底挙上術を伴う移植片およびインプラントの生存率を評価することである。

材料と方法：機能負荷後少なくとも1年間の平均経過観察期間のある、上顎洞底挙上術に関する研究を特定するために電子検索を行う。

検索結果：839件のタイトルが検索された。175件の論文について全文分析を実施し、48件の研究が包括基準を満たし、12,020本のインプラントについて報告した。メタ分析は、3.48%の推定年間失敗率（95%信頼区間（CI）：2.48〜4.88%）を示し、これは3年間のインプラント生存率90.1%（95% CI：86.4〜92.8%）と解釈される。しかし、失敗率を対象レベルで分析した場合、推定年間失敗率は6.04%（95% CI：3.87〜9.43%）であり、すなわち、被験者の16.6%（95% CI：10.9〜24.6%）が3年を超えた際にインプラントの喪失を経験している。

結論：上顎洞底挙上術と組み合わせて歯科インプラントを挿入することは、インプラントの高い生存率と手術合併症の低い発生率を示す予知性のある治療方法である。最良の結果（3年後に98.3%のインプラント生存率）は、ラテラルウィンドウのメンブレン被覆を行い、ラフサーフェスのインプラントを用いた際に得られた。

（J Clin Periodontol 2008;35(8 Suppl):216-240.）

Objectives: The objectives of this systematic review were to assess the survival rate of grafts and implants placed with sinus floor elevation.

Material and Methods: An electronic search was conducted to identify studies on sinus floor elevation, with a mean follow-up time of at least 1 year after functional loading.

Results: The search provided 839 titles. Full-text analysis was performed for 175 articles resulting in 48 studies that met the inclusion criteria, reporting on 12,020 implants. Meta-analysis indicated an estimated annual failure rate of 3.48% [95% confidence interval (CI): 2.48%-4.88%] translating into a 3-year implant survival of 90.1% (95% CI: 86.4%-92.8%). However, when failure rates was analyzed on the subject level, the estimated annual failure was 6.04% (95% CI: 3.87%-9.43%) translating into 16.6% (95% CI: 10.9%-24.6%) of the subjects experiencing implant loss over 3 years.

Conclusion: The insertion of dental implants in combination with maxillary sinus floor elevation is a predictable treatment method showing high implant survival rates and low incidences of surgical complications. The best results (98.3% implant survival after 3 years) were obtained using rough surface implants with membrane coverage of the lateral window.

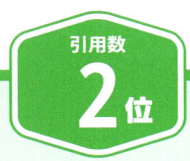

引用数
2位

A clinical and histologic evaluation of implant integration in the posterior maxilla after sinus floor augmentation with autogenous bone, bovine hydroxyapatite, or a 20:80 mixture.

自家骨、ウシハイドロキシアパタイト、
またはそれらの20：80混合物を使用した上顎洞底挙上術後の下顎臼歯における
インプラントのインテグレーションの臨床的および組織学的評価

Hallman M, Sennerby L, Lundgren S.

目的：本研究は、上顎洞底挙上術処置に使用される種々の移植材料におけるチタンインプラントのインテグレーションを臨床的および組織学的に評価するために考案された。

材料および方法：（1）下顎枝からの自家粒状骨、（2）メンブレン被覆を有するウシハイドロキシアパタイト（BH）、または（3）BHと自家骨の80：20混合物で、合計21名の患者および36の上顎洞底挙上術を行った。この移植片は、組織学のためのマイクロインプラントおよび人工補綴のためのスタンダードインプラントを埋入する前に、6～9ヵ月間治癒期間を置いた。さらに6ヵ月間の治癒後、アバットメントが接続時に、組織および形態解析のためにマイクロインプラントを回収した。スタンダードインプラントの結果は、1年間の負荷後に臨床的に評価した。

結果：自家骨、20%自家骨 / 80% BH の混合物、および100% BH について、インプラントの骨接触の平均値はそれぞれ、34.6 ± 9.5%、54.3 ± 33.1%、および31.6 ± 19.1% であった。骨領域のパラメータの対応する値は、37.7 ± 31.3%、39.9 ± 8 %そして 41.7 ± 26.6%であった。BH 領域は、20%自家骨 / 80% BH および100% BH についてそれぞれ12.3 ± 8.5%および11.8 ± 3.6%であることが判明した。いずれの群、いずれのパラメータにおいても統計学的有意差はなかった。1年間の負荷後、自家骨移植片に入れられた33のインプラントのうち6つ、BH / 自家骨の混合物に入れられた35のインプラントのうち2つ、BH に入れられた43のインプラントのうち2つが喪失した。いずれの群においても統計学的有意差はなかった。

考察：組織、形態解析では、3群間に差はなく、上顎洞底挙上術に使用した場合、自家骨移植片をウシハイドロキシアパタイトで80%または100%に置換できることが示された。自家骨を加える効果は不明なままであるが、治癒時間を短縮する可能性がある。

結論：この臨床的および組織学的研究からの結果は、自家骨、BH またはそれらの混合物を使用して上顎洞底挙上術および歯科インプラントの遅延埋入を行う場合、同様の短期間の結果が期待できることを示している。

（Int J Oral Maxillofac Implants 2002;17(5):635-643.）

Purpose: This study was designed to clinically and histologically evaluate the integration of titanium implants in different grafting materials used for maxillary sinus augmentation procedures, Materials and Methods: A total of 21 patients and 36 maxillary sinuses were augmented with (1) autogenous particulated bone from the mandibular ramus, (2) bovine hydroxyapatite (BH) with membrane coverage, or (3) an 80/20 mixture of BH and autogenous bone. The grafts were allowed to heal for 6 to 9 months prior to placement of microimplants for histology and standard implants for prosthetic rehabilitation. After another 6 months of healing, when abutments were connected, the microimplants were retrieved for histologic and morphometric analyses. The outcome of the standard implants was clinically evaluated after 1 year of loading. Results: The mean bone-implant contact was 34.6 +/- 9.5%, 54.3 +/- 33.1%, and 31.6 +/- 19.1% for autogenous bone, mixture of 20% autogenous bone/80% BH, and 100% BH, respectively. The corresponding values for the bone area parameter were 37.7 +/- 31.3%, 39.9 +/- 8%. and 41.7 +/- 26.6%. The BH area was found to be 12.3 +/- 8.5% and 11.8 +/- 3.6% for 20% autogenous bone/80% BH and 100% BH, respectively. There were no statistically significant differences for any parameter between any of the groups. After 1 year of loading, 6 of the 33 implants placed in autogenous bone grafts, 2 of the 35 implants placed in the BH/autogenous bone mixture, and 2 of 43 implants placed in BH were lost. There were no statistically significant differences between any of the groups. Discussion: The histomorphometric analysis showed no differences between the 3 groups, indicating that autogenous bone graft can be substituted with bovine hydroxyapatite to 80% or 100% when used for maxillary sinus floor augmentation. The effect of adding autogenous bone remains unclear but may allow for a reduction of the healing time. Conclusion: The results from this clinical and histologic study indicate that similar short-term results can be expected when using autogenous bone, BH, or a mixture of them for maxillary sinus floor augmentation and delayed placement of dental implants.

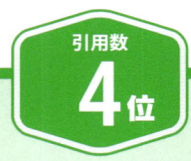

Clinical outcomes of sinus floor augmentation for implant placement using autogenous bone or bone substitutes: a systematic review.

自家骨または骨代替物を用いたインプラント埋入のための 上顎洞底挙上術の臨床結果：システマティックレビュー

Nkenke E, Stelzle F.

背景：今日まで、自家骨または骨代替物の使用に関する明確なガイドラインはまだない。

目的：本レビューの目的は上顎洞底挙上術における骨代替物（BS）に対する自家骨（AB）を用いる利点があるかどうかを決定するために最新文献を分析することである。

フォーカスする質問：部分義歯または無歯顎の患者への上顎洞底挙上術において、インプラントの生存率、患者の罹患率、上顎洞炎、移植片喪失、費用、および病変の伝播のリスクの点で、ABがBSより優れているか？

材料および方法：この分析は、残存骨の高さが6mmで、上顎洞へのラテラルアプローチを行った部位に埋入された改質表面を有するチタンインプラントに限定した。上顎洞底挙上術に焦点を当てたヒトの研究のための文献検索を行った。

結果：レビューは21の記事が含まれている。最高レベルのエビデンスは、前向きコホート研究から成っていた。構築されたエビデンステーブルの記述的分析は、移植の種類が、手順の成功、合併症、またはインプラントの生存と関連していないと思われることを示した。治癒期間の長さ、インプラントの同時埋入またはステージドアプローチ、または残存歯槽堤の高さ、上顎洞炎または移植片喪失は、結果における、移植片材料による影響はなかった。3件の研究では、AB採取後にドナー部位の病的状態が存在することが報告されている。腸骨稜が採取される際、全身麻酔下での入院と手術を必要とすることがあった。さらに、骨採取は手術時間を延長した。BSによる病変伝播の評価は、レビュー中のいずれの論文においても話題にされていなかった。

考察と結論：検索されたエビデンスは、ABまたはBSの選択に対する低いレベルのサポートを提供する。臨床医がABまたはBSを選択するべき明確な理由は特定できなかった。

（Clin Oral Implants Res 2009;20 Suppl 4 :124-133.）

Background To date, there are still no clear cut guidelines for the use of autogenous bone or bone substitutes. Aim The aim of the present review was to analyze the current literature in order to determine whether there are advantages of using autogenous bone (AB) over bone substitutes (BS) in sinus floor augmentation. The focused question was: is AB superior to BS for sinus floor augmentation in partially dentate or edentulous patients in terms of implant survival, patient morbidity, sinusitis, graft loss, costs, and risk of disease transmission? Materials and methods The analysis was limited to titanium implants with modified surfaces placed in sites with 6 mm of residual bone height and a lateral wall approach to the sinus. A literature search was performed for human studies focusing on sinus floor augmentation. Results Twenty-one articles were included in the review. The highest level of evidence consisted of prospective cohort studies. A descriptive analysis of the constructed evidence tables indicated that the type of graft did not seem to be associated with the success of the procedure, its complications, or implant survival. Length of healing period, simultaneous implant placement or a staged approach or the height of the residual alveolar crest, sinusitis or graft loss did not modify the lack of effect of graft material on the outcomes. Three studies documented that there was donor site morbidity present after the harvest of AB. When iliac crest bone was harvested this sometimes required hospitalization and surgery under general anesthesia. Moreover, bone harvest extended the operating time. The assessment of disease transmission by BS was not a topic of any of the included articles. Discussion and Conclusion The retrieved evidence provides a low level of support for selection of AB or a bone substitute. Clear reasons could not be identified that should prompt the clinician to prefer AB or BS.

A systematic review of the success of sinus floor elevation and survival of implants inserted in combination with sinus floor elevation. Part II: transalveolar technique.

上顎洞底挙上術の成功と上顎洞底挙上術と組み合わせて埋入されたインプラントの生存率のシステマティックレビュー Part 2：歯槽頂アプローチ

Tan WC, Lang NP, Zwahlen M, Pjetursson BE.

目的： このシステマティックレビューの目的は、歯槽頂アプローチによる上顎洞底挙上術を行った部位に埋入されたインプラントの生存率を評価することであった。

材料および方法： 機能的負荷後少なくとも1年間の平均経過観察時間で、歯槽頂アプローチによる上顎洞底挙上術に関する前向きおよび後ろ向きのコホート研究を特定するために、電子検索を行った。失敗率と合併症率は、要約推定／年比率を得るために、ランダム効果ポアソン回帰モデルを使用して分析した。

結果： 849タイトルが該当した。全文分析を176件の記事について実施し、その結果、包含基準を満たした19件の研究を得た。これらの研究のメタ分析は、歯槽頂アプローチによる上顎洞底挙上術を行った部位に埋入されたインプラントが、機能後3年において、2.48%の年次推定失敗率（95%信頼区間（95% CI）：1.37〜4.49%）を示し、これは92.8%（95% CI：87.4〜96.0%）の推定生存率に換算される。さらに、被験者ベースの分析では、3.71%（95% CI：1.21〜11.38%）の推定年次推定失敗率を明らかにし、これは10.5%（95% CI：3.6〜28.9%）の被験者が3年を経過した時点でインプラント喪失を経験していると言い換えられる。

結論： 歯槽頂アプローチによる上顎洞底挙上術を行った部位に埋入されたインプラントの生存率は、骨造成を行っていない部位に埋入されたものに匹敵する。この技法は、術中および術後の合併症の発生率が低いために予知性がある。

（J Clin Periodontol 2008;35(8 Suppl):241-254.）

Objectives: The objectives of this systematic review were to assess the survival rate of implants placed in sites with transalveolar sinus floor elevation.

Material and Methods: An electronic search was conducted to identify prospective and retrospective cohort studies on transalveolar sinus floor elevation, with a mean follow-up time of at least 1 year after functional loading. Failure and complication rates were analyzed using random-effects Poisson regression models to obtain summary estimates/ year proportions.

Results: The search provided 849 titles. Full-text analysis was performed for 176 articles, resulting in 19 studies that met the inclusion criteria. Meta-analysis of these studies indicated an estimated annual failure rate of 2.48% (95% confidence interval (95% CI): 1.37-4.49%) translating to an estimated survival rate of 92.8% (95% CI): 87.4-96.0%) for implants placed in transalveolarly augmented sinuses, after 3 years in function. Furthermore, subject-based analysis revealed an estimated annual failure of 3.71% (95% CI: 1.21-11.38%), translating to 10.5% (95% CI: 3.6-28.9%) of the subjects experiencing implant loss over 3 years.

Conclusion: Survival rates of implants placed in transalveolar sinus floor augmentation sites are comparable to those in non-augmented sites. This technique is predictable with a low incidence of complications during and post-operatively.

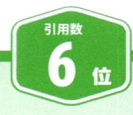

引用数 **6**位

自家骨／異種移植片の2：1混合物による
上顎洞底挙上術および歯科インプラントの
同時埋入の臨床的長期放射線学的評価

　本研究の目的は、上顎洞底挙上術およびインプラントの同時埋入後の上顎洞移植片高さの長期的な変化を評価することである。上顎洞底挙上術を受けた患者計191名を約10年間放射線学的に追跡調査した。自家骨とウシ異種移植片（Bio-Oss®）の2：1混合物を移植材料として使用した。294枚のパノラマ画像を使用し、造成直後からその後108ヵ月まで上顎洞移植片高さを測定した。上顎洞移植片高さの変化は、インプラントの長さおよび元の上顎洞の高さを基に計算した。患者は、インプラント頂点に対する移植後の上顎洞底高さに基づいて3つのグループに分けられた：移植された上顎洞底がインプラント頂点よりも上であったグループⅠ、インプラントの頂点が移植された上顎洞底と同じ高さであったグループⅡ、移植された上顎洞底がインプラント頂点より下にあったグループⅢ。造成後、移植された上顎洞底は一貫してインプラント頂点の上に位置していた。2～3年後、移植された上顎洞底は、インプラント頂点と同じか、またはわずかに下にあった。この関係は長期にわたって維持されていた。上顎洞移植片高さは有意に減少し、元の上顎洞高さに近づいた。グループⅢに属すると分類された患者の割合は、3年目以降最大となった。インプラントの臨床生存率は94.2%であった。すべてのインプラント喪失は、造成後3年以内に発生した。2：1の自家骨／異種移植片混合物を用いた造成後に、進行性の上顎洞の圧迫が起こった。上顎洞移植片高さの長期安定性がインプラント成功の重要な要因であると結論づける。

（Hatano N, et al. Clin Oral Implants Res 2004;15(3):339-345.）

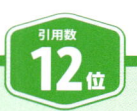

引用数 **12**位

インプラント部位の質的改善のための異種移植片 Bio-Oss および
口腔内自家骨を用いた上顎洞底挙上術：
ヒトにおける組織学的および組織形態計測学的臨床研究

　今回の臨床研究の目的は、骨代替材料 Bio-Oss に自家骨を添加することにより、高品質の移植部位を作り出すことができるかどうかを、ヒト骨標本の組織学的および組織形態計測学的調査を介して決定することであった。骨の垂直高さを改善するために、計12名の患者に13の上顎洞底挙上術を実施した。上顎洞の挙上は、Bio-Oss と、下顎枝、臼歯後腔または結節部から口腔内採取した骨の混合物を用いて行われた。平均7.1ヵ月の治癒期間後、36のブローネマルクシステムインプラントを埋入した。この外科介入の間に、トレフィンバーを用いて造成された上顎領域から23個の円筒形の骨生検が採取された。骨生検の組織学的分析は、Bio-Oss 顆粒が新しく形成された骨によく調和していることを明らかにした；代用材料表面の33.1%（+/- 12.4%）が骨と直接接触していた。サンプルの組織形態計測分析によると、骨の平均割合は18.9%（+/- 6.4%）であった。ウシ代用材料および軟組織は、測定表面のそれぞれ29.6%（+/- 8.9%）および51.5%（+/-9.4%）を占めた。平均的な治癒段階の6ヵ月後にインプラント二次手術を行い、36のインプラントすべてがオッセオインテグレーションしていた。骨伝導能のある Bio-Oss と骨誘導能のある自家骨の組み合わせは、上顎洞底挙上術に適した材料であることが証明された。

（Yildirim M, et al. Int J Oral Maxillofac Implants 2001;16(1):23-33.）

脱タンパクウシ骨および自家骨による上顎洞底挙上術後 11年に採取された生検の組織学的および組織形態計測学的分析

目的：本研究の目的は、同一の患者において吸収を評価するために、6ヵ月後および11年後における自家骨とともに使用される脱タンパクウシ骨（DPBB）粒子に対する長期の組織応答および粒子の大きさを、組織学的および組織形態測定的に評価することである。

材料と方法：上顎臼歯部の重度の萎縮を伴う平均年齢62歳（48〜69歳の範囲）の20名の患者（14名の女性および6名の男性）がこの研究に含まれた。5mm未満の洞底歯槽骨を有する30の上顎洞を、80% DPBBおよび20%自家骨の混合物で造成した。新しい外科的介入に参加することを申し出た11名の患者から造成11年（平均11.5年）後に、移植領域から生検が採取された。以下の組織形態測定は、これらの試料で実施された：総骨領域の割合、DPBBの総面積、骨髄腔の総面積、DPBB-骨接触度合い（各粒子の総表面の長さの割合）、すべてのDPBB粒子の長さ、そしてすべてのDPBB粒子の面積。粒子の長さと面積は、同一患者において6ヵ月時に採取されたサンプル（9個のサンプル）と製造業者からの手付かずの粒子との間で比較された。

結果：生検は、44.7±16.9%の層状骨、38±16.9%の骨髄腔および17.3±13.2%のDPBBからなっていた。DPBBと骨の接触の程度は61.5±34%であった。11年後の粒子の長さと面積において、同じ患者で6ヵ月後に測定されたものと、製造業者からの未使用の粒子との間に統計的に有意な差はなかった。

結論：DPBB粒子は、ヒトにおける上顎洞底挙上術後の層状骨と良好に統合されており、11年後には粒子サイズに大きな変化は見られないことが判明した。

（Mordenfeld A, et al. Clin Oral Implants Res 2010;21(9):961-970.）

上顎洞底挙上術に関係する成果と 合併症の臨床研究

目的：本研究の目的は、全身麻酔下で治療する予定の重度の上顎歯槽堤萎縮を有する患者集団において、上顎洞底挙上術における合併症の割合およびその後のインプラント治療に対する合併症の影響を評価することであった。

材料および方法：研究集団は、70名の患者（124の上顎洞）から構成され、重度の上顎萎縮を有し、上顎洞底挙上術を受けた。16名の患者は片側処置を予定し、54名は両側処置を予定していた。93の上顎洞において、自家骨のみを用いた上顎洞底挙上術が実施された。31の上顎洞では、自家骨と豚皮質海綿骨粒子1：1混合物を使用した。124の処置中26処置において、重度の萎縮した上顎の治療のために、上顎洞底挙上術と自家ブロック移植の両方を必要とした。

結果：もっとも一般的な術中合併症は、上顎洞膜の穿孔であり、これは31の上顎洞（25%）で観察された。7名の患者の7つの上顎洞（5.6%）が圧迫されていた。副鼻腔感染症の7名の患者のうち5名は喫煙者であり、非喫煙者と比較して喫煙者において合併症の有病率が有意に高かった。さらに、上顎洞底挙上術と組み合わせたオンレーグラフトの使用は、感染合併症の発生率を有意に増加させるようであった。感染は、ドレナージおよび全身的抗菌薬投与によって治療された。持続的な感染の徴候を示す2つの臨床例は、上顎洞の内視鏡検査を必要とした。

考察と結論：本研究では上顎洞膜穿孔はインプラントの合併症発生率の重要な要因であるとは示されていなかった。しかし、喫煙とオンレーグラフトの組み合わせは、サイナスグラフト後の術後感染率を有意に増加させる可能性がある。

（Barone A, et al. Int J Oral Maxillofac Implants 2006;21(1):81-85.）

4 *Socket preservation*

歯槽堤温存術

抜歯窩に骨補填材料や自家骨を填入することで、抜歯後の歯槽堤吸収の防止を図る治療法。ソケットプリザベーションの代表的な手法であるBio-col Technique の手順を例にとると、まず血液で満たされた抜歯窩に骨補填材料を填入し、抜歯窩上部にコラーゲンメンブレンを置いて縫合を行い、プロビジョナルのポンティックで抜歯窩を密封する。その後は十分な治癒期間を待ち、インプラント埋入などを行う。この手法のほかにも、メンブレンを使用しない方法、創を閉鎖しない方法など、さまざまな術式が提唱されている。

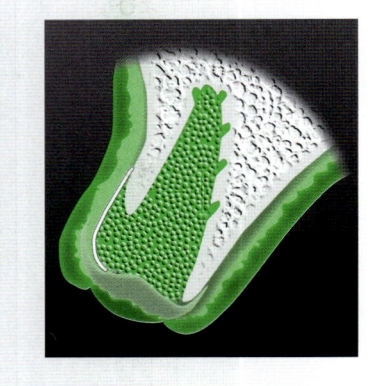

(William R. Raney 編. インプラント辞典 Glossary of Oral and Maxillofacial Implants. 東京：クインテッセンス出版, 2008より引用改変)

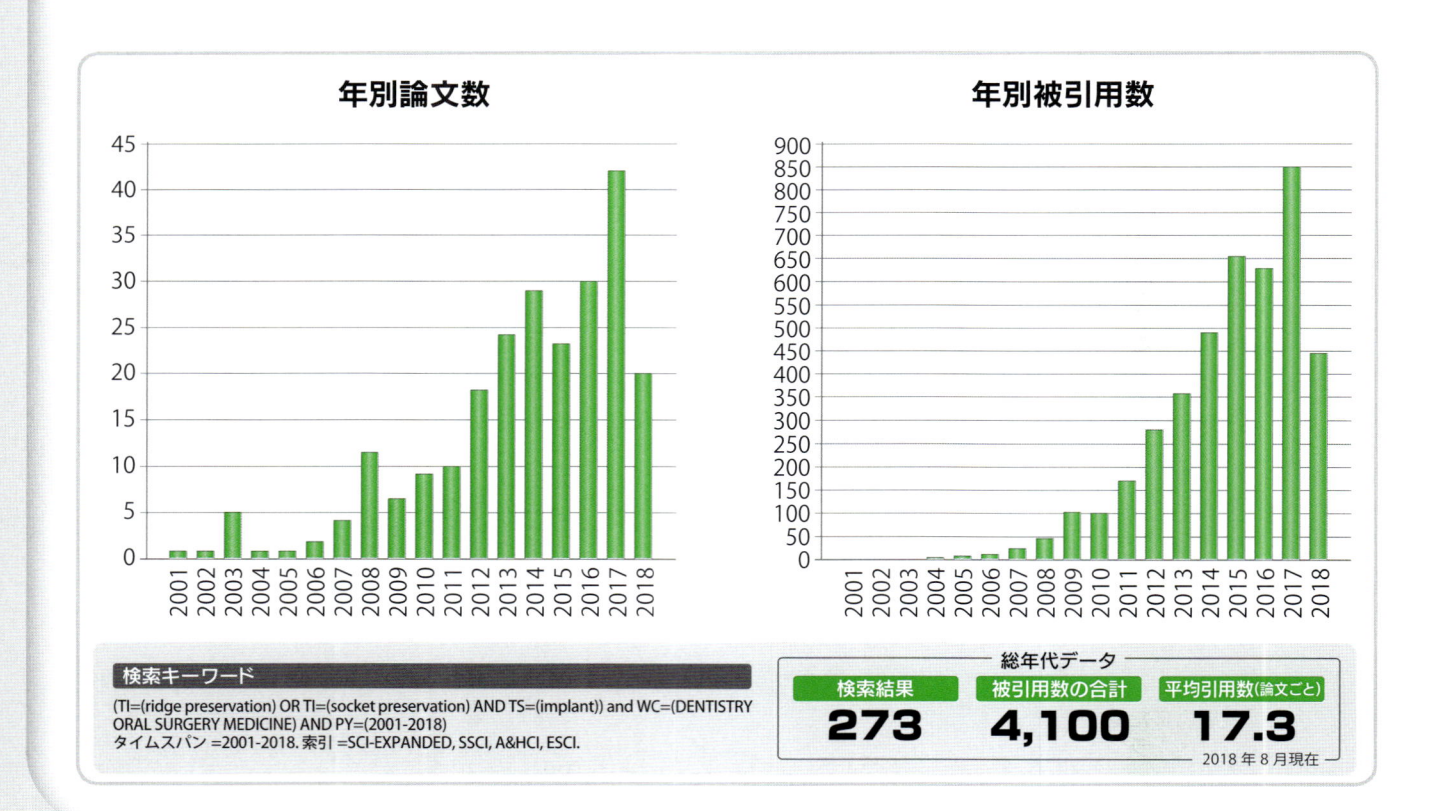

年別論文数

年別被引用数

検索キーワード

(TI=(ridge preservation) OR TI=(socket preservation) AND TS=(implant)) and WC=(DENTISTRY ORAL SURGERY MEDICINE) AND PY=(2001-2018)
タイムスパン =2001-2018. 索引 =SCI-EXPANDED, SSCI, A&HCI, ESCI.

総年代データ

検索結果	被引用数の合計	平均引用数(論文ごと)
273	**4,100**	**17.3**

2018 年 8 月現在

Web of Science から選出したベスト**20**論文

タイトル・和訳	2015年	2016年	2017年	2018年(8月時点)	合計引用数	平均引用数(1年ごと)
引用数 1位 Iasella JM, Greenwell H, Miller RL, Hill M, Drisko C, Bohra AA, Scheetz JP. Ridge preservation with freeze-dried bone allograft and a collagen membrane compared to extraction alone for implant site development: a clinical and histologic study in humans. J Periodontol 2003;74(7):990-999. 凍結乾燥他家骨およびコラーゲン膜を用いた歯槽堤保存術の抜歯単独と比較したインプラントサイトディベロップメント：ヒトにおける臨床および組織学的研究	33	25	39	14	295	18.44
引用数 2位 Vignoletti F, Matesanz P, Rodrigo D, Figuero E, Martin C, Sanz M. Surgical protocols for ridge preservation after tooth extraction. A systematic review. Clin Oral Implants Res 2012;23 Suppl 5 :22-38. 抜歯後の歯槽堤保存のための外科的プロトコル．システマティックレビュー	32	23	40	22	165	23.57
引用数 3位 Barone A, Aldini NN, Fini M, Giardino R, Calvo Guirado JL, Covani U. Xenograft versus extraction alone for ridge preservation after tooth removal: a clinical and histomorphometric study. J Periodontol 2008;79(8):1370-1377. 抜歯後歯槽堤保存術における異種骨移植 vs 抜歯単独：臨床および組織形態学的研究	29	16	29	6	164	14.91
引用数 4位 Araújo MG, Lindhe J. Ridge preservation with the use of Bio-Oss collagen: A 6 -month study in the dog. Clin Oral Implants Res 2009;20(5):433-440. Bio-Oss® コラーゲンを用いた歯槽堤の保存：イヌを用いた 6 ヵ月間の研究	23	21	20	9	146	14.6
引用数 5位 Sanz M, Cecchinato D, Ferrus J, Pjetursson EB, Lang NP, Lindhe J. A prospective, randomized-controlled clinical trial to evaluate bone preservation using implants with different geometry placed into extraction sockets in the maxilla. Clin Oral Implants Res 2010;21(1):13-21. 上顎骨の抜歯窩に設置された異なる形状のインプラントによる骨の保存を評価する前向き無作為化比較臨床試験	20	17	11	6	119	13.22
引用数 6位 Darby I, Chen ST, Buser D. Ridge preservation techniques for implant therapy. Int J Oral Maxillofac Implants. 2009;24 Suppl:260-271. インプラント治療のための歯槽堤保存術	15	16	19	9	119	11.9
引用数 7位 Mardas N, Chadha V, Donos N. Alveolar ridge preservation with guided bone regeneration and a synthetic bone substitute or a bovine-derived xenograft: a randomized, controlled clinical trial. Clin Oral Implants Res 2010;21(7):688-698. 合成骨代替物またはウシ由来異種移植骨を用いた GBR による歯槽堤保存術：ランダム化比較臨床試験	17	22	27	7	118	13.11

Web of Science から選出したベスト**20**論文

	タイトル・和訳	2015年	2016年	2017年	2018年(8月時点)	合計引用数	平均引用数(1年ごと)
引用数 **8位**	Serino G, Biancu S, Iezzi G, Piattelli A. Ridge preservation following tooth extraction using a polylactide and polyglycolide sponge as space filler: a clinical and histological study in humans. Clin Oral Implants Res 2003;14(5):651-658. 空間補填材としてのポリラクチド、ポリグリコリドスポンジを用いた抜歯後の歯槽堤の保存：ヒトにおける臨床的および組織学的研究	16	7	12	3	116	7.25
引用数 **9位**	Fickl S, Zuhr O, Wachtel H, Stappert CF, Stein JM, Hürzeler MB. Dimensional changes of the alveolar ridge contour after different socket preservation techniques. J Clin Periodontol 2008;35(10):906-913. 異なるソケットプリザベーション後の歯槽堤輪郭の寸法変化	20	13	12	6	111	10.09
引用数 **10位**	Ten Heggeler JM, Slot DE, Van der Weijden GA. Effect of socket preservation therapies following tooth extraction in non-molar regions in humans: a systematic review. Clin Oral Implants Res 2011;22(8):779-788. ヒトの非大臼歯領域における抜歯後のソケットプリザベーションの効果：システマティックレビュー	22	16	21	10	110	13.75
引用数 **11位**	Canullo L, Rasperini G. Preservation of peri-implant soft and hard tissues using platform switching of implants placed in immediate extraction sockets: a proof-of-concept study with 12- to 36-month follow-up. Int J Oral Maxillofac Implants 2007;22(6):995-1000. 抜歯即時埋入インプラントにおける、プラットフォームスイッチングを用いたインプラント周囲軟組織および硬組織の保存：12〜36ヵ月のフォローアップによるコンセプト実証試験 **2014年版 P.116に掲載**	10	12	8	3	105	8.75
引用数 **12位**	Vance GS, Greenwell H, Miller RL, Hill M, Johnston H, Scheetz JP. Comparison of an allograft in an experimental putty carrier and a bovine-derived xenograft used in ridge preservation: a clinical and histologic study in humans. Int J Oral Maxillofac Implants 2004;19(4):491-497. 歯槽堤保存術における、同種移植片を含んだ実験的パテ担体とウシ由来異種移植片の比較：ヒトにおける臨床的および組織学的研究	8	6	13	2	95	6.33
引用数 **13位**	Jung RE, Philipp A, Annen BM, Signorelli L, Thoma DS, Hämmerle CH, Attin T, Schmidlin P. Radiographic evaluation of different techniques for ridge preservation after tooth extraction: a randomized controlled clinical trial. J Clin Periodontol 2013;40(1):90-98. 抜歯後歯槽堤保存のための異なる技術のX線学的評価：ランダム化比較臨床試験	16	17	22	17	77	12.83
引用数 **14位**	Avila-Ortiz G, Elangovan S, Kramer KW, Blanchette D, Dawson DV. Effect of alveolar ridge preservation after tooth extraction: a systematic review and meta-analysis. J Dent Res 2014;93(10):950-958. 抜歯後の歯槽堤保存術の効果：システマティックレビューとメタアナリシス	11	20	31	14	76	15.2

Web of Science から選出したベスト**20**論文

タイトル・和訳	2015年	2016年	2017年	2018年(8月時点)	合計引用数	平均引用数(1年ごと)
引用数 15位 Horváth A, Mardas N, Mezzomo LA, Needleman IG, Donos N. Alveolar ridge preservation. A systematic review. Clin Oral Investig 2013;17(2):341-363. 歯槽堤の保存：システマティックレビュー	19	16	16	10	74	12.33
引用数 16位 Wang RE, Lang NP. Ridge preservation after tooth extraction. Clin Oral Implants Res 2012;23 Suppl 6 :147-156. 抜歯後の歯槽堤保存術	15	17	13	15	71	10.14
引用数 17位 Wood RA, Mealey BL. Histologic comparison of healing after tooth extraction with ridge preservation using mineralized versus demineralized freeze-dried bone allograft. J Periodontol 2012;83(3):329-336. 脱灰、非脱灰凍結乾燥骨同種移植を用いた抜歯後の歯槽堤保存の癒合の組織学的比較	13	14	19	4	69	9.86
引用数 18位 Cardaropoli D, Cardaropoli G. Preservation of the postextraction alveolar ridge: a clinical and histologic study. Int J Periodontics Restorative Dent 2008;28(5):469-478. 抜歯後の歯槽堤の保存：臨床および組織学的研究	9	6	8	2	56	5.09
引用数 19位 Fickl S, Schneider D, Zuhr O, Hinze M, Ender A, Jung RE, Hürzeler MB. Dimensional changes of the ridge contour after socket preservation and buccal overbuilding: an animal study. J Clin Periodontol 2009;36(5):442-448. ソケットプリザベーションと頬側オーバービルディングの歯槽堤の豊隆の寸法変化：動物実験	8	3	3	10	55	5.5
引用数 20位 Barone A, Ricci M, Tonelli P, Santini S, Covani U. Tissue changes of extraction sockets in humans: a comparison of spontaneous healing vs. ridge preservation with secondary soft tissue healing. Clin Oral Implants Res 2013;24(11):1231-1237. ヒトの抜歯窩の組織変化：自然治癒と二次軟組織治癒を伴った歯槽堤保存術の比較	12	10	13	9	54	9

引用数
1位

Ridge preservation with freeze-dried bone allograft and a collagen membrane compared to extraction alone for implant site development: a clinical and histologic study in humans.

凍結乾燥他家骨およびコラーゲン膜を用いた歯槽堤保存術の抜歯単独と比較したインプラントサイトディベロップメント：ヒトにおける臨床および組織学的研究

Iasella JM, Greenwell H, Miller RL, Hill M, Drisko C, Bohra AA, Scheetz JP.

背景：抜歯は通常、歯槽堤の幅と高さの喪失につながる。本6ヵ月ランダム化、コントロール、盲検化臨床試験の主な目的は、臨床的および組織学的パラメータによって評価することで、歯槽堤の幅の保存が抜歯後の吸収変化を予防するかどうかを決定することである。

方法：臼歯以外の抜歯で遅延インプラント埋入を必要とする28〜76歳（平均51.5±13.6歳）の男性10名および女性14名、計24名の患者は、無作為に抜歯単独（EXT）またはテトラサイクリン水和凍結乾燥他家骨移植材料（FDBA）およびコラーゲン膜を使用した歯槽堤保存（RP）のいずれかの処置を受けた。ソケットを完全に覆わないリプレイスフラップが用いられた。抜歯した後に、モディファイドデジタルキャリパーおよびアクリルステントを用いて、歯槽堤の水平および垂直の寸法をそれぞれ決定した。移植前に2.7×6.0mmのトレフィンコアを採取し、組織学的分析のためにホルマリン中に保存した。

結果：EXT群の幅は9.1±1.0mmから6.4±2.2mmに減少した（P <0.05）が、RP群の幅は9.2±1.2mmから8.0±1.4mm（P <0.05）に減少した。差は1.6mmであった。RPグループでは改善された結果が得られたが、EXT群とRP群の両方で歯槽堤の幅が失われた。再吸収の大部分は頬側から生じ、上顎は下顎より幅が大きく減少した。RP群の垂直変化は、1.3±2.0mmの増大を、EXT群では0.9±1.6mmの吸収（P <0.05）をそれぞれ認め、その差は2.2mmであった。組織学的分析では、RP群において約65±10%と、EXT群の54±12%と比較してより多い骨が認められた。RP群は、生存骨（28%）および非生存骨（37%）であるFDBAの断片の両方を含んでいた。

結論：FDBAおよびコラーゲン膜を用いた歯槽堤の保存は、抜歯単独と比較して歯槽堤の高さおよび幅の寸法を改善した。改善された高さと幅は、特に歯槽堤の高さの損失により審美的な結果が損なわれる領域では、インプラントの埋入に好ましい可能性がある。組織学的分析で観察された骨の量は、保存術部でわずかに大きかったが、これらの部位は生存骨および非生存骨の両方を含んだ。歯槽堤の幅、高さ、および位置のもっとも予知性のある維持は、歯槽堤保存術が行われたときに達成された。

（J Periodontol 2003;74(7):990-999.）

Background: Tooth extraction typically leads to loss of ridge width and height. The primary aim of this 6-month randomized, controlled, blinded, clinical study was to determine whether ridge preservation would prevent post-extraction resorptive changes as assessed by clinical and histologic parameters. Methods: Twenty-four patients, 10 males and 14 females, aged 28 to 76 (mean 51.5 +/- 13.6), requiring a non-molar extraction and delayed implant placement were randomly selected to receive either extraction alone (EXT) or ridge preservation (RP) using tetracycline hydrated freeze-dried bone allograft (FDBA) and a Collagen membrane. A replaced flap, which did not completely cover the sockets, was used. Following extraction, horizontal and vertical ridge dimensions were determined using a modified digital caliper and an acrylic stent, respectively. Prior to implant placement, a 2.7 x 6.0 mm trephine core was obtained and preserved in formalin for histologic analysis. Results: The width of the RP group decreased from 9.2 +/- 1.2 mm to 8.0 +/- 1.4 mm (P<0.05), while the width of the EXT group decreased from 9.1 +/- 1.0 mm to 6.4 +/- 2.2 mm (P<0.05), a difference of 1.6 mm. Both the EXT and RP groups lost ridge width, although an improved result was obtained in the RP group. Most of the resorption occurred from the buccal; maxillary sites lost more width than mandibular sites. The vertical change for the RP group was a gain of 1.3 +/- 2.0 mm versus a loss of 0.9 +/- 1.6 mm for the EXT group (P<0.05), a height difference of 2.2 mm. Histologic analysis revealed more bone in the RP group: about 65 +/- 10% versus 54 +/- 12% in the EXT group. The RP group included both vital bone (28%) and nonvital (37%) FDBA fragments. Conclusions: Ridge preservation using FDBA and a Collagen membrane improved ridge height and width dimensions when compared to extraction alone. These dimensions may be more suitable for implant placement, especially in areas where loss of ridge height would compromise the esthetic result. The quantity of bone observed on histologic analysis was slightly greater in preservation sites, although these sites included both vital and non-vital bone. The most predictable maintenance of ridge width, height, and position was achieved when a ridge preservation procedure was employed.

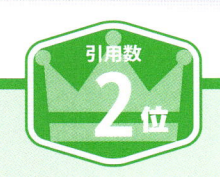

Surgical protocols for ridge preservation after tooth extraction. A systematic review.

抜歯後の歯槽堤保存のための外科的プロトコル. システマティックレビュー

Vignoletti F, Matesanz P, Rodrigo D, Figuero E, Martin C, Sanz M.

目的： 本システマティックレビューは、抜歯後の歯槽堤を保存するために設計された手術プロトコルの有効性に関する科学的なエビデンスを評価し、これらの技術が歯科インプラントの設置と、最終的なインプラント支持補綴にどのような影響を与えるかを評価することを目的としている。

材料および方法： MEDLINE-PubMed、Embase、および Cochrane Central Register of controlled trial（CENTRAL）の徹底的な検索を2011年2月まで実施した。抜歯後の歯槽隆起（mm or %）の硬組織および軟組織（高さおよび / または幅）の変化を報告する、少なくとも3ヵ月の追跡調査を伴うランダム臨床試験および前向きコホート研究を含めた。

結果： タイトルおよび抄録のスクリーニングにより、適格基準を満たす14の出版物が得られた。これらの14の研究のうち9つのデータは、メタアナリシスでグループ化することができた。メタアナリシスの結果は、試験群と比較して対照群では統計的に有意に大きい骨高径の減少が見られた（加重平均（WMD）= -1.830 mm; 95% CI [-2.947, -0.732]; P = 0.001; 異質性：I^2 = 0%; χ^2 P 値 = 0.837）。また、骨幅も試験群と比較し対照群は統計的に有意な減少が見られた (WMD = -1.830 mm; 95% CI [-2.947, -0.732]; P = 0.001; 異質性：I^2 = 0%; χ^2 P 値 = 0.837)。サブグループ解析は、抜歯窩保存（フラップレス / フラップ、バリアメンブレンあり / メンブレンなし、一次治癒あり / 一次治癒なし）に使用された外科的プロトコルと、形態学的変化を評価するための測定方法に基づいていた。メタ回帰分析は、骨幅においてフラップを行ったサブグループにおいて統計学的に好ましい有意差を示した（メタ回帰 ; 傾き = 2.26; 95% IC [1.01; 3.51]; P = 0.003）。

結論： 抜歯窩保存療法の潜在的利益として、歯槽骨頂の垂直的および水平的吸収が有意に少ないことが実証された。フラップ手術における有意な正の効果が観察されたが、科学的なエビデンスに基づいた生体材料または外科処置のタイプに関して明確なガイドラインは出されていない。この結果がインプラント治療の長期的結果に利益をもたらすという結論を導き出すためのデータはない。

（Clin Oral Implants Res 2012;23 Suppl 5 :22-38.）

Objective: This systematic review aims to evaluate the scientific evidence on the efficacy in the surgical protocols designed for preserving the alveolar ridge after tooth extraction and to evaluate how these techniques affect the placement of dental implants and the final implant supported restoration. Material and methods: A thorough search in MEDLINE-PubMed, Embase and the Cochrane Central Register of controlled trials (CENTRAL) was conducted up to February 2011. Randomized clinical trials and prospective cohort studies with a follow-up of at least 3 months reporting changes on both the hard and soft tissues (height and/or width) of the alveolar process (mm or %) after tooth extraction were considered for inclusion. Results: The screening of titles and abstracts resulted in 14 publications meeting the eligibility criteria. Data from nine of these 14 studies could be grouped in the meta-analyses. Results from the meta-analyses showed a statistically significant greater ridge reduction in bone height for control groups as compared to test groups (weighted mean differences, WMD = -1.47 mm; 95% CI [-1.982, -0.953]; P < 0.001; heterogeneity: I(2) = 13.1%; chi(2) P-value = 0.314) and a significant greater reduction in bone width for control groups compared to the test groups (WMD = -1.830 mm; 95% CI [-2.947, -0.732]; P = 0.001; heterogeneity: I(2) = 0%; chi(2) P-value = 0.837). Subgroup analysis was based on the surgical protocol used for the socket preservation (flapless/flapped, barrier membrane/no membrane, primary intention healing/no primary healing) and on the measurement method utilized to evaluate morphological changes. Meta-regression analyses demonstrated a statistically significant difference favoring the flapped subgroup in terms of bone width (meta-regression; slope = 2.26; 95% IC [1.01; 3.51]; P = 0.003). Conclusions: The potential benefit of socket preservation therapies was demonstrated resulting in significantly less vertical and horizontal contraction of the alveolar bone crest. The scientific evidence does not provide clear guidelines in regards to the type of biomaterial, or surgical procedure, although a significant positive effect of the flapped surgery was observed. There are no data available to draw conclusions on the consequences of such benefits on the long-term outcomes of implant therapy.

引用数
3位

Xenograft versus extraction alone for ridge preservation after tooth removal: a clinical and histomorphometric study.

抜歯後歯槽堤保存術における異種骨移植 vs 抜歯単独： 臨床および組織形態学的研究

Barone A, Aldini NN, Fini M, Giardino R, Calvo Guirado JL, Covani U.

背景：抜歯直後の骨量の保存は、審美と機能の点でインプラント埋入の成功を最適化するために必要であるかもしれない。このランダム臨床試験の目的は、1）抜歯単独と、抜歯に加えてブタ皮質海綿骨およびコラーゲンメンブレンを用いた歯槽堤保存術を行った場合の骨の寸法変化を比較すること。2）抜歯単独部位と移植部位の組織学的および組織形態学的側面で分析し、比較することの2つである。**方法：**抜歯およびインプラントの埋入が必要な40名の被験者をこの研究に登録した。コンピュータ生成無作為化リストを用いて、被験者を無作為に対照群（EXT; 抜歯単独）または試験群（RP; 豚皮質海綿骨およびコラーゲン膜を用いた歯槽堤保存術）に割り当てた。プラーク指数、歯肉指数、プロービング時の出血、水平歯槽堤幅、垂直歯槽堤の変化について、抜歯直後および移植前7ヵ月に評価した。手術後7ヵ月に対照および試験部位から骨生検を行った。組織学的および組織形態測定分析も行った。**結果：**歯槽堤保存部位（2.5±1.2mm）と比較して、EXT部位（4.3±0.8mm）で有意に大きな水平吸収が観察された。頬側隆起の高さの減少は、抜歯単独群では3.6±1.5mmであり、歯槽堤保存術群では0.7±1.4mmであった。さらに、舌側垂直方向の変化は歯槽堤保存術群で0.4mm、抜歯単独群で3mmであった。40箇所の生検を実験部位（試験部位および対照部位）から採取した。移植部位から採取した生検では骨梁の存在が明らかになった。骨梁は高度に石灰化されており、構造が整っていた。移植された材料の粒子は、すべての試料において同定された。対照部位に形成された骨もまた、ごくわずかな石灰化骨で良好に構造化されていた。結合組織の量は、歯槽堤保存群よりも抜歯単独群で有意に高かった。**結論：**ブタ骨をコラーゲンメンブレンと併用して用いた歯槽堤保存術は、抜歯単独と比較して、抜歯後の硬組織歯槽堤の吸収を有意に抑制した。さらに、組織学的分析は、抜歯から7ヵ月後において抜歯単独部位と比較して、歯槽堤保存部位における骨梁および石灰化組織の割合が有意に高いことを示した。

（J Periodontol 2008;79(8):1370-1377. ）

Background: The preservation of bone volume immediately after tooth removal might be necessary to optimize the success of implant placement in terms of esthetics and function. The objectives of this randomized clinical trial were two-fold: 1) to compare the bone dimensional changes following tooth extraction with extraction plus ridge preservation using corticocancellous porcine bone and a collagen membrane; and 2) to analyze and compare histologic and histomorphometric aspects of the extraction-alone sites to the grafted sites. Methods: Forty subjects who required tooth extraction and implant placement were enrolled in this study. Using a computer-generated randomization list, the subjects were randomly assigned to the control group (EXT; extraction alone) or to the test group (RP; ridge-preservation procedure with corticocancellous porcine bone and collagen membrane). The following parameters were assessed immediately after extraction and 7 months prior to implant placement: plaque index, gingival index, bleeding on probing, horizontal ridge width, and vertical ridge changes. A bone biopsy was taken from the control and test sites 7 months after the surgical treatment. Histologic and histomorphometric analyses were also performed. Results: A significantly greater horizontal reabsorption was observed at EXT sites (4.3 +/- 0.8 mm) compared to RP sites (2.5 +/- 1.2 mm). The ridge height reduction at the buccal side was 3.6 +/- 1.5 mm for the extraction-alone group, whereas it was 0.7 +/- 1.4 mm for the ridge-preservation group. Moreover, the vertical change at the lingual sites was 0.4 mm in the ridge-preservation group and 3 mm in the extraction-alone group. Forty biopsies were harvested from the experimental sites (test and control sites). The biopsies harvested from the grafted sites revealed the presence of trabecular bone, which was highly mineralized and well structured. Particles of the grafted material could be identified in all samples. The bone formed in the control sites was also well structured with a minor percentage of mineralized bone. The amount of connective tissue was significantly higher in the extraction-alone group than in the ridge-preservation group. Conclusions: The ridge-preservation approach using porcine bone in combination with collagen membrane significantly limited the resorption of hard tissue ridge after tooth extraction compared to extraction alone. Furthermore, the histologic analysis showed a significantly higher percentage of trabecular bone and total mineralized tissue in ridge-preservation sites compared to extraction-alone sites 7 months after tooth removal.

引用数
5位

A prospective, randomized-controlled clinical trial to evaluate bone preservation using implants with different geometry placed into extraction sockets in the maxilla.

上顎骨の抜歯窩に設置された異なる形状のインプラントによる 骨保存を評価する前向きランダム化比較臨床試験

Sanz M, Cecchinato D, Ferrus J, Pjetursson EB, Lang NP, Lindhe J.

目的：本研究の第一の目的は、２つの異なるインプラント形状を用いて確立された空隙のサイズと、抜歯窩へのインプラント設置16週後の治癒中に生じた頬側／口蓋骨吸収量との間の関連性を究明することである。

材料と方法：この臨床試験は、前向きランダム化比較並行グループ多施設共同研究として計画された。5＋5領域内で抜歯される歯を置換する１つ以上のインプラントを必要とする成人が募集された。抜歯に続いて、その部位にシリンダー状（グループ A）またはテーパード（グループ B）のインプラントのいずれかを受け入れるようにランダムに割り当てた。インプラントの埋入後、インプラントと抜歯窩との間の空隙および歯槽堤部の寸法を測定するための一連の測定を行った。16週間後のリエントリー時にこれらの測定を再び行った。

結果：単独歯の抜歯とインプラントの即時埋入により、インプラントと骨壁の間の垂直的（69%と65%）な空隙を生じたのと同様に頬側（43%と30%）と水平歯槽堤（80% と63%）に著しい寸法変化を示した。２つのインプラント形状の間に寸法変化の有意差はなかったが、水平および垂直ギャップ変化はグループ B よりもグループ A でより大きかった。

結論：インプラントを抜歯窩に埋入すると、歯槽堤の骨が有意に減少する。

（Clin Oral Implants Res 2010 ;21(1):13-21. ）

Aim The primary objective of this study was to determine the association between the size of the void established by using two different implant configurations and the amount of buccal/palatal bone loss that occurred during 16 weeks of healing following their installation into extraction sockets.

Material and methods The clinical trial was designed as a prospective, randomized-controlled parallel-group multicenter study. Adults in need of one or more implants replacing teeth to be removed in the maxilla within the region 15-25 were recruited. Following tooth extraction, the site was randomly allocated to receive either a cylindrical (group A) or a tapered implant (group B). After implant installation, a series of measurements were made to determine the dimension of the ridge and the void between the implant and the extraction socket. These measurements were repeated at the re-entry procedure after 16 weeks.

Results The study demonstrated that the removal of single teeth and the immediate placement of an implant resulted in marked alterations of the dimension of the buccal ridge (43% and 30%) and the horizontal (80-63%) as well as the vertical (69-65%) gap between the implant and the bone walls. Although the dimensional changes were not significantly different between the two-implant configurations, both the horizontal and the vertical gap changes were greater in group A than in group B.

Conclusions Implant placement into extraction sockets will result in significant bone reduction of the alveolar ridge.

引用数
7位

合成骨代替物またはウシ由来異種移植骨を用いた GBR による歯槽堤保存術：ランダム化比較臨床試験

目的：本ランダム比較臨床試験の目的は、抜歯後に歯槽堤の寸法を保存するために、コラーゲンメンブレンを併用した合成骨代用物とウシ由来異種移植片の可能性を比較することであった。

方法：切歯、犬歯および小臼歯部で単独抜歯を行った27例の患者を 2 つの治療群に無作為に割り付けた。試験群では、歯槽窩に Straumann Bone Ceramic®（SBC）を移植し、対照群では Bio-Oss® 脱タンパクウシ骨ミネラル（DBBM）を適用した。両方の群において、移植材料を覆うためにコラーゲンバリアを使用した。バリアの完全な軟組織による被覆は達成されなかった。8 ヵ月後、リエントリーおよび移植時に、残存歯槽堤の水平および垂直的な寸法を再評価し、すべての患者において組織学的分析のためにトレフィン生検を実施した。

結果：26名の患者が試験を完了した。歯槽堤の頬舌側の寸法は、SBC 群では1.1±1 mm、DBBM 群では2.1±1 mm 減少した（P <0.05）。両方の材料で、歯槽堤の近遠心の高さが保存された。2 つの群の間に頬側および口蓋側の骨幅の差異は認められなかった。組織学的分析は、生検の下方部分に新生骨の形成を示し、いくつかの例では、SBC および DBBM 粒子の両方と新生骨が直接接触していた。生検の上方部は、SBC および DBBM 粒子を取り囲む高密度の線維性結合組織によって占められていた。

結論：両方の生体材料は、歯槽堤の幅および歯間の骨の高さを部分的に保存した。

（Mardas N, et al. Clin Oral Implants Res 2010;21(7):688-698.）

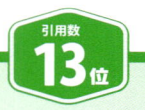

引用数
13位

抜歯後歯槽堤保存のための異なる術式の X 線学的評価：ランダム化比較臨床試験

目的：抜歯 6 ヵ月後に異なる歯槽堤保存術を適用した歯槽堤の X 線像の変化を評価すること。

材料および方法：40名の患者が以下の 4 つの治療様式に無作為に割り当てられた：ポリ乳酸コーティングされたβ-リン酸三カルシウム粒子（β-TCP）、コラーゲンマトリックスに覆われた10%コラーゲン含有脱灰ウシ骨ミネラル（DBBM-C / CM）、自家軟組織移植片で覆われた DBBM-C（DBBM-C / PG）および自然治癒（対照）。治療後 6 ヵ月後にコーンビーム CT を実施した。

結果：6 ヵ月後、対照群において舌側の垂直変化が -0.6mm (-10.2%) の範囲で認められ、DBBM-C / PG において0.3mm (5.6%) の改善を認め、そして、頬側においてβ-TCP では -2.0 mm (-20.9%)、DBBM-C / PG では1.2mm (8.1%) の改善が得られた。特筆すべき歯槽堤の幅の変化が歯槽頂から 1 mm 下の部位で記録された：-3.3mm（-43.3%、C）、-6.1mm（-77.5%、β-TCP）、-1.2mm（-17.4%、DBBM-C / CM）および -1.4mm（-18.1%、DBBM-C / PG）。3 つのレベルすべてにおいて、CM または PG のいずれかを有する DBBM-C は、有意差が認められなかったが（p> 0.05）、他のほとんどの群間の相違は統計的に有意であった（p <0.05）。

結論：CM または PG で覆われた DBBM-C の適用は、抜歯から 6 ヵ月後の対照群と比較して、歯槽堤の垂直および水平的変化が少ない結果となった。

（Jung RE, et al. J Clin Periodontol 2013;40(1):90-98.）

抜歯後の歯槽堤保存術の効果：
システマティックレビューとメタアナリシス

　歯槽堤保存術の戦略は、通常抜歯後に生じる歯槽堤ボリュームの損失を最小限にすることを表す。このシステマティックレビューの目的は、非臼歯における骨移植材料を用いた抜歯窩への充填が、抜歯単独と比較して抜歯後歯槽堤体積の損失防止への影響を決定することである。5 つの電子データベースを検索し、適格基準を満たしたランダム化臨床試験を同定した。文献スクリーニングと論文選択は 3 名の独立した査読者によって行われ、データ抽出は 2 名の独立した査読者によって実施された。アウトカム指標は、歯槽堤の水平的（頬側）および垂直的（頬側中央、舌側中央、近心側および遠心側）な変化である。歯槽堤保存術の結果に関与するいくつかの重要な関係する変数（フラップ挙上、メンブレンの使用、および使用された骨代替物のタイプ）の影響が、サブグループ分析によって調査された。その結果、歯槽堤保存術は、抜歯単独と比べて生理的な歯槽堤の減少抑制に有効であることがわかった。効果の臨床的重大さは、頬舌の幅に関して1.89mm（95%信頼区間 [CI]：1.41,2.36; p <.001）の変化であり、頬側中央の高さに関しては2.07mm（95% CI：1.03,3.12; p <.001）、舌側中央の高さは1.18mm（95% CI：0.17,2.19; p = .022）、近心高さは0.48mm（95% CI：0.18,0.79; p = .002）、遠心高さは0.24mm（95% CI：-0.05,0.53; p = .102）の変化であった。サブグループ解析により、フラップ挙上、メンブレンの使用、および異種移植片または同種移植の適用が、特に頬側中央および舌側中央の高さの保存に関して優れた結果に関連することが明らかになった。　　　　　　　　　　（Avila-Ortiz G, et al. J Dent Res 2014;93(10):950-958.）

ヒトの抜歯窩の組織変化：
自然治癒と二次軟組織治癒を伴った歯槽堤保存術の比較

序論：抜歯の結果、頬側壁の高さは減少する傾向にあり、束状骨の消失をもたらす。抜歯後に骨のリモデリングを修正するために、さまざまな歯槽堤保存術が提案されている。本研究は以下のことを考慮し作成した。抜歯後に歯槽堤保存術を受けて抽出されたソケットと自然治癒したソケットの硬軟組織の変化を評価し、比較した。

材料および方法：各患者を、特定のソフトウェアパッケージを用いて試験群または対照群に無作為に割り付けた。抜歯後、ソケットを注意深く検査し、肉芽組織をすべて除去した。対照群は、移植材料なしで血餅を安定させるために絹糸の縫合を行った。試験群にはブタ皮質海綿骨およびコラーゲンメンブレンを移植した。すべての試験部位では、メンブレンが口腔に露出したままの二次創傷治癒であった。頬側歯槽骨が存在する場合、その厚さは抜歯時に壁の縁 1 mm からキャリパーを用いて注意深く測定した。ベースライン時および 4 ヵ月後のインプラント埋入時に、垂直骨変化、水平骨変化および角化歯肉幅を評価した。インプラント挿入時に、両方の群について、長さ、直径および追加の骨造成の必要性を評価した。

結果：対照群は、近心、前庭、遠心および舌側で、それぞれ10.7mm、2.1±0.6mm、1 ±0.8mm および 2 ±0.73mm の垂直的骨吸収を示した。さらに、水平的寸法変化は、平均吸収量3.6±0.72mm を示した。試験群は、近心、前庭部、遠心および舌側で、それぞれ0.3 ±0.76mm、1.1± 0.96mm、0.3 ± 0.85mm、0.9 ±0.98mm の水平骨リモデリングを示した。試験群における水平骨吸収は1.6±0.55mm であった。角化歯肉は、試験群で1.1mm、対照群で0.7mm の幅で歯冠側に位置した。さらに試験部位の 7 ％と比較して、対照群42%の部位は、インプラント埋入時に追加の骨造成を必要とした。

結論：この研究は、本研究の手順に沿ったコラーゲン化ブタ骨および吸収性膜を用いて行われた歯槽堤保存術が、抜歯後の豊隆の変化を制限できることを明確に指摘した。最後に、試験群は、対照群と比較した場合、頬側の角化組織のより良好な保存を示した；また、試験群は移植されていない部位に挿入されたインプラントと比較してより長い、より幅広のインプラントの埋入が可能になった。　　　（Barone A, et al. Clin Oral Implants Res 2013;24(11):1231-1237.）

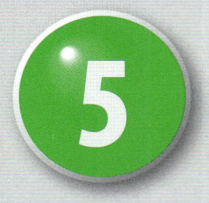

5 *Immediate implant placement*
インプラントの即時埋入

抜歯後即時のインプラント埋入。多くの場合、インプラント周囲の骨欠損を補填するための骨移植術もしくは骨造成術が必要となる。

（William R. Raney 編．インプラント辞典 Glossary of Oral and Maxillofacial Implants. 東京：クインテッセンス出版, 2008より引用改変）

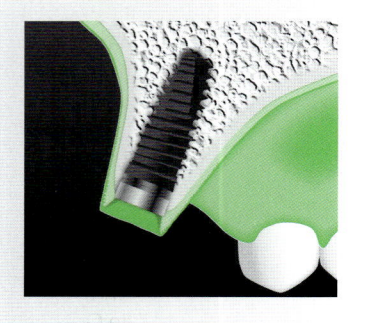

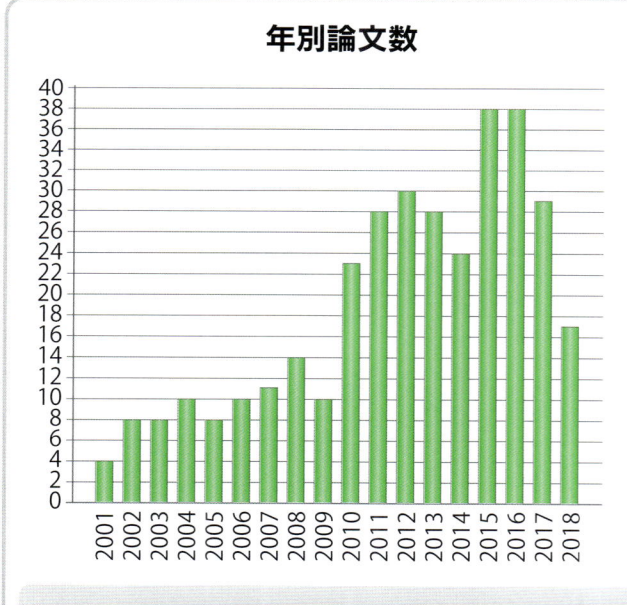

年別論文数

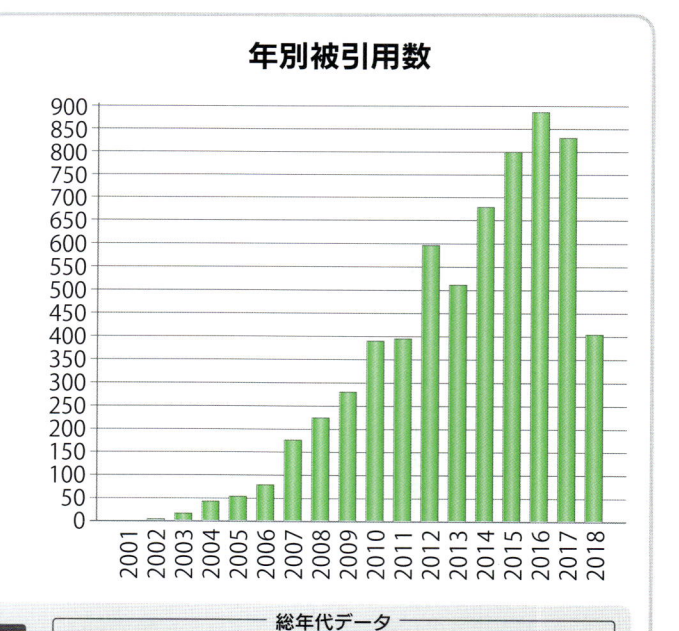

年別被引用数

検索キーワード
TI=(immediate implant placement) and WC=(DENTISTRY ORAL SURGERY MEDICINE) AND PY=(2001-2018)
タイムスパン =2001-2018. 索引 =SCI-EXPANDED, SSCI, A&HCI, ESCI.

総年代データ
検索結果	被引用数の合計	平均引用数（論文ごと）
337	6,282	18.64

2018 年 8 月現在

Web of Science から選出したベスト**20**論文

タイトル・和訳	2015年	2016年	2017年	2018年(8月時点)	合計引用数	平均引用数(1年ごと)
引用数 **1位** Botticelli D, Berglundh T, Lindhe J. Hard-tissue alterations following immediate implant placement in extraction sites. J Clin Periodontol 2004;31(10):820-828. 抜歯窩への即時インプラント埋入後の硬組織変化	61	37	31	16	399	26.6
引用数 **2位** Kan JY, Rungcharassaeng K, Lozada J. Immediate placement and provisionalization of maxillary anterior single implants: 1-year prospective study. Int J Oral Maxillofac Implants 2003;18(1):31-39. 上顎前歯部単独インプラントの即時埋入とプロビジョナルレストレーション作成：1年の前向き研究　　P.108に和訳あり	30	26	18	10	298	18.63
引用数 **3位** Evans CD, Chen ST. Esthetic outcomes of immediate implant placements. Clin Oral Implants Res 2008;19(1):73-80. 即時インプラント埋入の審美的結果	39	42	37	14	285	25.91
引用数 **4位** Chen ST, Wilson TG Jr, Hämmerle CH. Immediate or early placement of implants following tooth extraction: review of biologic basis, clinical procedures, and outcomes. Int J Oral Maxillofac Implants 2004;19 Suppl:12-25. 抜歯後即時もしくは早期インプラント埋入：生物学的原理、臨床術式および結果に関するレビュー	31	28	17	5	270	18
引用数 **5位** Schropp L, Kostopoulos L, Wenzel A. Bone healing following immediate versus delayed placement of titanium implants into extraction sockets: a prospective clinical study. Int J Oral Maxillofac Implants 2003;18(2):189-199. 抜歯窩へのチタン製インプラントの即時 vs 待時埋入後の骨治癒形態：前向き臨床研究	10	16	12	1	156	9.75
引用数 **6位** Lindeboom JA, Tjiook Y, Kroon FH. Immediate placement of implants in periapical infected sites: a prospective randomized study in 50 patients. Oral Surg Oral Med Oral Pathol Oral Radiol Endod 2006;101(6):705-710. 根尖病変部位へのインプラント即時埋入：50名の被験者を対象とした前向きランダム化研究	16	18	12	5	154	11.85
引用数 **7位** Cooper LF, Rahman A, Moriarty J, Chaffee N, Sacco D. Immediate mandibular rehabilitation with endosseous implants: simultaneous extraction, implant placement, and loading. Int J Oral Maxillofac Implants 2002;17(4):517-525. 骨内インプラントによる即時下顎リハビリテーション：抜歯後即時インプラント埋入と荷重	9	6	6	2	154	9.06

Web of Science から選出したベスト**20**論文

	タイトル・和訳	2015年	2016年	2017年	2018年 (8月時点)	合計引用数	平均引用数(1年ごと)
引用数 **8**位	Kan JY, Rungcharassaeng K, Lozada JL, Zimmerman G. Facial gingival tissue stability following immediate placement and provisionalization of maxillary anterior single implants: a 2 - to 8 -year follow-up. Int J Oral Maxillofac Implants 2011;26(1):179-187. 上顎前歯部単独インプラントの即時埋入とプロビジョナルレストレーション装着後の唇側歯肉の安定性：2〜8年のフォローアップ	28	31	25	8	145	18.13
引用数 **9**位	Ferrus J, Cecchinato D, Pjetursson EB, Lang NP, Sanz M, Lindhe J. Factors influencing ridge alterations following immediate implant placement into extraction sockets. Clin Oral Implants Res 2010;21(1):22-29. 抜歯窩への即時インプラント埋入後の歯槽堤の変化に影響を及ぼす因子について	24	18	28	13	139	15.44
引用数 **10**位	Covani U, Bortolaia C, Barone A, Sbordone L. Bucco-lingual crestal bone changes after immediate and delayed implant placement. J Periodontol 2004;75(12):1605-1612. 即時および待時インプラント埋入後の骨頂の頬舌的位置の変化	14	11	7	4	126	8.4
引用数 **11**位	Chen ST, Darby IB, Reynolds EC, Clement JG. Immediate implant placement postextraction without flap elevation. J Periodontol 2009;80(1):163-172. フラップ挙上を行わない抜歯後即時インプラント埋入	16	12	10	6	125	12.5
引用数 **12**位	Tawil G, Mawla M. Sinus floor elevation using a bovine bone mineral (Bio-Oss) with or without the concomitant use of a bilayered collagen barrier (Bio-Gide): a clinical report of immediate and delayed implant placement. Int J Oral Maxillofac Implants 2001;16(5):713-721. 抜歯直後インプラント：ウシ骨ミネラル（Bio-Oss）単独もしくは二層構造コラーゲン膜（Bio-Gide）併用上顎洞底挙上術：即時または待時インプラント埋入の臨床報告	4	9	13	3	122	6.78
引用数 **13**位	Chen ST, Buser D. Esthetic outcomes following immediate and early implant placement in the anterior maxilla--a systematic review. Int J Oral Maxillofac Implants 2014;29 Suppl:186-215. 上顎前歯部における即時と早期インプラント埋入後の審美的結果：システマティックレビュー	13	36	31	20	102	20.4
引用数 **14**位	Huynh-Ba G, Pjetursson BE, Sanz M, Cecchinato D, Ferrus J, Lindhe J, Lang NP. Analysis of the socket bone wall dimensions in the upper maxilla in relation to immediate implant placement. Clin Oral Implants Res 2010;21(1):37-42. 上顎における即時インプラント埋入に関する抜歯窩骨壁幅径の分析	17	17	27	8	101	11.22

Web of Science から選出したベスト**20**論文

	タイトル・和訳	2015年	2016年	2017年	2018年(8月時点)	合計引用数	平均引用数(1年ごと)
引用数 15位	Esposito M, Grusovin MG, Polyzos IP, Felice P, Worthington HV. Timing of implant placement after tooth extraction: immediate, immediate-delayed or delayed implants? A Cochrane systematic review. Eur J Oral Implantol 2010; 3 (3):189-205. 抜歯後のインプラント埋入の時期：即時、早期もしくは待時？コクランシステマティックレビュー	16	19	18	5	90	10
引用数 16位	Blanco J, Nuñez V, Aracil L, Muñoz F, Ramos I. Ridge alterations following immediate implant placement in the dog: flap versus flapless surgery. J Clin Periodontol 2008;35(7):640-648. イヌにおける即時インプラント埋入後の歯槽堤変化：フラップ vs フラップレス	17	4	8	3	89	8.09
引用数 17位	Lang NP, Tonetti MS, Suvan JE, Pierre Bernard J, Botticelli D, Fourmousis I, Hallund M, Jung R, Laurell L, Salvi GE, Shafer D, Weber HP; European Research Group on Periodontology. Immediate implant placement with transmucosal healing in areas of aesthetic priority. A multicentre randomized-controlled clinical trial I. Surgical outcomes. Clin Oral Implants Res 2007;18(2):188-196. 審美領域における即時インプラント埋入に伴う粘膜貫通部の治癒：多施設ランダム化比較臨床試験I．外科手術に関する結果	3	9	9	4	89	7.42
引用数 18位	Blus C, Szmukler-Moncler S. Split-crest and immediate implant placement with ultra-sonic bone surgery: a 3 -year life-table analysis with 230 treated sites. Clin Oral Implants Res 2006;17(6):700-707. 超音波を用いた骨外科を併用したスプリットクレストおよび即時インプラント埋入：ヒトにおける230部位 3 年の分析	9	9	9	0	78	6
引用数 19位	Evian CI, Emling R, Rosenberg ES, Waasdorp JA, Halpern W, Shah S, Garcia M. Retrospective analysis of implant survival and the influence of periodontal disease and immediate placement on long-term results. Int J Oral Maxillofac Implants 2004;19(3):393-398. インプラント生存率の後向き分析、歯周病の影響、即時埋入の長期的結果	5	4	0	1	72	4.8
引用数 20位	Juodzbalys G, Wang HL. Soft and hard tissue assessment of immediate implant placement: a case series. Clin Oral Implants Res 2007;18(2):237-243. 即時インプラント埋入の軟組織と硬組織の評価：ケースシリーズ	8	6	4	3	68	5.67

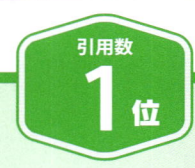

引用数
1位

Hard-tissue alterations following immediate implant placement in extraction sites.

抜歯窩への即時インプラント埋入後の硬組織変化

Botticelli D, Berglundh T, Lindhe J.

背景： 抜歯窩へのインプラント埋入後に見られるわずかな辺縁部のギャップは、硬組織の治癒によって解決されると考えられる。

目的： 抜歯後即時インプラント埋入後に生じる硬組織の寸法変化について研究すること。

材料および方法： 合計21本の抜歯予定の歯を有する18名の被験者が本研究に登録された。フラップを挙上し抜歯した後にインプラント埋入を行い、辺縁部欠損と周囲骨壁の形態を把握するために臨床的計測を行った。メンブレンや骨補填材料は使用しなかった。埋入後にインプラントのヒーリングキャップが口腔内に露出するように縫合し、フラップを復位した。治癒後 4 ヵ月時にリエントリーし臨床的計測が行われた。

結果： ベースライン時において 3 mm を超える辺縁部欠損が52部位認められた。頬側21部位、舌口蓋側17部位、隣接面14部位であった。リエントリー時、3 mm を超える欠損が 8 部位残存した。4 ヵ月の治癒期間において抜歯窩の骨壁は顕著な変化を示した。水平的吸収は唇側骨で約56%、舌口蓋側で30% であった。また、歯槽頂の垂直的吸収量は、唇側0.3±0.6 mm、舌口蓋側0.6±1.0 mm、近心0.2±0.7 mm、遠心0.5±0.9 mm 認められた。

結論： 抜歯窩へのインプラント埋入後のインプラントと骨組織間の辺縁部のギャップは新生骨形成による欠損の改善により予知性の高い治癒を促すことが考えられる。さらに欠損内部からの新生骨形成と歯槽堤外部からの実質的な骨吸収により、唇側および舌口蓋側の辺縁部のギャップが改善されることが示された。

（J Clin Periodontol 2004;31(10):820-828.）

Background: The marginal gap that may occur following implant installation in an extraction socket may be resolved by hard-tissue fill during healing.

Objective: To study dimensional alterations of hard tissues that occur following tooth extraction and immediate placement of implants.

Material and methods: Eighteen subjects with a total of 21 teeth scheduled for extraction were included. Following flap elevation and the removal of a tooth and implant installation, clinical measurements were made to characterize the dimension of the surrounding bone walls, as well as the marginal defect. No membranes or filler material was used. The flaps were subsequently replaced and secured with sutures in such a way that the healing cap of the implant was exposed to the oral environment. After 4 months of healing a re-entry procedure was performed and the clinical measurements were repeated.

Results: Fifty-two marginal defects exceeding 3 mm were present at baseline: 21 at buccal, 17 at lingual/palatal, and 14 at approximal surfaces. At the re-entry eight defects exceeding 3.0 mm remained. During the 4 months of healing, the bone walls of the extraction underwent marked change. The horizontal resorption of the buccal bone dimension amounted to about 56%. The corresponding resorption of the lingual/palatal bone was 30%. The vertical bone crest resorption amounted to 0.3+/-0.6 mm (buccal), 0.6+/-1.0 mm (lingual/palatal), 0.2+/-0.7 mm (mesial), and 0.5+/-0.9 mm (distal).

Conclusion: The marginal gap that occurred between the metal rod and the bone tissue following implant installation in an extraction socket may predictably heal with new bone formation and defect resolution. The current results further documented that marginal gaps in buccal and palatal/lingual locations were resolved through new bone formation from the inside of the defects and substantial bone resorption from the outside of the ridge.

引用数
3位

Esthetic outcomes of immediate implant placements.

即時インプラント埋入の審美的結果

Evans CD, Chen ST.

背景：単根歯が抜歯に至った場合に従来の方法で元通りに回復することは困難であることから、インプラント埋入が新しい治療法となる可能性がある。即時インプラント埋入は、軟組織および硬組織の形態とカントゥアの保存、造成術併用の減少、患者への外科的侵襲を最小限に抑制、治療期間の減少、そして審美的結果の改善が期待できる。

方法：この後向き研究は、即時インプラント埋入を行った隣接しない単独埋入インプラント治療42症例の審美的結果について分析した。

結果：インプラント機能までの平均期間は、18.9ヵ月（6～50ヵ月）であり、埋入されたインプラントのプラットフォーム径は、4.1 mm と4.8 mm であった。すべての部位において0.9±0.78 mm（P=0.000）の辺縁組織の退縮が記録され、歯冠高径の変化が顕著に高かったが、インプラントシステムによる違いは認められなかった（P=0.837）。薄いバイオタイプでは厚いバイオタイプに比較してわずかな退縮が見られた（1±0.9mm vs 0.7±0.57 mm）が、統計学的有意差は認められなかった（P=0.187）。インプラントのショルダーの位置は、口蓋側に比較して頬側で退縮が3倍大きく（1.8±0.83 mm vs 0.6±0.55 mm）統計学的有意差も認められた（P=0.000）。

結論：即時インプラント埋入は非常に注意を要する症例選択が必要であり、良好な審美的結果を得るためには高い外科手技のレベルが求められる。今後、組織安定性と審美的結果に関する長期的前向き研究が必要である。

（Clin Oral Implants Res 2008;19(1):73-80.）

Background: Single-rooted teeth deemed not restorable via conventional means may be candidates for implant placement at the time of tooth extraction. Immediate implant placements are believed to preserve soft and hard tissue form and contours, reduce the need for augmentation procedures, minimize surgical exposure of the patient, reduce treatment time and improve esthetic outcomes.

Method: This retrospective review analyzed the esthetic outcomes of 42 non-adjacent single-unit implant restorations completed using an immediate implant surgical placement protocol.

Results: The mean time in function was 18.9 months (range 6-50 months) and the majority of implants placed had a restorative platform diameter of 4.1 and 4.8 mm. A highly significant change in crown height due to marginal tissue recession of 0.9 +/- 0.78 mm (P=0.000) was recorded for all sites, with no difference seen between implant systems (P=0.837). Thin tissue biotype showed slightly greater recession than thick tissue biotype (1 +/- 0.9 vs. 0.7 +/- 0.57 mm, respectively); however, this difference was not statistically significant (P=0.187). Implants with a buccal shoulder position showed three times more recession than implants with a lingual shoulder position (1.8 +/- 0.83 vs. 0.6 +/- 0.55 mm, respectively) with the difference being highly statistically significant (P=0.000).

Conclusions: Immediate implant placement requires very careful case selection and high surgical skill levels if esthetic outcomes are to be achieved. Long-term prospective studies on tissue stability and esthetic outcomes are needed.

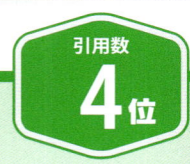

引用数
4位

Immediate or early placement of implants following tooth extraction: review of biologic basis, clinical procedures, and outcomes.

抜歯後即時もしくは早期インプラント埋入：
生物学的原理、臨床術式および結果に関するレビュー

Chen ST, Wilson TG Jr, Hämmerle CH.

目的： 本論文の目的は、即時および待時インプラント埋入の生存率、成功率および臨床手技と結果に関しての近年の文献レビューを行うことである。

材料および方法： 1990年から2003年6月までの論文をMEDLINEで検索した。ランダム化および非ランダム化臨床試験、コホート研究、症例対照研究、ケースレポートで最低10症例行われているものを抽出した。成功率、生存率の検討はフォローアップ期間が12ヵ月以上のものとした。

結果： 31文献が抽出された。多くの論文が短期間の報告であり、埋入時期や造成術についてランダム化されていなかった。すべての研究においてインプラント生存率について記載されていたが、臨床的成功基準については述べられていなかった。インプラント周囲骨欠損は治癒プロトコルや骨造成術に関わらず、骨再生による治癒が起こる可能性が高かった。ラフサーフェスのインプラントを使用した場合、2mm以下の水平性骨吸収（HD）は自然な骨再生により治癒した。2mm以上のHDや抜歯窩壁にダメージが認められる場合には、メンブレンと骨移植材料を併用した造成術が必要であった。待時埋入の場合は、局所感染が消失し、フラップの適合を得るための十分な軟組織量を得ることができた。しかしながら、唇舌側の歯槽頂吸収および組織造成の必要性があることから、前述のアドバンテージは相殺されてしまう。

考察： 即時および待時インプラント埋入は、治癒した顎堤に埋入した場合と同等な生存率が期待できる予知性の高い術式であると考えられる。しかしながら長期的研究は少なかった。インプラント周囲欠損部の骨再生によって良好な臨床的結果を得ることができる。しかしながら、インプラント周囲組織の状態や補綴装置の安定性、審美的結果についての長期的成功に関するデータが不足している。

結論： 即時および待時インプラント埋入に関する短期間の生存率と臨床的結果は、治癒した顎堤に埋入したインプラントと比較して同等の結果を示した。

（Int J Oral Maxillofac Implants 2004;19 Suppl:12-25.）

Purpose: The aim of this article was to review the current literature with regard to survival and success rates, along with the clinical procedures and outcomes associated with immediate and delayed implant placement. Materials and Methods: A MEDLINE search was conducted of studies published between 1990 and June 2003. Randomized and nonrandomized clinical trials, cohort studies, case-control studies, and case reports with a minimum of 10 cases were included. Studies reporting on success and survival rates were required to have follow-up periods of at least 12 months. Results: Thirty-one articles were identified. Most were short-term reports and were not randomized with respect to timing of placement and augmentation methods used. All studies reported implant survival data; there were no reports on clinical success. Peri-implant defects had a high potential for healing by regeneration of bone, irrespective of healing protocol and bone augmentation method. Sites with horizontal defects (HD) of 2 mm or less healed by spontaneous bone fill when implants with rough surfaces were used. In the presence of HDs larger than 2 mm, or when socket walls were damaged, concomitant augmentation procedures with barrier membranes and bone grafts were required. Delayed implant placement allowed for resolution of local infection and an increase in the area and volume of soft tissue for flap adaptation. However, these advantages were diminished by simultaneous buccolingual ridge resorption and increased requirements for tissue augmentation. Discussion: Immediate and delayed immediate implants appear to be predictable treatment modalities, with survival rates comparable to implants in healed ridges. Relatively few long-term studies were found. Successful clinical outcomes in terms of bone fill of the peri-implant defect were well established. However, there was a paucity of data on long-term success as measured by peri-implant tissue health, prosthesis stability, and esthetic outcomes. Conclusions: Short-term survival rates and clinical outcomes of immediate and delayed implants were similar and were comparable to those of implants placed in healed alveolar ridges.

引用数
6位

Immediate placement of implants in periapical infected sites: a prospective randomized study in 50 patients.

根尖病変部位へのインプラント即時埋入：
50名の被験者を対象とした前向きランダム化研究

Lindeboom JA, Tjiook Y, Kroon FH.

目的： 慢性根尖性歯周炎部位へのインプラント埋入時の臨床的成功の判断基準を決定すること。

研究デザイン： 50名の被験者（男性25名、女性25名、平均年齢39.7±14.5歳）が本前向き比較試験に登録された。ランダム化した後、25本の Frialit- 2 Synchro インプラントを抜歯後即時埋入（IP 群）、残りの25本を抜歯後 3 ヵ月の治癒期間で同様のインプラントを埋入した（DP 群）。32本のインプラントが上顎前歯部に、18本が小臼歯部に埋入された。インプラント生存率、平均 ISQ 値、歯肉審美性、X 線学的骨吸収、根尖性歯周炎部位の微生物学的特徴について各群で評価した。

結果： IP 群で 2 本のインプラントが喪失し、92% の生存率となった。一方で DP 群において生存率は100% であった。また、両群において平均 ISQ 値、歯肉審美性、X 線学的骨吸収、微生物学的特徴に関しては顕著な有意差は認められなかった。

結論： 慢性根尖性歯周炎部位への即時インプラント埋入は臨床上問題がないことが示唆された。

（Oral Surg Oral Med Oral Pathol Oral Radiol Endod 2006;101(6):705-710.）

Objective. To determine clinical success when implants are placed in chronic periapical infected sites.

Study design. Fifty patients (25 females, 25 males, mean age 39.7 +/- 14.5 years) were included in this prospective controlled study. After randomization, 25 Frialit-2 Synchro implants were immediately placed (IP) after extraction, and 25 Frialit-2 Synchro implants were placed after a 3-month healing period (DP). Thirty-two implants were placed in the anterior maxilla and 18 implants were placed in the premolar region. Implant survival, mean Implant Stability Quotient (ISQ) values, gingival aesthetics, radiographic bone loss, and microbiologic characteristics of periapical lesions were evaluated for both groups.

Results. Overall, 2 implants belonging to the IP group were lost, resulting in a survival rate of 92% for IP implants versus 100% for DP implants. Mean ISQ, gingival aesthetics and radiographic bone resorption, and periapical cultures were not significantly different with the IP and DP implants.

Conclusions.. Immediate implant placement in chronic periapical lesions may be indicated.

引用数 8位

上顎前歯部単独インプラントの即時埋入と プロビジョナルレストレーション装着後の唇側歯肉の安定性： 2〜8年のフォローアップ

目的：本研究は、審美領域における単独埋入インプラントの即時埋入ならびにプロビジョナルレストレーション装着後のインプラント周囲組織の反応とインプラント成功率に関する最初の1年の前向き研究のフォローアップである。また、インプラント周囲組織の歯肉バイオタイプについても評価した。

材料および方法：35名の被験者に対して、術前検査（TO）、即時インプラント埋入とプロビジョナルレストレーション装着直後（T1）、インプラント埋入後1年（T2）、最新のフォローアップ（T3）時に臨床的ならびにX線学的な評価を行った。データは、t-test と反復測定分散分析を用いて有意水準を α =0.05とした。

結果：平均4年（2〜8.2年）のフォローアップ後、すべてのインプラントの機能が確認された。T3時はT2時に比較して、近遠心の辺縁骨レベルの平均変化量が顕著に大きかった。また、T3時ではT2時より近遠心の歯間乳頭の位置の平均変化量が顕著に少なかった一方で、唇側歯肉の平均変化量は大きかった。T2およびT3時において、歯肉バイオタイプが薄い場合よりも厚い場合に唇側歯肉レベルの変化量が有意に少なかった。

結論：本術式において、良好なインプラント成功率とインプラント周囲組織の反応を得ることができた。この結果より、本術式後に時間とともに歯間乳頭の再生が起きる可能性が示唆される一方で、唇側歯肉組織の退縮も観察された。インプラント周囲組織の歯肉バイオタイプの影響は唇側歯肉退縮に限局しているようであり、歯間乳頭もしくは隣接する辺縁骨レベルには影響を与えないと考えられる。

（Kan JY, et al. Int J Oral Maxillofac Implants 2011;26(1):179-187.）

引用数 9位

抜歯窩への即時インプラント埋入後の 歯槽堤の変化に影響を及ぼす因子について

目的：抜歯窩への即時インプラント埋入後に頬側に起きる歯槽堤の変化に影響する因子について調べること。

材料および方法：93名の被験者に対して、上顎（歯の位置；5＋5）抜歯窩への単独埋入即時インプラント埋入を行った。抜歯窩に関する主要部位の計測を、インプラント埋入直後、リエントリー（16週後）時に行った。また、インプラント部位を次の4つのカテゴリーについて調べた。（i）インプラント埋入部位（前歯部 / 臼歯部）、（ii）抜歯原因（歯周病 / それ以外）、（iii）唇側骨の厚み（< or = 1 or > 1 mm）、（iv）唇側の水平的ギャップの距離（< or = 1 or > 1 mm）。

結果：（i）インプラント埋入部位、（ii）頬側骨頂の厚み、（iii）水平的頬側間隙サイズに関しては、4ヵ月の治癒期間に生じた硬組織変化量に大きな影響を与えた。小臼歯部へのインプラントの水平的ギャップの治癒は、前歯から犬歯に比較して予知性が高く、歯槽頂の垂直的吸収程度も小さかった。さらに、唇側骨の厚みが1mm以上の部位および水平的ギャップが1mm以上の部位では、ギャップの治癒の程度が良好であった。

結論：唇側骨の厚みと水平的ギャップの距離は、抜歯窩への即時インプラント埋入後に起こる硬組織変化に影響を与えた。

（Ferrus J, et al. Clin Oral Implants Res 2010;21(1):22-29.）

フラップ挙上を行わない抜歯後即時インプラント埋入

背景：この後向き研究の目的は、上顎中切歯と側切歯部へのフラップ挙上を行わない単独埋入即時インプラント埋入時の軟組織と審美的結果を評価することである。

方法：フラップ挙上を行わない上顎中切歯と側切歯部への単独埋入インプラント埋入を行った85名の患者の口腔内写真の記録を用いた。粘膜の位置の変化量を基準となる中切歯の長さの割合で表した。

結果：インプラント埋入時と1年後の評価で、歯間乳頭近心(-6.2% ± 6.8%)、歯間乳頭遠心(-7.4% ± 7.5%)、唇側粘膜(-4.6% ± 6.6%)において有意な退縮が見られた(P < 0.001)。抜歯窩内の唇側へのインプラント埋入は口蓋側に比較して退縮量は大きかった(P = 0.009)。術前に歯冠側に位置していた歯肉辺縁の位置は、対側の歯と対称的な位置に近似した粘膜位置となった。術前の位置もしくは対称的な位置よりも根尖側方向に達した部位を記録した。術前の歯肉辺縁の位置と比較して、10% 以上の退縮が厚いバイオタイプで19部位中2部位に、薄いバイオタイプで25部位中6部位に認められた。許容範囲内の結果が大部分で認められた：10～20% の部位で審美的結果として概ね良好と判断された。

結論：フラップ挙上を行わない即時インプラント埋入は、視覚的に認識できる変化の閾値内での辺縁粘膜の退縮を伴う可能性がある。インプラントショルダーの解剖学的な位置と組織バイオタイプが起因因子として重要である。

(Chen ST, et al. J Periodontol 2009;80(1):163-172.)

上顎前歯部における即時と早期インプラント埋入後の審美的結果：システマティックレビュー

目的：このシステマティックレビューの目的は、（1）抜歯部位へのインプラント埋入における審美的結果を数値化して評価すること、（2）これらの結果に及ぼす同時骨造成法の影響について検討することである。

材料および方法：歯科関連の電子文献データベースとマニュアル検索で、上顎前歯と小臼歯抜歯後のインプラント埋入時の客観的基準に基づく審美的結果に対する情報を集めた。すべてのエビデンスレベルは承認された（ケースシリーズは最低5ケース必要とした）。

結果：1,686タイトルから114編のフルテキストが評価対象となり、50編が基準を満たし抽出された。それらの研究は、天然歯に隣接する単独インプラントに関する報告であり、複数歯欠損に対する研究はなかった（6編のランダム化比較試験、6編のコホート研究、5編の横断研究、33編のケースシリーズ）。異なる研究デザインの文献が散見された。比較試験のメタ分析は行われなかった。審美インデックス（主に pink esthetic score）とインプラント周囲粘膜の位置の変化によって決定された審美的結果は、抜歯後の単独のインプラント埋入によって一定の基準に達する可能性があると考えられる。しかしながら、即時（タイプ1）インプラント埋入は、結果に多くの変化を伴い、唇側中央部粘膜の1 mm 以上の退縮を早期（タイプ2および3）インプラント埋入（2論文；1 mm 以上の退縮部位なし）に比べて高頻度で認めた（8論文；9～41%、中央値26%、埋入後1～3年）。骨移植を伴う即時（タイプ1）インプラント埋入に関する2編の後ろ向き研究では、唇側骨壁はコーンビーム CT で36% および57% の部位で認められなかったと報告している。これらの部位では、唇側骨が存在している部位に比べて唇側中央粘膜の退縮がより認められた。GBR（カウントゥア造成）による骨造成法を組み合わせた早期（タイプ2および3）インプラント埋入に関する2編の論文では、CBCT にて唇側骨壁が高頻度(90% 以上)に画像上で確認できた。即時埋入（タイプ1）に関する近年の研究では、審美的リスクを抑えるために具体的な選択基準（バイオタイプが厚く、抜歯窩の十分な唇側骨壁など）を定めている。また、早期（タイプ2および3）インプラント埋入には具体的な選択基準は示されていない。

結論：臨床的に許容される審美的結果は、上顎前歯と小臼歯エリアにおける抜歯後のインプラント埋入によって一定の基準をクリアする可能性がある。唇側中央部の粘膜退縮は即時（タイプ1）埋入のリスクである。唇側骨再生を目的として使用される最適な生体材料および長期間の粘膜安定性と唇側骨の有無、骨の厚み、骨頂の位置の関連性について更なる研究が必要とされる。

(Chen ST, et al. Int J Oral Maxillofac Implants. 2014;29 Suppl:186-215.)

6 *Immediate functional loading*

即時機能荷重（負荷）

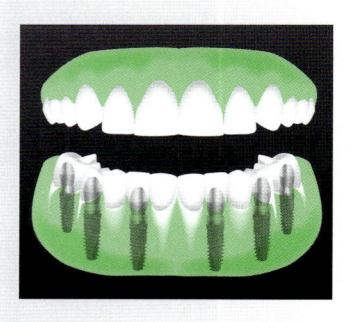

インプラント埋入後ただちに補綴物を装着し、機能荷重（負荷）を行うこと。

（William R. Raney 編．インプラント辞典 Glossary of Oral and Maxillofacial Implants. 東京：クインテッセンス出版，2008より引用改変）

年別論文数

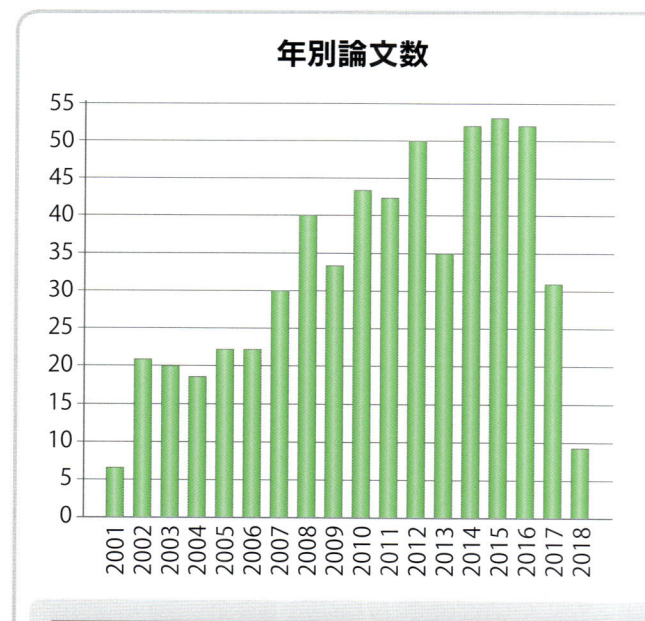

年別被引用数

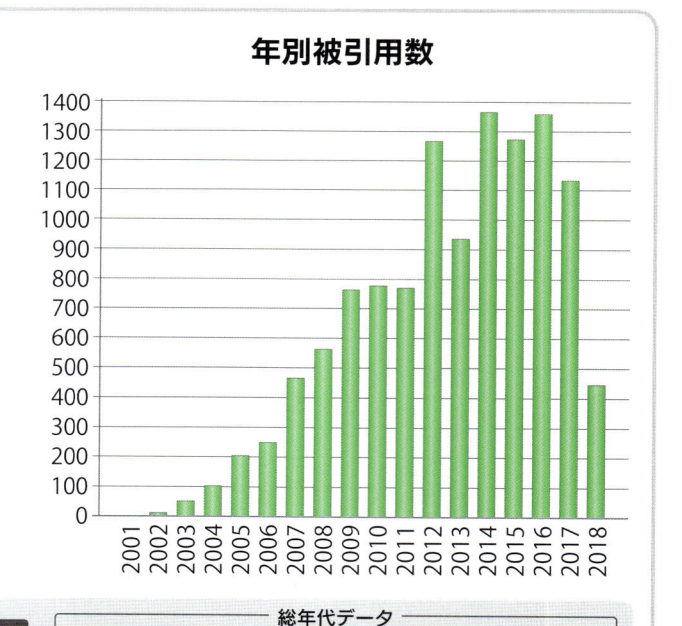

検索キーワード

(TI=(immediate loading) AND TS=(implant)) and WC=(DENTISTRY ORAL SURGERY MEDICINE) AND PY=(2001-2018)
タイムスパン =2001-2018. 索引 =SCI-EXPANDED, SSCI, A&HCI, ESCI.

総年代データ

検索結果	被引用数の合計	平均引用数（論文ごと）
572	**11,617**	**20.31**

2018 年 8 月現在

Web of Science から選出したベスト**20**論文

タイトル・和訳	2015年	2016年	2017年	2018年 (8月時点)	合計引用数	平均引用数 (1年ごと)
引用数 1位 Gapski R, Wang HL, Mascarenhas P, Lang NP. Critical review of immediate implant loading. Clin Oral Implants Res 2003;14(5):515-527. **インプラント即時荷重に関するクリティカルレビュー**	20	14	9	4	270	16.88
引用数 2位 Glauser R, Sennerby L, Meredith N, Rée A, Lundgren A, Gottlow J, Hämmerle CH. Resonance frequency analysis of implants subjected to immediate or early functional occlusal loading. Successful vs. failing implants. Clin Oral Implants Res 2004;15(4):428-434. **即時もしくは早期機能荷重に関するインプラントの共鳴振動周波数分析－成功するインプラント vs 失敗するインプラント－**	20	18	16	6	229	15.27
引用数 3位 van Steenberghe D, Naert I, Andersson M, Brajnovic I, Van Cleynenbreugel J, Suetens P. A custom template and definitive prosthesis allowing immediate implant loading in the maxilla: a clinical report. Int J Oral Maxillofac Implants 2002;17(5):663-670. **上顎における即時インプラント荷重を考慮したカスタムテンプレートと最終補綴装置：症例報告**	19	10	10	2	217	12.76
引用数 4位 van Steenberghe D, Glauser R, Blombäck U, Andersson M, Schutyser F, Pettersson A, Wendelhag I. A computed tomographic scan-derived customized surgical template and fixed prosthesis for flapless surgery and immediate loading of implants in fully edentulous maxillae: a prospective multicenter study. Clin Implant Dent Relat Res 2005; 7 Suppl 1 :S111-120. **上顎無歯顎への CT スキャンによる外科用カスタムテンプレートを用いたフラップレス外科手術とインプラント即時荷重固定性補綴：前向き多施設調査研究**	15	16	13	5	205	14.64
引用数 5位 Attard NJ, Zarb GA. Immediate and early implant loading protocols: a literature review of clinical studies. J Prosthet Dent 2005;94(3):242-258. **即時および早期荷重インプラントプロトコル：臨床研究の文献レビュー**	9	13	7	3	185	13.21
引用数 6位 Chaushu G, Chaushu S, Tzohar A, Dayan D. Immediate loading of single-tooth implants: immediate versus non-immediate implantation. A clinical report. Int J Oral Maxillofac Implants 2001;16(2):267-272. **単独埋入インプラントの即時荷重について：即時埋入 vs 非即時埋入　ケースレポート**	8	12	5	1	162	9
引用数 7位 Javed F, Romanos GE. The role of primary stability for successful immediate loading of dental implants. A literature review. J Dent 2010;38(8):612-620. **歯科インプラントの即時荷重成功のための初期固定の重要性について：文献レビュー**	33	24	23	11	157	17.44

Web of Science から選出したベスト**20**論文

	タイトル・和訳	2015年	2016年	2017年	2018年（8月時点）	合計引用数	平均引用数（1年ごと）
引用数 8位	Cooper LF, Rahman A, Moriarty J, Chaffee N, Sacco D. Immediate mandibular rehabilitation with endosseous implants: simultaneous extraction, implant placement, and loading. Int J Oral Maxillofac Implants 2002;17(4):517-525. 骨内インプラントによる即時下顎機能回復：抜歯即時インプラント埋入および荷重	9	6	6	2	154	9.06
引用数 9位	Chiapasco M, Abati S, Romeo E, Vogel G. Implant-retained mandibular overdentures with Brånemark System MKII implants: a prospective comparative study between delayed and immediate loading. Int J Oral Maxillofac Implants 2001;16(4):537-546. ブローネマルクシステムインプラント（MKII）によるインプラント支持型下顎オーバーデンチャー：待時および即時荷重に関する前向き比較研究	5	9	9	2	145	8.06
引用数 10位	Degidi M, Piattelli A. Immediate functional and non-functional loading of dental implants: a 2 - to 60-month follow-up study of 646 titanium implants. J Periodontol 2003;74(2):225-241. 歯科インプラントの即時機能荷重と即時非機能荷重について：646本のチタン製インプラントを対象とした 2 ～60ヵ月フォローアップ調査	3	9	5	1	137	8.56
引用数 11位	Esposito M, Grusovin MG, Willings M, Coulthard P, Worthington HV. The effectiveness of immediate, early, and conventional loading of dental implants: a Cochrane systematic review of randomized controlled clinical trials. Int J Oral Maxillofac Implants 2007;22(6):893-904. 歯科インプラントにおける即時、早期、待時荷重の影響について：ランダム化比較臨床試験のコクランシステマティックレビュー	16	14	8	6	131	10.92
引用数 12位	Lorenzoni M, Pertl C, Zhang K, Wimmer G, Wegscheider WA. Immediate loading of single-tooth implants in the anterior maxilla. Preliminary results after one year. Clin Oral Implants Res 2003;14(2):180-187. 上顎前歯部における単独埋入インプラントの即時荷重について：1 年後の予備的検討結果報告 **2014年版 P.68に掲載**	9	6	2	2	129	8.06
引用数 13位	Ganeles J, Rosenberg MM, Holt RL, Reichman LH. Immediate loading of implants with fixed restorations in the completely edentulous mandible: report of 27 patients from a private practice. Int J Oral Maxillofac Implants 2001;16(3):418-426. 下顎無歯顎に対するインプラントによる固定性補綴装置への即時荷重について：一般診療所における27名の症例	3	3	1	2	127	7.06
引用数 14位	Grunder U. Immediate functional loading of immediate implants in edentulous arches: two-year results. Int J Periodontics Restorative Dent 2001;21(6):545-551. 無歯顎歯列への即時インプラントにおける即時荷重：2 年の結果 **2014年版 P.68に掲載**	6	2	6	2	120	6.67

Web of Science から選出したベスト**20**論文

	タイトル・和訳	2015年	2016年	2017年	2018年(8月時点)	合計引用数	平均引用数(1年ごと)
引用数 **15**位	Andersen E, Haanaes HR, Knutsen BM. Immediate loading of single-tooth ITI implants in the anterior maxilla: a prospective 5-year pilot study. Clin Oral Implants Res 2002;13(3):281-287. 上顎前歯部への単独埋入 ITI インプラントの即時荷重：前向き 5 年パイロット研究	2	6	4	3	115	6.76
引用数 **16**位	Chiapasco M. Early and immediate restoration and loading of implants in completely edentulous patients.Int J Oral Maxillofac Implants 2004;19 Suppl:76-91. 無歯顎患者インプラントでの早期および即時補綴と荷重	9	7	3	1	107	7.13
引用数 **17**位	Testori T, Meltzer A, Del Fabbro M, Zuffetti F, Troiano M, Francetti L, Weinstein RL. Immediate occlusal loading of Osseotite implants in the lower edentulous jaw. A multicenter prospective study. Clin Oral Implants Res 2004;15(3):278-284. 下顎無歯顎への Osseotite インプラントの即時咬合荷重－多施設前向き研究	4	7	1	1	100	6.67
引用数 **18**位	Romeo E, Chiapasco M, Lazza A, Casentini P, Ghisolfi M, Iorio M, Vogel G. Implant - retained mandibular overdentures with ITI implants. A comparison of 2 - year results between delayed and immediate loading. Clin Oral Implants Res 2002;13(5):495-501. ITI インプラントを使用したインプラント支持型下顎オーバーデンチャー－待時と即時荷重に関する 2 年の結果比較	5	10	6	1	100	5.88
引用数 **19**位	Romanos GE, Toh CG, Siar CH, Swaminathan D. Histologic and histomorphometric evaluation of peri-implant bone subjected to immediate loading: an experimental study with Macaca fascicularis. Int J Oral Maxillofac Implants 2002;17(1):44-51. 即時荷重に関するインプラント周囲骨の組織学的および組織形態学的評価：カニクイザルを用いた実験的研究	8	6	4	4	100	5.88
引用数 **20**位	Nkenke E, Fenner M. Indications for immediate loading of implants and implant success. Clin Oral Implants Res 2006;17 Suppl 2 :19-34. 即時荷重インプラントを成功に導くための適応症について	7	1	3	2	99	7.62

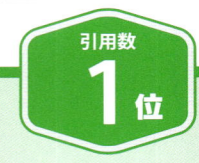

引用数
1位

Critical review of immediate implant loading.

インプラント即時荷重に関するクリティカルレビュー

Gapski R, Wang HL, Mascarenhas P, Lang NP.

背景：インプラント歯科学はチタンの生物学的特性により成功を収めている。当初のプロトコルでは予知性のあるオッセオインテグレーションを獲得するために、埋入後に荷重を与えず粘膜下での治癒を行う2回法が推奨された。しかしながら、患者および術者の両者にとって待機時間に起因する不快感、不便さ、心理的心配が改善されていない現状があった。したがって、埋入直後にインプラントへの荷重が試みられ、臨床家の間で広く普及した。このアプローチに関連した問題および疑問点にはまだ明確な答えが出ていない。したがって、このレビューの目的は、（1）即時インプラント荷重の領域で現在利用閲覧可能な文献を批評的にレビューし、分析すること、（2）科学的な根拠の下で、この手法に影響を及ぼす可能性のある因子について議論することである。

材料および方法：過去20年間に出版された文献を選択しレビューした。これらの研究の見解は議論され、表にまとめられた。即時インプラント荷重に関する利点と欠点について分析した。即時インプラント荷重の成功に影響する要因となる、患者選択基準、骨質、必要とされるインプラント体の長さ、インプラントのマイクロおよびマクロ構造、手術技術、初期固定の必要性/咬合力のコントロールの必要性、そして補綴ガイドラインについて徹底的にレビューされ議論された。

結果および結論：多くの研究がこのテクニックの予知性と実行可能性を結論付けた。しかしながら、これらの論文の多くは、後向きのデータもしくはコントロールされていないケース（非対照研究）であった。ランダム化された前向きのヒトを対象とした縦断並行群間比較試験は短期間の結果に限られ、長期間のフォローアップがまだこの領域には少ない。しかしながら、これらの文献から解剖学的位置、インプラントデザイン、厳密な補綴ガイドラインが良好な結果を得るための鍵であることが示唆された。今後、このアプローチが広く応用されるためにはランダム化された長期に及ぶ前向き研究が必要となる。

（Clin Oral Implants Res 2003;14(5):515-527.）

Background: Implant dentistry has become successful with the discovery of the biological properties of titanium. In the original protocol, studies have advocated a 2-stage surgical protocol for load-free and submerged healing to ensure predictable osseointegration. However, the discomfort, inconvenience, and anxiety associated with waiting period remains a challenge to both patients and clinicians. Hence, loading implant right after placement was attempted and has gained popularity among clinicians. Issues/questions related to this approach remain unanswered. Therefore, it is the purpose of this review article to (1) review and analyze critically the current available literature in the field of immediate implant loading and (2) discuss, based on scientific evidence, factors that may influence this treatment modality.
Material and Methods: Literature published over the past 20 years was selected and reviewed. Findings from these studies were discussed and summarized in the tables. The advantages and disadvantages associated with immediate implant loading were analyzed. Factors that may influence the success of immediate implant loading, including patient selection, type of bone quality, required implant length, micro- and macrostructure of the implant, surgical skill, need for achieving primary stability/control of occlusal force, and prosthesis guidelines, were thoroughly reviewed and discussed.
Results and Conclusion: Various studies have demonstrated the feasibility and predictability of this technique. However, most of these articles are based on retrospective data or uncontrolled cases. Randomized, prospective, parallel-armed longitudinal human trials are primarily based on short-term results and long-term follow-ups are still scarce in this field. Nonetheless, from available literature, it may be concluded that anatomic locations, implant designs, and restricted prosthetic guidelines are key to ensure successful outcomes. Future studies, preferably randomized, prospective longitudinal studies, are certainly needed before this approach can be widely used.

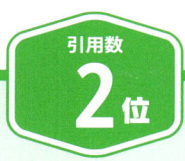

引用数
2位

Resonance frequency analysis of implants subjected to immediate or early functional occlusal loading. Successful vs. failing implants.

即時もしくは早期機能荷重に関するインプラントの共鳴振動周波数分析 －成功するインプラント vs 失敗するインプラント－

Glauser R, Sennerby L, Meredith N, Rée A, Lundgren A, Gottlow J, Hämmerle CH.

目的：本研究の目的は、即時もしくは早期荷重プロトコルによって処置を行った23名に対して1年間、共鳴振動周波数分析（RFA）を繰り返し行うことでインプラント安定性の変化を分析することである。また、失敗もしくは成功したインプラント間の違いを評価することである。

材料および方法：上下顎部位に対して即時もしくは早期荷重を行うため、23名の被験者にブローネマルクシステムインプラント81本の埋入を行った。30本のインプラントが抜歯窩に埋入され、62本のインプラントでGBR法が行われた。臨床的およびX線学的評価のほかに、インプラント埋入時、補綴装置装着時、装着後1～3、6、12ヵ月時にRFA測定を行った。観察期間中に失敗したインプラントと成功したインプラント間の考えられる相違を調べるため、統計学的分析が行われた。

結果：荷重後1年間で9本のインプラント（11.2%）が失敗した。安定しているインプラントと喪失になったインプラントの間で、RFA値は明確なパターンの違いを示した。研究期間中に失敗に終わったインプラントは、1ヵ月後からすでに顕著に低い安定性を示した。

結論：本研究において、失敗したインプラントは喪失に至るまで継続的に安定性の低下を示した。1～2ヵ月後の低いRFA値は将来の失敗リスクが増加することを示す指標となると考えられる。この情報から、RFAによって診断した際に安定性が継続的に低下している場合には、荷重をかけないことが将来のインプラント失敗回避に繋がるかもしれない。

（Clin Oral Implants Res 2004;15(4):428-434.）

Objectives: The objective of this study was to analyze the development of implant stability by repeated resonance frequency analysis (RFA) measurements during 1 year in 23 patients treated according to an immediate/early-loading protocol. The objective was also to evaluate the possible differences between failing and successful implants.
Material and methods: Eighty-one Branemark System implants were placed in 23 patients for immediate/early-occlusal loading in all jaw regions. Thirty of the implants were placed in extraction sockets and 62 were subjected to GBR procedures. Apart from clinical and radiographic examinations, the patients were followed with RFA at placement, prosthesis connection and after 1-3, 6 and 12 months. Statistical analyses were carried out to study the possible differences between implants that failed during the study period and implants that remained successful.
Results: Nine implants failed (11.2%) during the 1 year of loading. RFA showed a distinct different pattern between the implants that remained stable and the implants that were lost. The implants that failed during the course of the study showed a significantly lower stability already after 1 month.
Conclusion: Within the limitations of this study, it is concluded that failing implants show a continuous decrease of stability until failure. Low RFA levels after 1 and 2 months seem to indicate an increased risk for future failure. This information may be used to avoid implant failure in the future by unloading implants with decreasing degree of stability with time as diagnosed with the RFA technique.

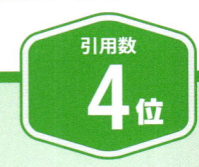

A computed tomographic scan-derived customized surgical template and fixed prosthesis for flapless surgery and immediate loading of implants in fully edentulous maxillae: a prospective multicenter study.

上顎無歯顎への CT スキャンによる 外科用カスタムテンプレートを用いたフラップレス外科手術と インプラント即時荷重固定性補綴：前向き多施設調査研究

van Steenberghe D, Glauser R, Blombäck U, Andersson M, Schutyser F, Pettersson A, Wendelhag I.

背景：CT スキャンデータに基づいた三次元的なインプラント治療計画と、それにより製作された外科用テンプレートおよび最終補綴装置は、実際の臨床の現場へインプラント治療計画を高精度かつ正確に移行するために、また、埋入されたインプラントを即時に連結固定するために有用であると考えられる。

目的：本研究の目的は、（1）CT スキャン像に基づいた治療計画の立案とフラップレス手術を応用して上顎へのインプラントによる即時機能回復を行うための事前製作した固定性補綴装置による再構成のコンセプトを評価すること、（2）前向き多施設臨床研究によってこのコンセプトの有用性を確認することである。

材料および方法：27名の上顎無歯顎の患者が本研究に登録された。一連の治療は、Teeth-in-an-Hour™ コンセプト（Nobel Biocare AB, Goteborg, Sweden）によって行われた。これは CT スキャンによる外科用カスタムテンプレートを用いたフラップレス外科治療と事前製作した上部構造を用いる術式である。

結果：すべての患者がインプラント埋入直後に最終補綴装置を装着することができた。外科手術と補綴装置装着に要した時間は約１時間以内であった。24名の患者について１年間フォローアップし、すべての補綴装置とインプラント体は安定した状態であった。

結論：この前向き多施設臨床研究において、三次元口腔インプラント計画ソフトウェアを応用し、フラップレス手術用のサージカルテンプレートと即時荷重用の補綴装置を事前製作する手法は、大変信頼性の高い治療オプションであることが示された。同様の方法が、部分欠損症例や２回法でも応用可能であることが示唆された。

（Clin Implant Dent Relat Res 2005; 7 Suppl 1 :S111-S120.）

Background: Based on three-dimensional implant planning software for computed tomographic (CT) scan data, customized surgical templates and final dental prostheses could be designed to ensure high precision transfer of the implant treatment planning to the operative field and an immediate rigid splinting of the installed implants, respectively.
Purpose: The aim of the present study was to (1) evaluate a concept including a treatment planning procedure based on CT scan images and a prefabricated fixed prosthetic reconstruction for immediate function in upper jaws using a flapless surgical technique and (2) validate the universality of this concept in a prospective multicenter clinical study.
Materials and Methods: Twenty-seven consecutive patients with edentulous maxillae were included. Treatments were performed according to the Teeth-in-an-Hour(TM) concept (Nobel Biocare AB, Goteborg, Sweden), which includes a CT scan-derived customized surgical template for flapless surgery and a prefabricated prosthetic suprastructure.
Results: All patients received their final prosthetic restoration immediately after implant placement, that is, both the surgery and the prosthesis insertion were completed within approximately 1 hour. In the 24 patients followed for 1 year, all prostheses and individual implants were recorded as stable.
Conclusion: The present prospective multicenter study indicates that the prefabrication, on the basis of models derived from three-dimensional oral implant planning software, of both surgical templates for flapless surgery and dental prostheses for immediate loading is a very reliable treatment option. It is evident that the same approach could be used for staged surgery and in partial edentulism.

引用数
5位

Immediate and early implant loading protocols: a literature review of clinical studies.

即時および早期荷重インプラントプロトコル： 臨床研究の文献レビュー

Attard NJ, Zarb GA.

　このレビューの目的は、即時および早期荷重プロトコルに関する臨床研究の結果を示し、そこから問題点を抽出し、今後改良が必要な点について考察することである。1975年から2004年までの査読のある英語の臨床研究の論文に限定し、これらの荷重プロトコルの臨床結果について執筆されたものをレビューした。データは、固定性補綴装置およびオーバーデンチャーによる補綴処置を行った被験者に関する調査報告を集計した。前者では部分欠損患者に単冠もしくは複数ユニットによる補綴装置で治療が行われた。このレビューにおいて、これらの治療プロトコルはインプラントのタイプや表面性状、補綴デザインに関わらず下顎前歯部に対して有用であった（成功率90～100％）。上顎無歯顎（成功率90～100％）および部分欠損患者（成功率93～100％）では十分なエビデンスがないことから、さらなる研究が必要である。抜歯部位における予知性の高い結果を得るためには、歯周病罹患の既往がない部位（成功率61～100％）に対してインプラント埋入を行うべきであると複数の論文で提言されている。多数の問題点を解決するためには、さらなる調査が必要である。また、これらのプロトコルのコストパフォーマンスと患者の生活の質への治療効果については、臨床結果を徹底的に調査する必要があると思われる。さらに、意義ある比較を行うために、症例ごとに分類した治療プロトコルに関する正確な長期調査報告を行うことが求められる。

（J Prosthet Dent 2005;94(3):242-258.）

The purpose of this literature review is to present the outcomes of clinical studies oil immediate and early loading protocols, identify shortcomings, and suggest a number of questions that still require exploration. English language clinical studies, limited to peer-reviewed journals between 1975 and 2004, were reviewed to identify treatment outcomes with these loading protocols. The data were tabulated from studies reporting on patients treated with fixed and overdenture prostheses. The former included partially edentulous patients treated with single or multi-unit prostheses. Within the limitations of this review, it can be concluded that these treatment protocols are predictable in the anterior mandible, irrespective of implant type, surface topography, and prosthesis design (success rates 90%-100%). Limited evidence for the edentulous maxilla (success rates 90%-100%) and the partially edentulous patient (success rates 93%-100%) are available, underscoring the need for further research. Studies suggest that to achieve predictable results in extraction sites, implant placement should be restricted to sites without a history of periodontal involvement (success rates 61%-100%). A number of questions require further exploration. There is a need to thoroughly investigate clinical outcomes to measure the economic benefit of these protocols and the impact of treatment on a patient's quality of life. Furthermore, more accurate long-term studies reporting on treatment protocols for separate clinical situations are required to allow meaningful comparisons.

単独埋入インプラントの即時荷重について：
即時埋入 vs 非即時埋入　ケースレポート

　本研究は、単一歯欠損に対してインプラント支持型補綴装置の即時荷重が有用な術式であるという仮説に対するものである。本研究では、単一歯欠損に対して抜歯後即時埋入即時荷重した場合と、抜歯窩治癒後に埋入を行い即時荷重した場合の臨床的成功率について比較した。1997年から1998年に26名の患者（年齢18〜70歳）に対して、単一歯欠損部に陶材焼付鋳造冠修復を予定している28本の即時荷重インプラントが応用された。19本を抜歯即時、9本を抜歯窩治癒後に埋入した。事前に製作したアクリルレジンテンポラリークラウンを準備し調整した。2回法インプラントの二次手術相当時（埋入後3〜6ヵ月）に、陶材焼付鋳造冠による上部構造を装着した。インプラントの生存率は、即時埋入と非即時埋入でそれぞれ82.4%と100%であった。追跡期間はインプラント埋入時から6〜24ヵ月で、即時埋入で平均13ヵ月、非即時埋入で16.4ヵ月であった。荷重後3〜6ヵ月時のX線写真による辺縁部の骨吸収は、アバットメント−インプラント境を越えることはなかった。本研究結果から、単一歯欠損のインプラント治療において抜歯窩治癒後の即時荷重は治療の選択肢として有効であると考えられる。一方で、単一歯欠損に対して抜歯後即時埋入即時荷重は約20%の失敗リスクを伴う可能性がある。

（Chaushu G, et al. Int J Oral Maxillofac Implants 2001;16(2):267-272.）

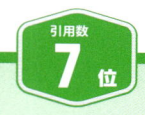

歯科インプラントの即時荷重成功のための
初期固定の重要性について：文献レビュー

目的：歯科インプラントの即時荷重（IL）成功のための初期固定の重要性について評価することである。

データ：歯科インプラントの即時荷重（IL）成功のための初期固定の重要性について調査した原著論文が選択された。また、参考文献の中から内容的に関連したレビュー論文も検索された。

出典：本研究の目的に合致している適切な論文を MEDLINE-PubMed データベースから検索した。期間は1979年から2010年4月までとした。複数のキーワードをさまざまな組合せで使用して、英語による論文を抽出した。編者への書簡、歴史のレビュー、非公開論文は除外した。

結論：歯科インプラントの IL に対する硬組織と軟組織の顕著な生物学的反応が存在した。このレビューにおいて、IL における核心的な問題は、良好なインプラント初期固定の確立であることが確認された。IL プロトコルの際に獲得される初期固定の程度は、いくつかの因子（骨密度、骨質、インプラント形状、インプラントデザイン、インプラント表面性状、外科的術式）に影響を受けることが多くのエビデンスによって示された。また、IL 時の初期固定獲得に影響する骨質や骨量の不足、複数インプラントの応用、造成術の併用などの状況を考慮したさらなる研究が必要である。

（Javed F, et al. J Dent 2010;38(8):612-620.）

歯科インプラントの即時機能荷重と即時非機能荷重について： 646本のチタン製インプラントを対象とした 2～60ヵ月フォローアップ調査

背景：本研究の目的は、日常臨床の視点から、さまざまな解剖学的形態に対する即時機能荷重（IFL）と即時非機能荷重（INFL）のインプラントについて評価することである。

方法：インフォームドコンセントを行った152名の被験者の計646本のインプラントが調査対象となった。下顎無歯顎39例、上顎無歯顎14例、下顎臼歯部欠損23部位、下顎前歯部欠損16部位、上顎前歯部欠損16部位、上顎臼歯部欠損15部位にインプラントが埋入されていた。58本のインプラントが1歯欠損部位に行われていた。65症例において422本のインプラントがIFLであった。一方、116症例（244本のインプラント）においてINFLであった。

結果：IFLグループでは422本中6本（1.4%）が、INFLグループでは224本中2本（0.9%）が失敗であった。その他のすべてのインプラントは、臨床的およびX線学的所見より、オッセオインテグレーションと十分な機能性をインプラント埋入時から有していると判断された。すべての失敗症例はインプラントへの荷重後短い期間で観察された。

結論：IFLとINFLは症例選択を誤らなければ十分な結果をもたらす術式であると考えられる。

（Degidi M, et al. J Periodontol 2003;74(2):225-241.）

歯科インプラントにおける即時、早期、待時荷重の影響について： ランダム化比較臨床試験のコクランシステマティックレビュー

目的：インプラントの即時、早期、待時荷重における成功率に差があるかどうか検討すること。

材料および方法：オッセオインテグレーテッド歯根型口腔インプラントにおいてフォローアップ期間6ヵ月～1年で、荷重時期が即時（1週間以内）、早期（1週間から2ヵ月の間）、待時（2ヵ月以降）で比較しているすべてのランダム化比較臨床試験を適切な論文として抽出した。2007年1月15日時点において言語の制限はせず網羅的に調査を行った。結果判定のために補綴装置の失敗、インプラントの失敗、口腔内X線写真を用いて測定した骨辺縁レベルに関して調べた。適正な研究、評価の質、データの抽出に関してスクリーニングを2度行った。情報の相違を避けるため著者らとのコンタクトを取った。結果は、95%信頼区間において連続変数には加重平均の差を、2値変数にはリスク比を使用してランダム効果モデルとして表した。

結果：20編のランダム化比較試験が同定され、それから計300名の被験者を含む11編の臨床試験が抽出された。6編が即時と待時、3編が早期と待時、2編が即時と早期荷重の比較試験であった。各比較に対してメタ分析による統計学的有意差は認められなかった。

結論：選択した患者に対してインプラント埋入後即時もしくは早期荷重を問題なく行うことができるが、すべての臨床医が最適な結果を得ることは難しいかもしれない。インプラントの初期固定の高いレベル（埋入トルクの高値）は、即時もしくは早期荷重インプラントにおける成功条件の1つであると思われる。今後、よりデザインされたランダム化比較臨床試験が必須である。まず、即時と早期荷重インプラントに関する研究が求められる。また、これらの研究はCONSORTガイドラインに基づいて報告する義務がある。

（Esposito M, et al. Int J Oral Maxillofac Implants 2007;22(6):893-904.）

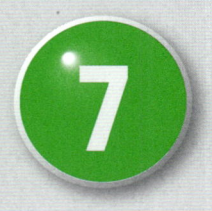

Computer guided surgery
コンピュータ支援インプラント手術

CTを応用した治療システムの1つ。今日ではドリリングやインプラント埋入、さらには即時暫間補綴までをサポートする数多くのシステムが開発されている。CTデータから直接インプラント埋入位置を仮想し製作された静的な外科用テンプレートを使用し、術中に埋入位置の変更はできない computer guided（static：静的）surgery と、CTデータから直接インプラント埋入位置を仮想する外科用ナビゲーションシステムを使用し、術中に埋入位置の変更ができる computer guided（dynamic：動的）surgery に大別される。

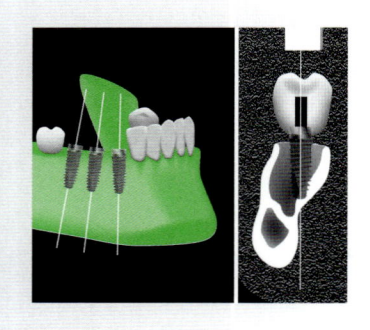

（William R. Raney 編．インプラント辞典 Glossary of Oral and Maxillofacial Implants. 東京：クインテッセンス出版, 2008より引用改変）

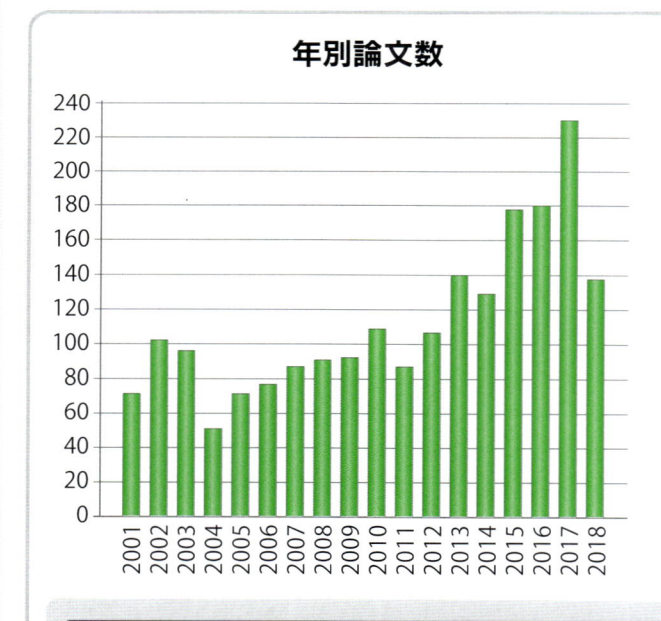

年別論文数

年別被引用数

検索キーワード
(TI=(digital) OR TI=(computer) OR TI=(computer guided surgery) NOT TI=(computer aided surgery) AND TS=(implant)) and WC=(DENTISTRY ORAL SURGERY MEDICINE) AND PY=(2001-2018)
タイムスパン =2001-2018. 索引 =SCI-EXPANDED, SSCI, A&HCI, ESCI.

総年代データ

検索結果	被引用数の合計	平均引用数（論文ごと）
2017	22,607	11.21

2018年8月現在

Web of Science から選出したベスト**20**論文

	タイトル・和訳	2015年	2016年	2017年	2018年(8月時点)	合計引用数	平均引用数(1年ごと)
引用数 **1位**	Ludlow JB, Davies-Ludlow LE, Brooks SL. Dosimetry of two extraoral direct digital imaging devices: NewTom cone beam CT and Orthophos Plus DS panoramic unit. Dentomaxillofac Radiol 2003;32(4):229-234. 2種類の口腔外直接デジタル画像装置の線量測定：NewTom コーンビーム CT と Orthophos Plus DS パノラマユニット	25	16	14	6	241	15.06
引用数 **2位**	van Noort R. The future of dental devices is digital. Dent Mater 2012;28(1): 3 -12. 歯科関連装置デジタル化の未来像	37	54	57	36	227	32.43
引用数 **3位**	Beuer F, Schweiger J, Edelhoff D. Digital dentistry: an overview of recent developments for CAD/CAM generated restorations. Br Dent J 2008;204(9):505-511. デジタルデンティストリー：CAD/CAM を用いた補綴装置に関する最近の動向	23	30	41	24	196	17.82
引用数 **4位**	Ziegler CM, Woertche R, Brief J, Hassfeld S. Clinical indications for digital volume tomography in oral and maxillofacial surgery. Dentomaxillofac Radiol 2002;31(2):126-130. 口腔および顎顔面外科治療へのデジタル断層撮影の適応症	5	2	8	4	164	9.65
引用数 **5位**	Schneider D, Marquardt P, Zwahlen M, Jung RE. A systematic review on the accuracy and the clinical outcome of computer-guided template-based implant dentistry. Clin Oral Implants Res 2009;20 Suppl 4 :73-86. 歯科インプラント治療へのコンピュータガイデッドテンプレートの正確性と臨床的結果についてのシステマティックレビュー	24	21	15	9	163	16.3
引用数 **6位**	Hilgers ML, Scarfe WC, Scheetz JP, Farman AG. Accuracy of linear temporomandibular joint measurements with cone beam computed tomography and digital cephalometric radiography. Am J Orthod Dentofacial Orthop 2005;128(6):803-811. CBCT とデジタルセファロ X 線撮影を用いた直線的顎関節計測法の正確性	21	14	10	7	154	11
引用数 **7位**	Hassfeld S, Mühling J. Computer assisted oral and maxillofacial surgery--a review and an assessment of technology. Int J Oral Maxillofac Surg 2001;30(1): 2 -13. コンピュータ支援による口腔および顎顔面外科治療ーレビューと技術評価	15	8	7	3	149	8.28

Web of Science から選出したベスト**20**論文

タイトル・和訳	2015年	2016年	2017年	2018年(8月時点)	合計引用数	平均引用数（1年ごと）
引用数 8位 Syrek A, Reich G, Ranftl D, Klein C, Cerny B, Brodesser J. Clinical evaluation of all-ceramic crowns fabricated from intraoral digital impressions based on the principle of active wavefront sampling. J Dent 2010;38(7):553-559. 三次元画像技術である AWS の原理に基づいた口腔内デジタル印象から作製されたオールセラミックスクラウンの臨床評価	24	27	32	13	147	16.33
引用数 9位 Ewers R, Schicho K, Undt G, Wanschitz F, Truppe M, Seemann R, Wagner A. Basic research and 12 years of clinical experience in computer-assisted navigation technology: a review. Int J Oral Maxillofac Surg 2005;34(1): 1 -8. コンピュータ支援ナビゲーション技術の基礎的研究と12年の臨床経験：レビュー	19	9	6	5	136	9.71
引用数 10位 Hirsch DL, Garfein ES, Christensen AM, Weimer KA, Saddeh PB, Levine JP. Use of computer-aided design and computer-aided manufacturing to produce orthognathically ideal surgical outcomes: a paradigm shift in head and neck reconstruction. J Oral Maxillofac Surg 2009;67(10):2115-2122. 下顎矯正において理想的な外科結果をもたらすための CAD/CAM の使用：頭頸部再建のパラダイムシフト	18	27	11	11	133	13.3
引用数 11位 Jung RE, Schneider D, Ganeles J, Wismeijer D, Zwahlen M, Hämmerle CH, Tahmaseb A. Computer technology applications in surgical implant dentistry: a systematic review. Int J Oral Maxillofac Implants 2009;24 Suppl:92-109. 歯科インプラント外科治療へのコンピュータ技術の応用：システマティックレビュー	17	21	22	5	130	13
引用数 12位 Nair MK, Nair UP. Digital and advanced imaging in endodontics: a review. J Endod 2007;33(1): 1 -6. 歯内療法における高度デジタル画像：レビュー	6	9	5	5	130	10.83
引用数 13位 Quimby ML, Vig KW, Rashid RG, Firestone AR. The accuracy and reliability of measurements made on computer-based digital models. Angle Orthod 2004;74(3):298-303. コンピュータデジタルモデルによる測定の正確性と信頼性	13	10	17	3	129	8.6
引用数 14位 Stevens DR, Flores-Mir C, Nebbe B, Raboud DW, Heo G, Major PW. Validity, reliability, and reproducibility of plaster vs digital study models: comparison of peer assessment rating and Bolton analysis and their constituent measurements. Am J Orthod Dentofacial Orthop 2006;129(6):794-803. 石膏模型とデジタル模型の有効性、信頼性、再現性：Bolton 分析と要素測定と相互評価の比較	15	14	17	5	125	9.62

Web of Science から選出したベスト**20**論文

タイトル・和訳	2015年	2016年	2017年	2018年(8月時点)	合計引用数	平均引用数(1年ごと)
引用数 15位 Widmann G, Bale RJ. Accuracy in computer-aided implant surgery--a review. Int J Oral Maxillofac Implants 2006;21(2):305-313. **コンピュータ支援インプラント外科治療の正確性ーレビュー**	12	11	9	5	124	9.54
引用数 16位 Wong JY, Oh AK, Ohta E, Hunt AT, Rogers GF, Mulliken JB, Deutsch CK. Validity and reliability of craniofacial anthropometric measurement of 3 D digital photogrammetric images. Cleft Palate Craniofac J 2008;45(3):232-239. **3 D デジタル写真測量画像による頭蓋顔面測定の有効性と信頼性**	8	16	13	10	123	11.18
引用数 17位 Santoro M, Galkin S, Teredesai M, Nicolay OF, Cangialosi TJ. Comparison of measurements made on digital and plaster models. Am J Orthod Dentofacial Orthop 2003;124(1):101-105. **デジタル模型と石膏模型の測定値の比較**	10	18	12	7	120	7.5
引用数 18位 Gateno J, Xia JJ, Teichgraeber JF, Christensen AM, Lemoine JJ, Liebschner MA, Gliddon MJ, Briggs ME. Clinical feasibility of computer-aided surgical simulation (CASS) in the treatment of complex craniomaxillofacial deformities. J Oral Maxillofac Surg 2007;65(4):728-734. **複雑な頭蓋顔面奇形治療へのコンピュータ支援外科シミュレーション(CASS)の臨床的可能性**	16	12	9	7	117	9.75
引用数 19位 Valente F, Schiroli G, Sbrenna A. Accuracy of computer-aided oral implant surgery: a clinical and radiographic study. Int J Oral Maxillofac Implants 2009;24(2):234-242. **コンピュータ支援口腔インプラント外科の正確性：臨床的およびX 線学的研究**	17	10	8	5	105	10.5
引用数 20位 Flügge TV, Schlager S, Nelson K, Nahles S, Metzger MC. Precision of intraoral digital dental impressions with iTero and extraoral digitization with the iTero and a model scanner. Am J Orthod Dentofacial Orthop 2013;144(3):471-478. **iTero と口腔内デジタル歯科印象および iTero と模型スキャナーによる口腔外デジタル化の精度の比較**	14	30	34	22	103	17.17

引用数
1位

Dosimetry of two extraoral direct digital imaging devices: NewTom cone beam CT and Orthophos Plus DS panoramic unit.

2 種類の口腔外直接デジタル画像装置の線量測定： NewTom コーンビーム CT と Orthophos Plus DS パノラマユニット

Ludlow JB, Davies-Ludlow LE, Brooks SL.

目的： 本研究は、 2 種類の口腔外直接デジタル画像装置 NewTom 9000コーンビーム CT (CBCT) と Orthophos Plus DS パノラマユニットの実効線量を調べることである。

方法： 熱発光性の線量計が生体等価 RANDO ファントムの頭部から頚部にかけて20ヵ所に設置された。ファントムの方向とビーム照準についての変量調整が 3 種の異なる CBCT 検査技法（上下顎スキャン (Max/Man)、上顎スキャン、下顎スキャン）を用いて行われた。それぞれの技法について10回の照射が線量計からの正確な放射線量を測定するために行われた。平均生体吸収線量、加重等価線量および実効線量が主要な解剖学的部位において測定された。全身の実効線量を求めるために、各器官の実効線量を全身の実効線量唾液腺被爆量 (E(SAL)) と唾液腺を除く被爆量 (E(ICRP60)) の総和とした。

結果： CBCT の実効線量は、Max/Man スキャンで E(ICRP60)=36.6 mSv、E(SAL)=77.9 mSv、上顎スキャンで E(ICRP60)=19.9 mSv、E(SAL)=41.5 mSv、下顎スキャンで E(ICRP60)=34.7 mSv、E(SAL)=74.7 mSv であった。パノラマにおける実効線量は、E(ICRP60)=6.2 mSv、E(SAL)=22.0 mSv であった。

結論： 可能収量の観点から、NewTom の E(ICRP60) の36.3 mSv は、公表されている従来型 CT（314 mSv）やフィルム断層撮影（2～9 mSv/ 画像）の数値とよく比較されている。本研究において、CBCT 撮影はパノラマ撮影に比較して E(ICRP60) で 3 ～ 7 倍、E(SAL) で 2 ～ 4 倍の線量であった。

〔Dentomaxillofac Radiol 2003;32(4):229-234.〕

Objectives: This study provides effective dose measurements for two extraoral direct digital imaging devices, the NewTom 9000(TM) cone beam CT (CBCT) unit and the Orthophos Plus DS panoramic unit.
Methods: Thermo luminescent dosemeters were placed at 20 sites throughout the layers of the head and neck of a tissue-equivalent RANDO phantom. Variations in phantom orientation and beam collimation were used to create three different CBCT examination techniques: a combined maxillary and mandibular scan (Max/Man), a maxillary scan and a mandibular scan. Ten exposures for each technique were used to ensure a reliable measure of radiation from the dosemeters. Average tissue-absorbed dose, weighted equivalent dose and effective dose were calculated for each major anatomical site. Effective doses of individual organs were summed with salivary gland exposures (E-SAL) and without salivary gland exposures (E-ICRP60) to calculate two measures of whole-body effective dose.
Results: The effective doses for CBCT were: Max/Man scan, E-ICRP60 = 36.3 muSv, E-SAL = 77.9 muSv; maxillary scan, E-ICRP60 = 19.9 muSv, E-SAL = 41.5 muSv; and mandibular scan, E-ICRP60 = 34.7 muSv, E-SAL = 74.7 muSv. Effective doses for the panoramic examination were E-ICRP60 = 6.2 muSv and E-SAL = 22.0 muSv.
Conclusion: When viewed in the context of potential diagnostic yield, the E-ICRP60 of 36.3 muSv for the NewTom compares favourably with published effective doses for conventional CT (314 muSv) and film tomography (2 - 9 muSv per image). CBCT examinations resulted in doses that were 3 - 7 (E-ICRP60) and 2-4 (E-SAL) times the panoramic doses observed in this study.

A systematic review on the accuracy and the clinical outcome of computer-guided template-based implant dentistry.

歯科インプラント治療へのコンピュータガイデッドテンプレートの正確性と臨床的結果についてのシステマティックレビュー

Schneider D, Marquardt P, Zwahlen M, Jung RE.

序論：本システマティックレビューの目的は、テンプレートを用いたコンピュータガイドインプラント治療の精度および臨床応用に関する文献を分析することである。

材料および方法：コンピュータガイドインプラント治療に関連する精度や外科的、生物学的、補綴的な合併症に関するデータを収集するために、電子文献検索とマニュアル検索が行われた。精度の評価にはメタ回帰分析が行われた。また、合併症の発症率がまとめられ記述された。

結果：文献検索により3,120編が抽出され、選択基準である精度に関する文献が8編、臨床術式に関するものが10編であった。メタ回帰分析で示された平均偏差は、インプラント埋入位置とインプラント体先端部でそれぞれ1.07 mm（95% 信頼区間：0.76〜1.22 mm）と1.63 mm（95% 信頼区間：1.26〜 2 mm）であった。テンプレートの製作方法、支持、安定性に関して各研究間で有意差は認められなかった。また、早期の外科的合併症は9.1%、早期の補綴に関する合併症は18.8%、長期的な補綴の合併症は12% であった。 6 編の臨床研究で報告されたフラップレスによるインプラント埋入後、とくに即時荷重で行われた537本のインプラントの12〜60ヵ月の生存率は91〜100% であった。

結論：テンプレートを用いたコンピュータガイドインプラント治療は、91〜100% の高いインプラント生存率を示した。しかしながら、多くの技術的問題に起因する術中の合併症が確認された。比較的高い最大偏差で妥当な平均精度が前臨床および臨床研究によって示された。より長期的な経過観察を含む臨床研究を増やし、術中の操作性、精度、補綴の合併症に関するシステムの改善が必要である。

（Clin Oral Implants Res 2009;20 Suppl 4 :73-86.）

Introduction The aim of this systematic review was to analyze the dental literature regarding accuracy and clinical application in computer-guided template-based implant dentistry.

Materials and methods An electronic literature search complemented by manual searching was performed to gather data on accuracy and surgical, biological and prosthetic complications in connection with computer-guided implant treatment. For the assessment of accuracy meta-regression analysis was performed. Complication rates are descriptively summarized.

Results From 3120 titles after the literature search, eight articles met the inclusion criteria regarding accuracy and 10 regarding the clinical performance. Meta-regression analysis revealed a mean deviation at the entry point of 1.07 mm (95% CI: 0.76-1.22 mm) and at the apex of 1.63 mm (95% CI: 1.26-2 mm). No significant differences between the studies were found regarding method of template production or template support and stabilization. Early surgical complications occurred in 9.1%, early prosthetic complications in 18.8% and late prosthetic complications in 12% of the cases. Implant survival rates of 91-100% after an observation time of 12-60 months are reported in six clinical studies with 537 implants mainly restored immediately after flapless implantation procedures.

Conclusion Computer-guided template-based implant placement showed high implant survival rates ranging from 91% to 100%. However, a considerable number of technique-related perioperative complications were observed. Preclinical and clinical studies indicated a reasonable mean accuracy with relatively high maximum deviations. Future research should be directed to increase the number of clinical studies with longer observation periods and to improve the systems in terms of perioperative handling, accuracy and prosthetic complications.

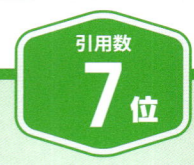

引用数 **7**位

Computer assisted oral and maxillofacial surgery --a review and an assessment of technology.

コンピュータ支援による口腔および顎顔面外科治療 ーレビューと技術評価

Hassfeld S, Mühling J.

　コンピュータ支援による口腔および顎顔面外科治療における基礎科学研究の進歩により、これらの技術の特徴を日常臨床に導入することが可能となった。コンピュータ支援による複雑な外科治療をシミュレーションするために、診断時に必要となる画像データ、とくに CT や MRI、US はそれぞれが関連づけられて整理されていなければならず、たとえばさまざまな画像を組み合わせてスーパーインポーズ像を早急に構成するような場合に必要となる。軟組織および硬組織の代表的な三次元構築のためのセグメント技術が要求される。われわれは外科医に対して、人間工学に基づいたユーザーフレンドリーな方法を開発しなければならない。たとえば治療計画立案からシミュレーション期間において、正確で早く処置ができる外科術式のプランニングを可能にすることである。術中では、手技ナビゲーションツールがオペレーションガイダンスや予知できる危険性に関連したサポートを外科医に与える。このような機能はすでに今日利用可能であり、本文献中にこのような急速に発展する技術の開発のレビューを紹介している。将来の術中のアシスタントは、いわゆる外科医の仕事のサポートとなる ”tracking systems”（semi-active systems）と同様に、術中の方向性を決めるためのサポートをするためにこのような受動的なツールの形態を取る。そして、最終形態は特定のステップを完璧に、かつ自律的に行うロボットである。バーチャルリアリティ技術やコンピュータ支援外科手術の重要性は医科分野において拡大している。多くの適応症例がまだ開発段階もしくはプロトタイプである。しかしながら、この領域の発展は外科医の日常臨床の大きな影響を与えることはすでに明白である。

（Int J Oral Maxillofac Surg 2001;30(1): 2 -13.）

Advances in the basic scientific research within the field of computer assisted oral and maxillofacial surgery have enabled us to introduce features of these techniques into routine clinical practice. In order to simulate complex surgery with the aid of a computer, the diagnostic image data and especially various imaging modalities including computer tomography (CT), magnetic resonance imaging (MRI) and Ultrasound (US) must be arranged in relation to each other, thus enabling a rapid switching between the various modalities as well as the viewing of superimposed images. Segmenting techniques for the reconstruction of three-dimensional representations of soft and hard tissues are required. We must develop ergonomic and user friendly interactive methods for the surgeon, thus allowing for a precise and fast entry of the planned surgical procedure in the planning and simulation phase. During the surgical phase, instrument navigation tools offer the surgeon interactive support through operation guidance and control of potential dangers. This feature is already available today and within this article me present a review of the development of this rapidly evolving technique. Future intraoperative assistance takes the form of such passive tools for the support of intraoperative orientation as well as so-called 'tracking systems' (semi-active systems) which accompany and support the surgeons' work. The final form are robots which execute specific steps completely autonomously. The techniques of virtual reality and computer assisted surgery are increasingly important in their medical applications. Many applications are still being developed or are still in the form of a prototype. It is already clear, however, that developments in this area will have a considerable effect on a surgeon's routine work.

Basic research and 12 years of clinical experience in computer-assisted navigation technology: a review

コンピュータ支援ナビゲーション技術の基礎的研究と 12年の臨床経験：レビュー

Ewers R, Schicho K, Undt G, Wanschitz F, Truppe M, Seemann R, Wagner A.

　コンピュータ支援外科ナビゲーション技術は、顎顔面外科領域で広く用いられている。この技術が審美性および機能性の両面における術式の進歩に確実に寄与した。拡張現実の原理に基づいて、歯科インプラント治療、顎関節への関節鏡治療、骨切り術、仮骨延長術、イメージガイド生検および異物除去などにおいて、実際の施術部位がコンピュータで製作された画像に取り込まれ、コンピュータ支援ナビゲーションシステムが使用された。術中にコンピュータ支援ナビゲーションを使用するかどうかは期待されるベネフィットと目的を達成するための技術的な経費に委ねられる。本文献は、12年におよぶ研究、開発および日常臨床から得られた経験値により構成されている。外科ナビゲーション技術によって成功を収めた158例の手術を 5 グループに分けて「医学的ベネフィット」と「技術的経費」の点で評価した。数例（頭蓋骨移植、側頭骨切除、眼窩底再建）を除外し、「医学的ベネフィット」が「技術的経費」より重要であることが本研究の結果で示された。とくに歯科インプラント領域では、独自に開発されたソフトウェアを用いることによって、コンピュータ支援外科ナビゲーションによる治療計画および施術に要する時間と追加費用を削減することができる。

（Int J Oral Maxillofac Surg 2005 Jan;34(1): 1 -8.）

Computer-aided surgical navigation technology is commonly used in craniomaxillofacial surgery. It offers substantial improvement regarding esthetic and functional aspects in a range of surgical procedures. Based on augmented reality principles, where the real operative site is merged with computer generated graphic information, computer-aided navigation systems were employed, among other procedures, in dental implantology, arthroscopy of the temporomandibular joint, osteotomies, distraction osteogenesis, image guided biopsies and removals of foreign bodies. The decision to perform a procedure with or without computer-aided intraoperative navigation depends on the expected benefit to the procedure as well as on the technical expenditure necessary to achieve that goal. This paper comprises the experience gained in 12 years of research, development and routine clinical application. One hundred and fifty-eight operations with successful application of surgical navigation technology-divided into five groups-are evaluated regarding the criteria "medical benefit" and "technical expenditure" necessary to perform these procedures. Our results indicate that the medical benefit is likely to outweigh the expenditure of technology with few exceptions (calvaria transplant resection of the temporal bone, reconstruction of the orbital floor). Especially in dental implantology, specialized software reduces time and additional costs necessary to plan and perform procedures with computer-aided surgical navigation.

歯科インプラント外科治療へのコンピュータ技術の応用：
システマティックレビュー

目的：歯科インプラント外科治療へのコンピュータ技術の臨床応用と正確性に関する文献を評価することである。

材料および方法：文献検索を電子文献データベースとマニュアル検索でコンピュータ支援インプラントシステムに関する（1）正確性（2）臨床応用について有用な情報について調べた。条件に合致した研究をまとめるにあたりメタ回帰分析が行われた。12ヵ月時における失敗／合併症の割合がランダム効果ポアソン回帰分析で行われた。

結果：29の異なる画像ガイドシステムが抽出された。このシステマティックレビューでは2,827の論文、13の臨床研究、19の該当する研究から構成されている。「正確性」に関するメタ分析（19編の臨床および前臨床研究）では、トータルの平均誤差は骨への埋入位置で0.74 mm（最大値4.5 mm）インプラント体先端部で0.85 mm（最大値7.1 mm）であった。コンピュータを用いた歯科インプラントに関する5編の臨床研究（トータル506本のインプラント）では、少なくとも12ヵ月の観察期間における平均失敗率は3.36％（0％〜8.45％）であった。4.6％のケースにおいて術中合併症（ガイドを用いたインプラント埋入時の顎間距離の制限、インプラントの初期固定の限界、追加の移植術が必要である）が報告された。

結論：コンピュータ支援インプラント埋入に関して、正確性の妥当なレベルや異なる適応症に関する12ヵ月の観察期間後の高いインプラント生存率を明らかにするために、異なるレベルと量のエビデンスが利用された。しかしながら、コンピュータ支援インプラントについて臨床適応症を決定する、また、付加的な被爆、煩雑さ、コストを鑑みこの術式の有用性を示すためには更に長期的な臨床データが必要である。

（Jung RE, et al. Int J Oral Maxillofac Implants 2009;24 Suppl:92-109.）

コンピュータ支援インプラント外科治療の正確性－レビュー

　本文献の目的はコンピュータ支援インプラント手術の正確性に影響を与える種々の要因および制限に関するレビューを行うことである。この正確性に関する *in vitro* と *in vivo* の研究論文と学会議事録を調査対象とした。bur tracking技術を用いた製品とイメージガイドテンプレート製品を用いた方法で類似の結果が示され、両者とも歯科インプラントの正確な埋入を可能にした。従来の術式に比較してこの精巧な技術にはより実質的な経済的投資（コンピュータ断層撮影、レジストレーションテンプレートの作製、術中の bur tracking もしくはイメージガイドテンプレートの適用）が必要である一方で、人為的な埋入誤差の補正と成功した治療の再現性をシステム化することに優れている。これらの方法は、解剖学的に重要となる組織を保護することや審美性および機能性を有した補綴主導型インプラント埋入に有用であることが示唆された。しかしながら、付加的な被爆量、煩雑さ、コストを鑑み、この術式の有用性を示すためには長期的な臨床研究が必要とされる。

（Widmann G, et al. Int J Oral Maxillofac Implants 2006;21(2):305-313.）

引用数 18位

複雑な頭蓋顔面奇形治療へのコンピュータ支援外科シミュレーション (CASS) の臨床的可能性

目的：本研究の目的は、三次元コンピュータ支援外科シミュレーション（CASS）の複雑な頭蓋顔面外科治療への臨床応用の可能性について検討することである。**材料および方法：**5 名の継続的に通院可能な患者で、半側小顔症や頭頸部腫瘍切除、顎関節再建処置などにより組織変形を伴う者を対象とした。患者の外科治療法は、著者らの発案した CASS を用いた治療計画立案によって行われた。まず CT 撮影が行われた。治療計画の最初のステップは、コンポジットを使用した骨組織と非常に正確な咬合歯列関係を有する頭蓋モデルを作製した。次に欠損量の測定を行った。そして、コンピュータによる外科処置全体の流れをシミュレートした。上顎骨外科処置をまず行い、その後に下顎の処置へと移行する。もし必要であれば、骨移植の量と形態もシミュレートする。シミュレートした結果が満足するものでなければ、外科計画の修正や見直しを行う。そして最終的に外科用スプリントを製作する。著者らの考案したコンピュータ支援を応用した技術は、外科用スプリントやステントをコンピュータによってデザインし、光造形装置によって製作される。患者への考えられるリスクを最小限にするために、外科処置は最新の方法で計画立案され、アクリル製の外科用スプリントがバックアップとして用いられた。**結果：**5 名の外科処置は CASS によるプランニングによりすべて成功した。また、外科治療時に用いたコンピュータによる外科用スプリントも十分にその役割を果たした。バックアップのアクリル製の外科用スプリントは使用しなかった。術後 6 週の CT 画像では、外科治療が正確に予定通り再現されており、計画通りに欠損部位の再建が行われた。**結論：**本研究の結果は、われわれの考案した CASS による計画立案法が臨床応用できる可能性を示唆した。この CASS を用いることにより、重度の非対称症例に対して、過去に 2 回法で行っていた外科処置が、1 回法で行うことを可能にした。また、適切な計画を立案するために異なる外科処置をシミュレートすることも出来るようになった。コンピュータ支援による外科治療計画は、コンピュータによって製作された外科用スプリントを使用することで、手術室で患者に正確な外科治療を提供した。

（Gateno J, et al. J Oral Maxillofac Surg 2007;65(4):728-734.）

引用数 19位

コンピュータ支援口腔インプラント外科の正確性：臨床的および X 線学的研究

目的：コンピュータ支援口腔インプラント外科治療は、従来法に比較していくつかの利点を有している。本研究の目的は、三次元的な位置の決定とインプラント埋入を比較することによってコンピュータ支援テンプレート使用した口腔インプラント外科の正確性を in vivo で評価することである。**材料および方法：**口腔インプラント治療が 2 施設で条件を満たした患者に対して、CT ソフトウェアによる治療計画立案と CAD/CAM を用いて製造された光造形法によるテンプレートを使用して行われた。2 回目の CT スキャンは外科後に行われた。術前および術後の CT 像は比較され（計画と実際のインプラント埋入位置）このタイプのイメージ誘導治療の正確性について評価した。**結果：**25名の成人患者がこの後ろ向き研究に参加した；17名が施設 1（部分欠損11名、無歯顎 8 名）、8 名が施設 2（部分欠損 6 名、無歯顎 2 名）であった。コンピュータ支援法によって104本のインプラントが埋入された。100本のインプラントに骨性癒着が認められた、累積生存率は96% であった（平均フォローアップ期間は36ヵ月）。重大な外科的合併症はなかった。正確性に関しては、89本のインプラントが比較に用いられた；インプラントのショルダー部と先端部の平均側方偏位量はそれぞれ1.4 mm と1.6 mm であった。平均深さ偏位量は1.1 mm、平均角度偏位量は7.9°であった。同じガイドで埋入されたインプラントの正確性に関して統計学的に有意な関連があった。2 施設間での正確性に関するデータに有意差はなかった；学習曲線でも証明できなかった。**結論：**25名の患者に対する臨床研究から、次の結論を得た。(1) 2 施設で行われたコンピュータ支援口腔インプラント手術は、インプラント生存率に関して96% という高い可能性を示した。(2)予定したインプラント位置からの偏位はインプラントのショルダー部と先端部で認められ、インプラントの角度についても同様であった。平均偏位量は距離で 2 mm 以内であり、角度で 8 °以内であった。

（Valente F, et al. Int J Oral Maxillofac Implants 2009;24(2):234-242.）

インプラントのための重要キーワード12

⑧ *Implant overdenture*

インプラントオーバーデンチャー

単体または連結したデンタルインプラントと関連組織上に装着し支持される、全顎もしくは部分的な可撤式補綴装置。

(William R. Raney 編. インプラント辞典 Glossary of Oral and Maxillofacial Implants. 東京：クインテッセンス出版、2008より引用改変)

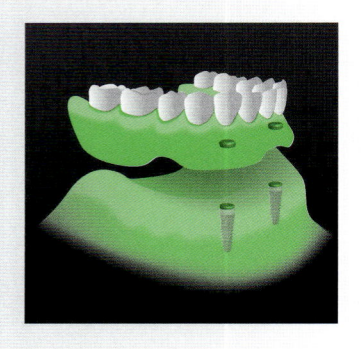

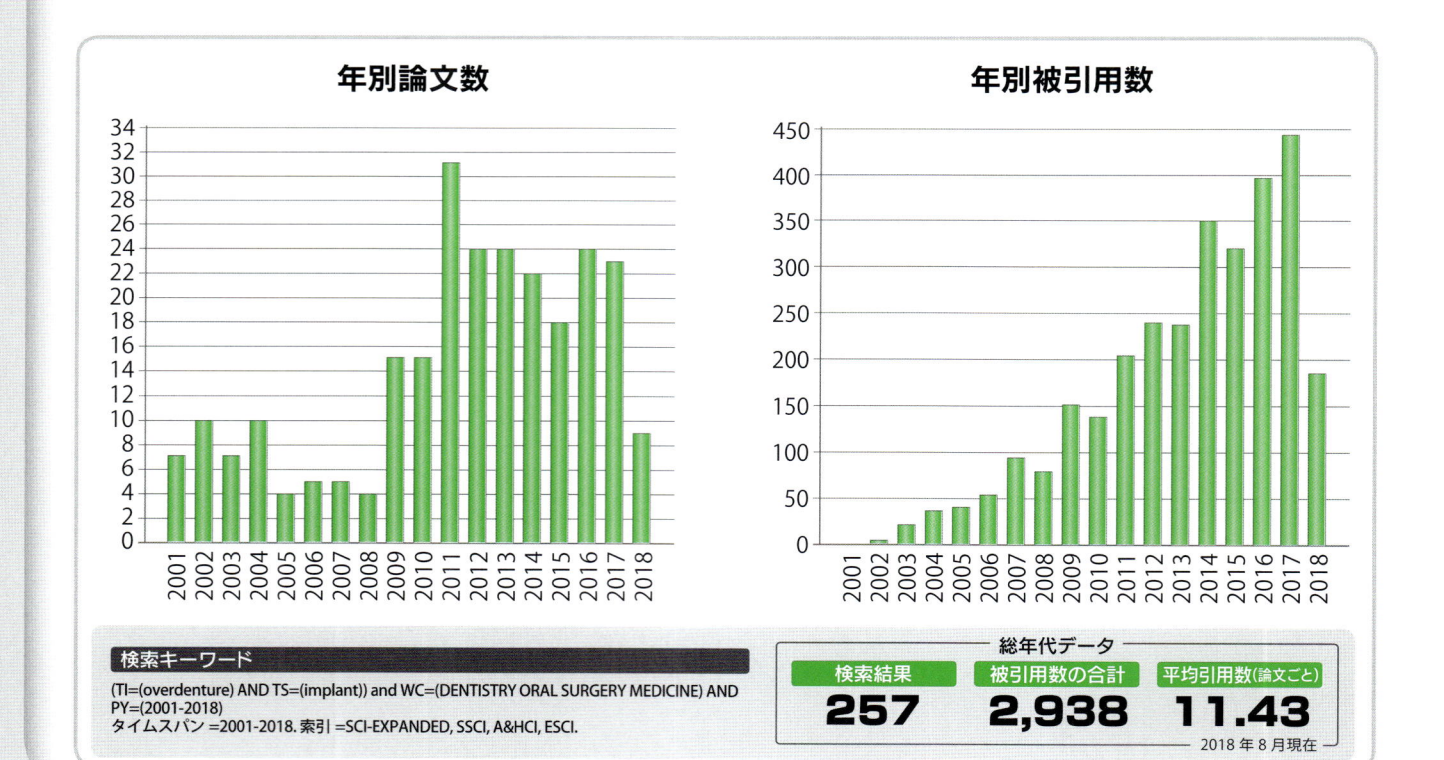

年別論文数

年別被引用数

検索キーワード

(TI=(overdenture) AND TS=(implant)) and WC=(DENTISTRY ORAL SURGERY MEDICINE) AND PY=(2001-2018)
タイムスパン =2001-2018. 索引 =SCI-EXPANDED, SSCI, A&HCI, ESCI.

総年代データ

検索結果	被引用数の合計	平均引用数(論文ごと)
257	2,938	11.43

2018 年 8 月現在

Web of Science から選出したベスト**20**論文

	タイトル・和訳	2015年	2016年	2017年	2018年(8月時点)	合計引用数	平均引用数(1年ごと)
引用数 **1**位	Tokuhisa M, Matsushita Y, Koyano K. In vitro study of a mandibular implant overdenture retained with ball, magnet, or bar attachments: comparison of load transfer and denture stability. Int J Prosthodont 2003;16(2):128-134. 下顎インプラントオーバーデンチャー(ボール、マグネット、バーアタッチメント)の *in vitro* 研究：荷重伝達と義歯安定性の比較)	11	8	9	3	94	5.88
引用数 **2**位	van Kampen F, Cune M, van der Bilt A, Bosman F. Retention and postinsertion maintenance of bar-clip, ball and magnet attachments in mandibular implant overdenture treatment: an in vivo comparison after 3 months of function. Clin Oral Implants Res 2003;14(6):720-726. 下顎インプラントオーバーデンチャーにおけるアタッチメント(バークリップ、ボール、マグネット)の違いによる維持力と埋入後メインテナンスについて：機能 3 ヵ月後の *in vivo* 研究による比較	4	4	4	5	81	5.06
引用数 **3**位	Heckmann SM, Winter W, Meyer M, Weber HP, Wichmann MG. Overdenture attachment selection and the loading of implant and denture-bearing area. Part 2 : A methodical study using five types of attachment. Clin Oral Implants Res 2001;12(6):640-647. オーバーデンチャーのアタッチメント選択とインプラント負荷と義歯支持面積 Part 2 ： 5 種類のアタッチメントを用いた系統的研究	4	7	11	3	78	4.33
引用数 **4**位	Mericske-Stern R, Oetterli M, Kiener P, Mericske E. A follow-up study of maxillary implants supporting an overdenture: clinical and radiographic results. Int J Oral Maxillofac Implants 2002;17(5):678-686. 上顎インプラント支持型オーバーデンチャーのフォローアップ研究：臨床的および X 線学的結果	5	6	0	2	60	3.53
引用数 **5**位	Røynesdal AK, Amundrud B, Hannaes HR. A comparative clinical investigation of 2 early loaded ITI dental implants supporting an overdenture in the mandible. Int J Oral Maxillofac Implants 2001;16(2):246-251. 2 本の早期荷重を受けた ITI 歯科インプラントを用いた下顎オーバーデンチャーに関する比較臨床試験	2	3	0	0	60	3.33
引用数 **6**位	Marzola R, Scotti R, Fazi G, Schincaglia GP. Immediate loading of two implants supporting a ball attachment-retained mandibular overdenture: a prospective clinical study. Clin Implant Dent Relat Res 2007; 9 (3):136-143. 2 本のボールアタッチメントを用いた下顎オーバーデンチャーの即時荷重について：前向き臨床研究	5	10	2	0	56	4.67
引用数 **7**位	Chun HJ, Park DN, Han CH, Heo SJ, Heo MS, Koak JY. Stress distributions in maxillary bone surrounding overdenture implants with different overdenture attachments. J Oral Rehabil 2005;32(3):193-205. 異なるアタッチメントを用いた上顎インプラントオーバーデンチャー周囲骨のストレス分散について	3	4	6	3	56	4

Web of Science から選出したベスト**20**論文

タイトル・和訳	2015年	2016年	2017年	2018年（8月時点）	合計引用数	平均引用数（1年ごと）
引用数 **8**位 Stricker A, Gutwald R, Schmelzeisen R, Gellrich NG.Immediate loading of 2 interforaminal dental implants supporting an overdenture: clinical and radiographic results after 24 months. Int J Oral Maxillofac Implants 2004;19(6):868-872. オトガイ孔間に埋入されたインプラント支持型オーバーデンチャーへの即時荷重：24ヵ月後における臨床的およびエックス線学的結果	6	7	3	1	56	3.73
引用数 **9**位 Klemetti E. Is there a certain number of implants needed to retain an overdenture? J Oral Rehabil 2008;35 Suppl 1 :80-84. オーバーデンチャーを支持するために必要なインプラントの本数はあるか？	7	6	4	3	54	4.91
引用数 **10**位 Doundoulakis JH, Eckert SE, Lindquist CC, Jeffcoat MK. The implant-supported overdenture as an alternative to the complete mandibular denture. J Am Dent Assoc 2003;134(11):1455-1458. 下顎総義歯症例への選択肢としてのインプラント支持型オーバーデンチャー	3	4	6	0	54	3.38
引用数 **11**位 Williams BH, Ochiai KT, Hojo S, Nishimura R, Caputo AA. Retention of maxillary implant overdenture bars of different designs. J Prosthet Dent 2001;86(6):603-607. 上顎インプラントオーバーデンチャーにおける異なるバーデザインによる維持	4	1	6	1	54	3
引用数 **12**位 Ochiai KT, Williams BH, Hojo S, Nishimura R, Caputo AA. Photoelastic analysis of the effect of palatal support on various implant-supported overdenture designs. J Prosthet Dent 2004;91(5):421-427. さなざまなインプラント支持型オーバーデンチャーにおける口蓋支持の影響に関する光弾性分析	3	5	6	2	53	3.53
引用数 **13**位 Liddelow G, Henry P. The immediately loaded single implant-retained mandibular overdenture: a 36-month prospective study. Int J Prosthodont 2010;23(1):13-21. 単独インプラント支持型下顎オーバーデンチャーへの即時荷重：36ヵ月の前向き研究	7	10	7	3	52	5.78
引用数 **14**位 Takanashi Y, Penrod JR, Lund JP, Feine JS. A cost comparison of mandibular two-implant overdenture and conventional denture treatment. Int J Prosthodont 2004;17(2):181-186. 2本のインプラントを用いた下顎オーバーデンチャーと従来の義歯治療のコストの比較	3	3	6	3	51	3.4

Web of Science から選出したベスト**20**論文

タイトル・和訳	2015年	2016年	2017年	2018年(8月時点)	合計引用数	平均引用数(1年ごと)
引用数 **15位** Porter JA Jr, Petropoulos VC, Brunski JB. Comparison of load distribution for implant overdenture attachments. Int J Oral Maxillofac Implants 2002;17(5):651-662. インプラントオーバーデンチャーのアタッチメントにおける荷重分散の比較	4	4	8	0	50	2.94
引用数 **16位** Elsyad MA, Gebreel AA, Fouad MM, Elshoukouki AH. The clinical and radiographic outcome of immediately loaded mini implants supporting a mandibular overdenture. A 3 -year prospective study. J Oral Rehabil 2011;38(11):827-834. ミニインプラントを用いた下顎オーバーデンチャーの即時荷重に関する臨床的および X 線学的結果： 3 年の前向き研究	8	5	13	2	46	5.75
引用数 **17位** Rutkunas V, Mizutani H, Takahashi H. Influence of attachment wear on retention of mandibular overdenture. J Oral Rehabil 2007;34(1):41-51. 下顎オーバーデンチャーの維持力に対するアタッチメント磨耗の影響	3	3	5	3	45	3.75
引用数 **18位** Chaffee NR, Felton DA, Cooper LF, Palmqvist U, Smith R. Prosthetic complications in an implant-retained mandibular overdenture population: initial analysis of a prospective study. J Prosthet Dent 2002;87(1):40-44. インプラント支持型下顎オーバーデンチャー装着集団における補綴に関する合併症：前向き研究の初期分析	2	4	2	0	45	2.65
引用数 **19位** Oetterli M, Kiener P, Mericske-Stern R. A longitudinal study on mandibular implants supporting an overdenture: the influence of retention mechanism and anatomic-prosthetic variables on peri-implant parameters. Int J Prosthodont 2001;14(6):536-542. 下顎インプラント支持型オーバーデンチャーの長期的研究：維持メカニズムと解剖学的および補綴学的変数のインプラント周囲パラメータに対する影響	2	1	3	0	45	2.5
引用数 **20位** Stoumpis C, Kohal RJ. To splint or not to splint oral implants in the implant-supported overdenture therapy? A systematic literature review. J Oral Rehabil 2011;38(11):857-869. インプラント支持型オーバーデンチャーに用いられる口腔インプラントを固定するべきかどうか？：システマティックレビュー	10	9	3	6	44	5.5

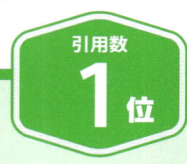

In vitro study of a mandibular implant overdenture retained with ball, magnet, or bar attachments: comparison of load transfer and denture stability.

下顎インプラントオーバーデンチャー（ボール、マグネット、バーアタッチメント）による保持についての *in vitro* 研究：荷重伝達と義歯安定性の比較

Tokuhisa M, Matsushita Y, Koyano K.

目的：可撤性オーバーデンチャーの安定性を得るためにインプラントを使用する場合、インプラントと義歯に生じる力が最小限になるような最適なストレス分布が望ましい。本研究は、3種類の維持装置間でインプラントと義歯の周りに発生するストレスパターンを比較した。

材料および方法：レジン製の2本の歯根型インプラントを下顎模型に埋入したあと、すべての実験用の可撤性オーバーデンチャーを製作した。模型の表面を、口腔粘膜をシミュレートするために印象材の層で覆った。アタッチメントには、ボール /O リング、バー/ クリップ、マグネットを用いた。垂直荷重を左側第一大臼歯に、0 から50N まで5 N ごとに徐々に加えた。その結果得たストレス分布と義歯の動きを評価した。

結果：ボール /O リングアタッチメントは、バー/ クリップアタッチメントと比較すると、両方のインプラントへのストレス伝達は最小限であり曲げモーメントも小さかった。バー/ クリップアタッチメントへの垂直荷重により両方のインプラントにより大きい振幅と応力集中のストレスパターンが即時に生じた。

結論：この *in vitro* 研究により、ボール /O リングアタッチメントはストレス分布を最適にし、義歯の動きを最小限にする点に関して、インプラント支持型オーバーデンチャーのアタッチメントとして有用であることが示唆された。

（Int J Prosthodont 2003;16(2):128-134.）

PURPOSE: When implants are used to support a removable overdenture, the optimal stress distribution to minimize both forces on the implants and denture movement is desirable. This study compared the stress patterns generated around implants and denture movement among three retention systems.
MATERIALS AND METHODS: Two root-form implants were anchored in a mandibular model made of resin, and a removable overdenture on which all experiments were performed was fabricated. The surface of the model was covered with a layer of impression material to simulate oral mucosa. Ball/ O-ring, bar/clip, and magnetic attachments were used. A vertical force was applied to the left first molar and gradually increased from 0 to 50 N in 5-N steps. The resultant stress distribution and denture movement were evaluated.
RESULTS: The ball/O-ring attachment transferred the least stress to both implants and produced less bending moment than the bar/clip attachment. Vertical force applied to the bar/clip attachment created immediate stress patterns of greater magnitude and concentration on both implants.
CONCLUSION: This in vitro study suggested that the use of the ball/O-ring attachment could be advantageous for implant-supported overdentures with regard to optimizing stress and minimizing denture movement.

引用数
2位

Retention and postinsertion maintenance of bar-clip, ball and magnet attachments in mandibular implant overdenture treatment: an in vivo comparison after 3 months of function.

下顎インプラントオーバーデンチャー治療における各アタッチメント（バークリップ、ボール、マグネット）の維持力と埋入後メインテナンスについて：機能 3 ヵ月後の *in vivo* 研究による比較

van Kampen F, Cune M, van der Bilt A, Bosman F.

　垂直および水平方向の移動に対してより良好な維持力を与えるアタッチメントを使用することにより、口腔機能がより向上すると想定することができる。この *in vivo* 研究は、下顎オーバーデンチャー治療において、マグネット、バークリップ、ボールアタッチメントを使用した場合の初期の維持力、機能 3 ヵ月後の維持力の喪失、埋入後のメインテナンスと合併症に関するデータを分析した。 2 本の粘膜貫通型インプラントを下顎オトガイ孔間に埋入した18名の無歯顎の被験者に、3 種類のアタッチメント（マグネット、バークリップ、ボール）を使用した新義歯を装着した。ベースライン時と 3 ヵ月後のアタッチメントの維持力は、標準的な方法により測定した。アタッチメントに関する荷重後メインテナンスの量と種類を評価した。ベースライン時と荷重 3 ヵ月後の維持力の違いにおいて、3 種類のアタッチメントで有意差は認められなかった。マグネット、バークリップ、ボールそれぞれのアタッチメントの平均維持力は、8.1N、31.3N、29.7N であった。アタッチメントに関連した機能的メインテナンス合併症は、主にマグネットアタッチメントで見られた（11/36）。ボールアタッチメントの機能的問題は比較的まれであり、容易に対処できるものであった（ 4 /36）。バークリップアタッチメントは維持力においてまったく問題点は見受けられなかった。

（Clin Oral Implants Res 2003;14(6):720-726.）

It could be hypothesised that attachments, which provide more retention against vertical and horizontal dislodgement, will be associated with more favourable parameters of oral function. This in vivo study is designed to provide data regarding initial retention force, loss of retention force after 3 months of function and postinsertion maintenance and complications associated with the use of magnet, bar-clip and ball attachments in mandibular overdenture treatment. Eighteen edentulous subjects received two permucosal implants in the inter-foramina region of the mandible, a new denture and three successive suprastructure modalities (magnet-, bar-clip and ball attachments). The retention force of the attachments at baseline and after 3 months was measured in a standardised way. The amount and type of postinsertion maintenance that was related to the attachment were evaluated. No differences in retention force at baseline and after 3 months of loading were observed for all three attachment types. The mean retention forces of magnet attachments, bar-clip attachments and ball attachments were 8.1, 31.3 and 29.7 N respectively. Functional maintenance complications related to the attachments were predominantly observed in 11/36 magnet attachments. Functional problems in the ball attachment group were relatively rare, easily manageable and seen in 4/36 attachments. The bar-clip attachments exhibited no maintenance problems at all.

引用数
3位

Overdenture attachment selection and the loading of implant and denture-bearing area.
Part 2: A methodical study using five types of attachment.

オーバーデンチャーのアタッチメント選択および インプラントと義歯支持面積の負荷 パート2：5種類のアタッチメントを用いた系統的研究

Heckmann SM, Winter W, Meyer M, Weber HP, Wichmann MG.

　一般的にインプラントは長軸方向と水平方向の力によって荷重がかかる。これに加えて瞬間荷重も起こる。本研究の目的は、異なるオーバーデンチャーの補綴連結装置が、インプラントや骨だけでなく、義歯支持歯槽堤への力の伝達にどのような影響を与えるのかを検証することである。5種類の連結装置を、実際の患者の状態に合わせて製作された光造形模型で検証した。その模型には、インプラントの近心および遠心の「骨」に対しては歪みゲージが、義歯支持領域下の歯槽「骨」には垂直力変換器が取りつけられた。平行平面を持つリジッドテレスコープ連結装置がインプラントへのもっとも高い瞬間荷重を示した（P<0.001）。この結果は、この連結装置の使用を控えることを示唆している可能性がある。バーアタッチメントも多少高い瞬間荷重を示したが、これは個々の患者の口腔内状態が、少なくともやや強調された結果であった可能性がある。一方、リジットタイプではないテレスコープコーピング、単独のボールアタッチメントおよびマグネットを用いたオーバーデンチャーへの荷重の結果、瞬間荷重は低いレベルであった。これは一部には、荷重時に義歯が前方へ移動することが原因となって表れる水平方向の力によるものであろう。義歯支持領域の荷重はアタッチメント間ですべて異なっていて（P<0.001）、連結装置のリジッドの程度に関連しており、リジットタイプではないテレスコープコーピングでもっとも高い値を示した。本研究では、さまざまな所見の臨床的意味合いが議論された。

（Clin Oral Implants Res 2001;12(6):640-647.）

In general, an implant is loaded via axial and horizontal forces. Besides this, moment loading can also occur. The aim of this study was to investigate how different prosthetic connectors with overdentures develop force transfer to implant and bone as well as to the denture-bearing alveolar ridge. Five connectors were investigated on a stereolithographic model fabricated according to a real patient situation. The model was fitted with strain gauges on the "bone" distal and medial to the implants and with vertical force transducers in the alveolar "bone" under the denture-bearing area. The parallel-sided rigid telescopic connector developed the highest moment loading of the implant (P<0.001), which would suggest restraint in the use of this connector. The bar construction also showed somewhat high moments but these may have been at least partly exaggerated by the individual patient situation. Loading results through the non-rigid telescopic copings, single spherical attachments and magnet overdentures demonstrated a low level of implant moment loading which would in part result from horizontal forces caused by denture forward shift during force application. The denture-bearing area loading was different with all attachments (P<0.001) and was related to the rigidity of the connector and reached the highest values with the non-rigid telescopic coping. The clinical implications of the various findings are discussed.

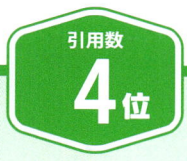

引用数
4位

A follow-up study of maxillary implants supporting an overdenture: clinical and radiographic results.

上顎インプラント支持型オーバーデンチャーのフォローアップ研究：臨床的および X 線学的結果

Mericske-Stern R, Oetterli M, Kiener P, Mericske E.

目的：骨内インプラント支持型上顎オーバーデンチャーの研究は、しばしば高いインプラント失敗率を示す。本研究の目的は、上顎の 1 回法インプラント支持型オーバーデンチャーの臨床的および X 線学的評価を行うことであった。

材料および方法：41名の患者が治療に参加した。標準的な治療法として 4 本のインプラントを埋入した後に U 字型のバーアタッチメントを取り付けたオーバーデンチャーを装着した。オーバーデンチャーを患者に装着した際に、インプラント周囲のパラメータを記録し、X 線撮影を行った。すべての患者はメインテナンスプログラムへの参加が必須であった。本研究ではすべての患者を臨床的に検査して、インプラント周囲のパラメータを比較した。歯槽頂部骨の吸収を、距離的 X 線計測法を用いて分析した。累積生存率（CSR）を算出するために生命表分析を用いた。

結果：早期治癒期間において 3 本のインプラントが失敗し、荷重期間では 3 名の患者で計 6 本のインプラントが脱落した。すべてのインプラントの 5 年累積生存率は94.2% であった。インプラント周囲のパラメータは健康な軟組織と良好な口腔衛生状態を示していた。プロービングデプスの増加とアタッチメントロスは統計学的に有意であった（P< .05）。平均辺縁歯槽頂部骨の吸収量は約0.07mm であり、近心と遠心で統計学的に有意差が認められた（P< .001）。

考察：臨床上アタッチメントロスと歯槽頂部骨の吸収量の関係は有意ではなかった。明白な辺縁骨吸収は、インプラント数本にみられた。

結論：計画的上顎オーバーデンチャー治療では、インプラントの良好な生存率を達成することができる。

（Int J Oral Maxillofac Implants 2002;17(5):678-686.）

PURPOSE: Studies of maxillary overdentures supported by endosseous implants often show a high implant failure rate. The aim of the present investigation was to evaluate clinically and radiographically non-submerged implants supporting an overdenture in the maxilla.

MATERIALS AND METHODS: Forty-one patients were consecutively admitted for treatment. The standard procedure was to place 4 implants and to mount a U-shaped bar for overdenture connection. When the overdenture was delivered to the patients, peri-implant parameters were recorded and radiographs were taken. All patients were required to follow a maintenance care program. In the context of this study, all patients were clinically examined and the peri-implant parameters were compared. Crestal bone loss was analyzed using linear radiographic measurements. A life table analysis was applied to calculate the cumulative survival rate (CSR).

RESULTS: Three implants failed in the early healing phase, and 3 patients lost 6 implants during the loading period. The 5-year CSR of all implants was 94.2%. The peri-implant parameters gave evidence of healthy soft tissues and good oral hygiene. The increases in probing depths and attachment loss were significant (P < .05). The mean marginal crestal bone loss was about 0.7 mm and was statistically significant at mesial and distal sites (P < .001).

DISCUSSION: The correlation between clinical attachment loss and crestal bone loss was not significant. Pronounced marginal bone loss was found around some implants.

CONCLUSION: In planned maxillary overdenture treatment, it is possible to achieve a satisfactory survival rate of the implants.

異なるアタッチメントを用いた
上顎インプラントオーバーデンチャー周囲骨の
ストレス分散について

　本研究において、上顎オーバーデンチャーを支持するインプラント周囲骨のストレス分布に関する異なるアタッチメントの影響について調べた。4種類のアタッチメント（rigid Dalbo Stud, movable Dalbo Stress Broken, movable Dalro, movable O-ring）について検証した。上顎骨内のストレス分布の状態を知るためにコマーシャルパッケージを用いて三次元有限要素解析を行った。アタッチメントの種類や荷重の傾斜角度が変化することによる緻密骨や海綿骨へのストレス分布をそれぞれ観察した。上顎骨へのストレス分布に関する界面境界条件への影響を評価するために、キャップとオーバーデンチャーアバットメントの界面に2種類の異なる境界条件を仮定することによってこの分析を行った。それは、完全な接合状態と界面の摩擦を伴う接触である。しかしながら、リジッドタイプのアタッチメントシステムでは界面の完全な接合状態を、可動式のアタッチメントシステムでは界面に摩擦を伴う接触があることを想定することが望ましい。数字で表わされた結果から、インプラントシステムの荷重伝達メカニズムはオーバーデンチャーのアタッチメントの種類によって有意に変えることができ、分析によって界面に適切な境界条件を与えるためには特別なケアをしなければならないことが示された。可動式タイプのDalroアタッチメントは、摩擦を伴う接触に対して同様に傾斜した荷重状態下において、モデル間で上顎骨への最大限の影響を与えるストレスを発生させていた。リジッドタイプのDalbo Studアタッチメントは、完全な接合状態で同様に傾斜した荷重状態下において、モデル間で上顎骨への最小限の影響を与えるストレスを発生させていた。

（Chun HJ, et al. J Oral Rehabil 2005;32(3):193-205.）

オーバーデンチャーを支持するために
必要なインプラントの本数はあるか？

　このシステマティックレビューの目的は、上顎もしくは下顎オーバーデンチャーを維持または支持するために必要なインプラントの本数を推奨することに根拠があるかどうかを決定することである。1990年から2007年までの歯科関連の英論文：臨床研究、ランダム化比較臨床試験、メタ分析、レビューを対象とした。その結果1,779編の論文を選択し、その中からいくつかの除外基準に抵触した論文を除外した後、182編のアブストラクトをレビューした。最終的に選択基準を満たした39編の論文を選択した。11編の研究報告書をこのレビューに選択した；上顎3編、下顎8編であった。このデータによると、上下顎とも患者満足度や補綴装置の機能性は、インプラントの本数やアタッチメントの種類には影響されなかった。下顎において2本のインプラントを用いたバーアタッチメントのオーバーデンチャーは、合併症の数がもっとも少なかった。

（Klemetti E. J Oral Rehabil 2008;35 Suppl 1 :80-84.）

ミニインプラントを用いた下顎オーバーデンチャーの即時荷重に関する臨床的およびX線学的結果： 3年の前向き研究

　本論文は、歯科用ミニインプラント（MDIs）を用いた下顎オーバーデンチャーの臨床的およびX線学的結果について検討することである。使用中の下顎義歯の維持が十分と感じていない患者28名（男性16名、女性12名）に対して、下顎オトガイ孔間の部位に1回法インプラントをフラップレスによる外科手術によって合計112本（4本/患者）のMDIを埋入した。インプラントは、埋入後下顎オーバーデンチャーを装着し、即時荷重とした。各インプラントは、荷重直後および6、12、24、36ヵ月後に評価した。臨床的評価項目は、プラーク指数（PI）、歯肉炎指数（GI）、プロービングデプス（PD）、ペリオテスト値（PTVs）とした。X線学的評価は、垂直的（VBLO）および水平的（HBLO）歯槽骨吸収量とした。累積成功率と生存率は生命表分析を用いて算出した。オーバーデンチャー装着後、最初の年にはPI, GI, PD, VBLO, HBLOが有意に増加したが、その後の経過では有意差は見られなかった。PTVsには観察期間中に有意差は認められなかった。MDIsの累積生存率と成功率はそれぞれ92.9%と96.4%であった。本研究の範囲内では、MDIsを用いた下顎オーバーデンチャーの即時荷重に対するインプラント周囲組織の臨床的およびX線学的反応は、3年間は良好であった。しかしながら、これらの反応は、ランダム化比較臨床試験によって従来の幅径のインプラント体と比較する必要がある。

（Elsyad MA, et al. J Oral Rehabil 2011;38(11):827-834.）

インプラント支持型オーバーデンチャーに用いられる口腔インプラントを固定するべきかどうか？：システマティックレビュー

　このシステマティックレビューの目的は、下顎および上顎インプラント支持型オーバーデンチャーに用いられる口腔インプラントを固定する場合としない場合の、インプラント生存率、インプラント周囲パラメータ、補綴に関する合併症、患者満足度に関する影響を評価することであった。平均3年以上のフォローアップを行ったインプラント支持型オーバーデンチャーに関するランダム化臨床研究、前向きおよび後向きコホート研究を抽出するために、MEDLINE電子検索に加えてマニュアル検索も用いて文献検索を行った。当初選択した1,022のタイトルから最終的に12の研究を選択し、そのデータを抽出した。3年以上の観察期間後において、インプラントを固定する場合としない場合で、その生存率に統計学的有意差は認められなかった。本研究の調査からもっとも言及できることは、インプラントを固定しないデザインでは、より補綴的メインテナンスが必要となることである。インプラント支持型オーバーデンチャーを装着している患者の満足度に関する研究の多くでは、患者間の好みで有意差はなかった。インプラント周囲パラメータに関しても固定する場合としない場合で有意差はなかった。本システマティックレビューの範囲内では、軟組織の健康状態もしくは患者満足度に関して2種類の異なるデザインのインプラントオーバーデンチャー間で有意差は認められなかったが、バーアタッチメントを用いたオーバーデンチャーでは補綴的メインテナンスの必要性はやや低いことが示された。

（Stoumpis C. J Oral Rehabil 2011;38(11):857-869.）

9 *Implant surface*
インプラント表面

インプラントの外表面；マクロ、ミクロ表面形状と性状を含むインプラントの表面のこと。インプラントの製造においては、研磨、機械加工、酸エッチング、グリットブラストといった表面処理があるが、これに限らずさまざまな表面処理が望ましい表面形状を作り出すのに用いられる。

(William R. Raney 編. インプラント辞典 Glossary of Oral and Maxillofacial Implants. 東京：クインテッセンス出版, 2008より引用改変)

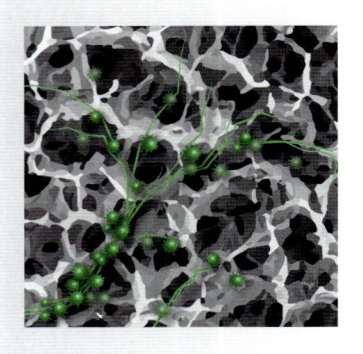

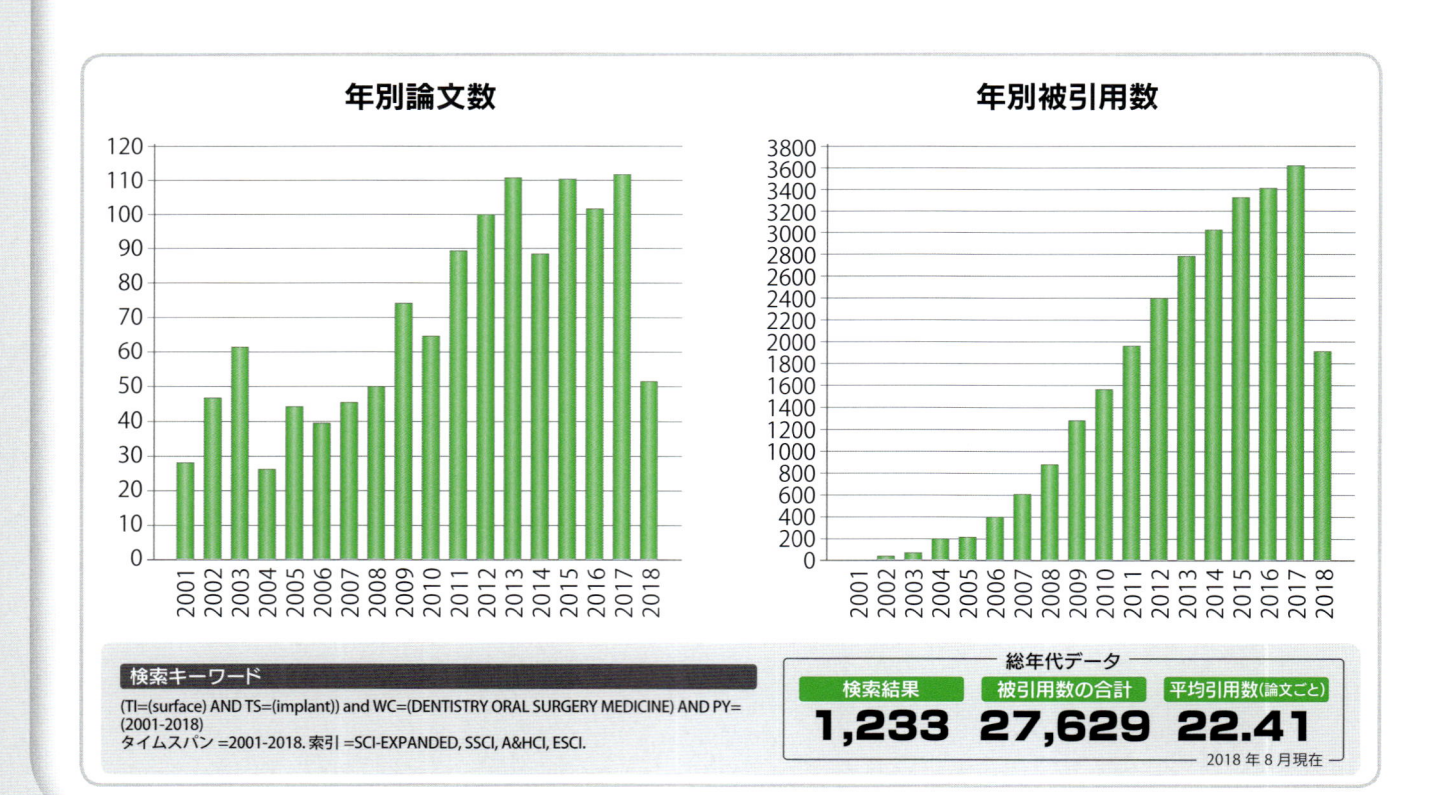

年別論文数

年別被引用数

検索キーワード

(TI=(surface) AND TS=(implant)) and WC=(DENTISTRY ORAL SURGERY MEDICINE) AND PY=(2001-2018)
タイムスパン=2001-2018. 索引 =SCI-EXPANDED, SSCI, A&HCI, ESCI.

総年代データ

検索結果	被引用数の合計	平均引用数(論文ごと)
1,233	27,629	22.41

2018 年 8 月現在

Web of Science から選出したベスト**20**論文

	タイトル・和訳	2015年	2016年	2017年	2018年(8月時点)	合計引用数	平均引用数(1年ごと)
引用数 **1位**	Le Guéhennec L, Soueidan A, Layrolle P, Amouriq Y. Surface treatments of titanium dental implants for rapid osseointegration. Dent Mater 2007;23(7):844-854. 迅速なオッセオインテグレーション獲得のためのチタンインプラントの表面処理	136	132	145	95	1015	84.58
引用数 **2位**	Buser D, Broggini N, Wieland M, Schenk RK, Denzer AJ, Cochran DL, Hoffmann B, Lussi A, Steinemann SG. Enhanced bone apposition to a chemically modified SLA titanium surface. J Dent Res 2004;83(7):529-533. 化学的改質した SLA チタン表面における増強した骨添加について	72	61	61	32	695	46.33
引用数 **3位**	Wennerberg A, Albrektsson T. Effects of titanium surface topography on bone integration: a systematic review. Clin Oral Implants Res 2009;20 Suppl 4 :172-184. インテグレーションにおけるチタン表面形状の影響：システマティックレビュー	87	82	87	41	560	56
引用数 **4位**	Albrektsson T, Wennerberg A. Oral implant surfaces: Part 1 --review focusing on topographic and chemical properties of different surfaces and in vivo responses to them. Int J Prosthodont 2004;17(5):536-543. 口腔インプラント表面：Part 1 - 異なる表面の形状および化学的性状と各々における in vivo 応答に焦点を当てたレビュー	48	38	53	28	555	37
引用数 **5位**	Teughels W, Van Assche N, Sliepen I, Quirynen M. Effect of material characteristics and/or surface topography on biofilm development. Clin Oral Implants Res 2006;17 Suppl 2 :68-81. バイオフィルムの発達に対する材料特性および / または表面形状の影響	50	57	80	42	427	32.85
引用数 **6位**	Cochran DL, Buser D, ten Bruggenkate CM, Weingart D, Taylor TM, Bernard JP, Peters F, Simpson JP. The use of reduced healing times on ITI implants with a sandblasted and acid-etched (SLA) surface: early results from clinical trials on ITI SLA implants. Clin Oral Implants Res 2002;13(2):144-153. サンドブラストおよび酸エッチング（SLA）表面を有する ITI インプラントの治癒時間短縮の効果：ITI SLA インプラントの臨床試験からの初期の結果	30	28	18	9	373	21.94
引用数 **7位**	Albrektsson T, Wennerberg A. Oral implant surfaces: Part 2 --review focusing on clinical knowledge of different surfaces. Int J Prosthodont 2004;17(5):544-564. 口腔インプラント表面：Part 2 – 異なった表面の臨床知識に焦点を当てたレビュー	21	16	15	12	288	19.2

Web of Science から選出したベスト**20**論文

	タイトル・和訳	2015年	2016年	2017年	2018年（8月時点）	合計引用数	平均引用数（1年ごと）
引用数 **8**位	Abrahamsson I, Berglundh T, Linder E, Lang NP, Lindhe J. Early bone formation adjacent to rough and turned endosseous implant surfaces. An experimental study in the dog. Clin Oral Implants Res 2004;15(4):381-392. 骨内埋入したインプラント粗面に対する初期骨形成 - イヌの実験研究	25	26	28	10	288	19.2
引用数 **9**位	Wennerberg A, Albrektsson T. On implant surfaces: a review of current knowledge and opinions. Int J Oral Maxillofac Implants 2010;25(1):63-74. インプラント表面について：現在の知識と見解についてのレビュー	48	39	25	14	266	29.56
引用数 **10**位	Shalabi MM, Gortemaker A, Van't Hof MA, Jansen JA, Creugers NH. Implant surface roughness and bone healing: a systematic review. J Dent Res 2006;85(6):496-500. インプラント表面粗さと骨治癒：システマティックレビュー	25	24	20	14	257	19.77
引用数 **11**位	Junker R, Dimakis A, Thoneick M, Jansen JA. Effects of implant surface coatings and composition on bone integration: a systematic review. Clin Oral Implants Res 2009;20 Suppl 4 :185-206. インテグレーションに対するインプラント表面コーティングと組成の影響：システマティックレビュー	47	26	30	17	248	24.8
引用数 **12**位	Rimondini L, Cerroni L, Carrassi A, Torricelli P. Bacterial colonization of zirconia ceramic surfaces: an in vitro and in vivo study. Int J Oral Maxillofac Implants 2002;17(6):793-798. ジルコニアセラミック表面への細菌のコロニー形成：in vitro および in vivo 研究	20	28	28	11	241	14.18
引用数 **13**位	García AJ, Reyes CD. Bio-adhesive surfaces to promote osteoblast differentiation and bone formation. J Dent Res 2005;84(5):407-413. 骨芽細胞分化および骨形成を促進するための生体接着性表面	11	14	10	3	188	13.43
引用数 **14**位	Barewal RM, Oates TW, Meredith N, Cochran DL. Resonance frequency measurement of implant stability in vivo on implants with a sandblasted and acid-etched surface. Int J Oral Maxillofac Implants 2003;18(5):641-651. サンドブラストおよび酸エッチング表面を有するインプラントの in vivo でのインプラント安定性の共鳴周波数測定	8	13	14	3	177	11.06

Web of Science から選出したベスト**20**論文

タイトル・和訳	2015年	2016年	2017年	2018年 (8月時点)	合計引用数	平均引用数 (1年ごと)
引用数 **15**位 Mustafa K, Wennerberg A, Wroblewski J, Hultenby K, Lopez BS, Arvidson K. Determining optimal surface roughness of TiO(2) blasted titanium implant material for attachment, proliferation and differentiation of cells derived from human mandibular alveolar bone. Clin Oral Implants Res 2001;12(5):515-525. ヒト下顎歯槽骨由来細胞の付着、増殖および分化のための TiO 2 ブラストチタンインプラント材料の最適な表面粗さの決定	16	18	9	5	176	9.78
引用数 **16**位 Buser D, Janner SF, Wittneben JG, Brägger U, Ramseier CA, Salvi GE. 10-year survival and success rates of 511 titanium implants with a sandblasted and acid-etched surface: a retrospective study in 303 partially edentulous patients. Clin Implant Dent Relat Res 2012;14(6):839-851. サンドブラストおよび酸エッチング表面を有する511チタンインプラントの10年生存率および成功率：部分欠損患者303名に おける後ろ向き研究	29	42	46	16	167	23.86
引用数 **17**位 Bächle M, Kohal RJ. A systematic review of the influence of different titanium surfaces on proliferation, differentiation and protein synthesis of osteoblast-like MG63 cells. Clin Oral Implants Res 2004;15(6):683-692. 骨芽細胞様 MG63細胞の増殖、分化およびタンパク質合成に対する異なるチタン表面の影響に関するシステマティックレビュー	15	13	14	6	164	10.93
引用数 **18**位 Sennerby L, Dasmah A, Larsson B, Iverhed M. Bone tissue responses to surface-modified zirconia implants: A histomorphometric and removal torque study in the rabbit. Clin Implant Dent Relat Res 2005; 7 Suppl 1 :S13-S20. 表面改質ジルコニアインプラントに対する骨組織反応：ウサギにおける組織形態計測および除去トルク研究	11	21	19	10	162	11.57
引用数 **19**位 Lang NP, Salvi GE, Huynh-Ba G, Ivanovski S, Donos N, Bosshardt DD. Early osseointegration to hydrophilic and hydrophobic implant surfaces in humans. Clin Oral Implants Res 2011;22(4):349-356. ヒトにおける親水性および疎水性インプラント表面への早期オッセオインテグレーション	27	27	27	17	156	19.5
引用数 **20**位 Berglundh T, Abrahamsson I, Albouy JP, Lindhe J. Bone healing at implants with a fluoride-modified surface: an experimental study in dogs. Clin Oral Implants Res 2007;18(2):147-152. フッ化物改質表面を有するインプラントの骨治癒：犬の実験的研究	14	13	7	6	151	12.58

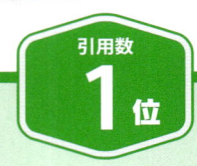

引用数
1位

Surface treatments of titanium dental implants for rapid osseointegration.

迅速なオッセオインテグレーション獲得のための チタンインプラントの表面処理

Le Guéhennec L, Soueidan A, Layrolle P, Amouriq Y.

　チタンインプラントのオッセオインテグレーション率は、その組成および表面粗さに関連する。 ラフサーフェスのインプラントは、骨の固定と生体力学的な安定性の両方において有利である。骨伝導性リン酸カルシウムコーティングは、骨の治癒および添加を促進し、インプラントの急速な生物学的固定をもたらす。インプラントの表面粗さを増加させるためや、また骨伝導性コーティングを応用するためにさまざまな方法がレビューした。チタンプラズマスプレー、グリッドブラスト、酸エッチング、陽極酸化またはリン酸カルシウムコーティングなどの表面処理、およびそれらの対応する表面形態や特性を記述した。 これらの表面をもつ大部分のものは市販されており、臨床的有効性が証明されている（５年経過で95％以上）。インプラントオッセオインテグレーションの初期における、化学的および形態的な表面性状の正確な役割はあまり知られていない。さらに、異なるインプラント表面間の比較臨床試験はほとんど行われていない。将来的に歯科インプラント学は、制御され、標準化された形態または化学性状を持つ表面の開発を目指すべきである。この取り組みは、タンパク質、細胞、組織、ならびにインプラント表面の相互作用を理解する唯一の方法である。インプラント周囲領域での骨刺激薬または吸収薬の局所放出は、骨質および骨量が少ない臨床上困難な状況に対処できる可能性がある。これらの治療戦略は、インプラントの即時荷重と長期の成功のために、歯科インプラントのオッセオインテグレーションの過程を最終的に向上させる。

（Dent Mater 2007;23(7):844-854.）

The osseointegration rate of titanium dental implants is related to their composition and surface roughness. Rough-surfaced implants favor both bone anchoring and biomechanical stability. Osteoconductive calcium phosphate coatings promote bone healing and apposition, leading to the rapid biological fixation of implants. The different methods used for increasing surface roughness or applying osteoconductive coatings to titanium dental implants are reviewed. Surface treatments, such as titanium plasma-spraying, grit-blasting, acid-etching, anodization or calcium phosphate coatings, and their corresponding surface morphologies and properties are described. Most of these surfaces are commercially available and have proven clinical efficacy (>95% over 5 years). The precise role of surface chemistry and topography on the early events in dental implant osseointegration remain poorly understood. In addition, comparative clinical studies with different implant surfaces are rarely performed. The future of dental implantology should aim to develop surfaces with controlled and standardized topography or chemistry. This approach will be the only way to understand the interactions between proteins, cells and tissues, and implant surfaces. The local release of bone stimulating or resorptive drugs in the peri-implant region may also respond to difficult clinical situations with poor bone quality and quantity. These therapeutic strategies should ultimately enhance the osseointegration process of dental implants for their immediate loading and long-term success.

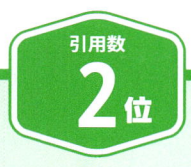

Enhanced bone apposition to a chemically modified SLA titanium surface.

化学的改質した SLA チタン表面における増強した骨添加について

Buser D, Broggini N, Wieland M, Schenk RK, Denzer AJ,

Cochran DL, Hoffmann B, Lussi A, Steinemann SG.

　歯科用インプラントの表面粗さが増すと、骨の付着が大きくなった。しかしながら、表面性状の改質効果は未知のままである。本研究では、骨再生の初期段階で標準の SLA 表面と比較した、改良サンドブラスト / 酸エッチング（modSLA）チタン表面への骨添加を評価した。実験的インプラントをミニブタに埋入し、2つの円形の骨欠損を作り出した。試験群および対照群のインプラントは同じ形態を有していたが、表面化学性状において異なっていた。われわれは、大気からの分子による汚染を避けるために、酸エッチング後にインプラントを等張 NaCl 溶液に浸すことによって試験表面を製作した。試験インプラントは、2週間（49.30 vs. 29.42%; p = 0.017）および 4 週間（81.91 vs. 66.57%; p = 0.011）の対照と比較して、骨 – インプラント接触の有意に高い平均パーセンテージを示した。8週目に、同様の結果が観察された。modSLA 表面は、骨再生の初期段階の間に強化された骨添加を促進したと結論づけられる。

（J Dent Res 2004;83(7):529-533.）

Increased surface roughness of dental implants has demonstrated greater bone apposition; however, the effect of modifying surface chemistry remains unknown. In the present study, we evaluated bone apposition to a modified sandblasted/acid-etched (modSLA) titanium surface, as compared with a standard SLA surface, during early stages of bone regeneration. Experimental implants were placed in miniature pigs, creating 2 circular bone defects. Test and control implants had the same topography, but differed in surface chemistry. We created the test surface by submerging the implant in an isotonic NaCl solution following acid-etching to avoid contamination with molecules from the atmosphere. Test implants demonstrated a significantly greater mean percentage of bone-implant contact as compared with controls at 2 (49.30 vs. 29.42%; p = 0.017) and 4 wks (81.91 vs. 66.57%; p = 0.011) of healing. At 8 wks, similar results were observed. It is concluded that the modSLA surface promoted enhanced bone apposition during early stages of bone regeneration.

Effects of titanium surface topography on bone integration: a systematic review.

インテグレーションにおけるチタン表面形体の影響： システマティックレビュー

Wennerberg A, Albrektsson T.

目的： インテグレーションにおけるチタン表面形状からの影響を分析すること。

材料および方法： われわれの分析は、PubMed を中心に検索し関連性が推測される1,184の出版物を抽出した。それらのうち、1,064論文は表面形状に対する骨反応に関する *in vivo* データを正確に提示していなかったため、除外せざるを得なかった。120論文を読んで分析した後、主に CaP コーティングおよび Zr インプラントを扱った20論文を追加除外した。100論文が残り、本論文の基礎とした。異なる表面形体に対する骨の反応は、主に組織形態計測法（骨とインプラントの接触）、除去トルクおよび押し出し／引き抜き試験によって評価した。

結果および考察： 膨大な数の実験的研究により、骨反応はインプラント表面形状の影響を受けていることが実証された。スムーズサーフェス（$S(a)<0.5$ microm）およびミニマリーラフサーフェス（$S(a)$ 0.5-1 mum）は、ラフサーフェスよりも強い骨応答を示さなかった。いくつかの研究においてモデレートラフサーフェス（$S(a)>1-2$ microm）は、ラフサーフェース（$S(a)>2$ microm）よりも強い骨応答を示した。本研究での限界は、評価する表面の質が異なっているために、多くの研究を比較することが困難であるということであった。ある研究では「ラフ」と呼ばれる表面が、別の研究では「スムーズ」と呼ばれることは珍しくなかった。多くの研究者らは、表面処理法によりインプラントの粗さが特定されると誤って仮定していた。そして他の多くの研究は SEM のような定性的な技術だけを使った。併せて、フィルタリング技術が異なったり、（$S(a)$, $R(a)$）などの高さパラメータのみが報告さ れていた。

結論： 表面形状はマイクロメートルレベルで骨反応に影響を与える。表面形状がナノメートルレベルで骨応答に影響を及ぼすといういくつかの兆候が示唆される。。公表された論文の大多数は不適切な表面特性評価を提示している。測定および評価技術は標準化する必要がある。高さ記述パラメータだけでなく、空間パラメータとハイブリッドパラメータも使用する必要がある。

（Clin Oral Implants Res 2009;20 Suppl 4 :172-184.）

AIM:To analyse possible effects of titanium surface topography on bone integration. MATERIALS AND METHODS:Our analyses were centred on a PubMed search that identified 1184 publications of assumed relevance; of those, 1064 had to be disregarded because they did not accurately present in vivo data on bone response to surface topography. The remaining 120 papers were read and analysed, after removal of an additional 20 papers that mainly dealt with CaP-coated and Zr implants; 100 papers remained and formed the basis for this paper. The bone response to differently configured surfaces was mainly evaluated by histomorphometry (bone-to-implant contact), removal torque and pushout/pullout tests. RESULTS AND DISCUSSION:A huge number of the experimental investigations have demonstrated that the bone response was influenced by the implant surface topography; smooth (S(a)<0.5 microm) and minimally rough (S(a) 0.5-1 mum) surfaces showed less strong bone responses than rougher surfaces. Moderately rough (S(a)>1-2 microm) surfaces showed stronger bone responses than rough (S(a)>2 microm) in some studies. One limitation was that it was difficult to compare many studies because of the varying quality of surface evaluations; a surface termed 'rough' in one study was not uncommonly referred to as 'smooth' in another; many investigators falsely assumed that surface preparation per se identified the roughness of the implant; and many other studies used only qualitative techniques such as SEM. Furthermore, filtering techniques differed or only height parameters (S(a), R(a)) were reported. CONCLUSIONS:* Surface topography influences bone response at the micrometre level. * Some indications exist that surface topography influences bone response at the nanometre level. * The majority of published papers present an inadequate surface characterization. * Measurement and evaluation techniques need to be standardized. * Not only height descriptive parameters but also spatial and hybrid ones should be used.

Effect of material characteristics and/or surface topography on biofilm development.

バイオフィルムの発達に対する材料特性および / または表面形状の影響

Teughels W, Van Assche N, Sliepen I, Quirynen M.

背景：生態学的観点から、口腔（実際には口腔咽頭）は、「開放性成長システム」である。 それは微生物と栄養素の両方の絶え間ない吸収と排出を強いられている。口腔咽頭領域内で生き残るために、細菌は剥ぎ取る力に抵抗できるよう、軟組織または硬組織のいずれかに付着する必要がある。口腔内層上皮のすばやい代謝回転（1日3回の排出）は、大量の微生物の蓄積を防ぐための効率的な防御メカニズムである。しかしながら、歯、義歯または骨内インプラントは排出困難な表面を提供し、厚いバイオフィルムの形成が可能である。 一般的に、確立されたバイオフィルムは宿主との平衡を維持する。しかしながら、硬い表面構造上での制御なき細菌の蓄積および / または代謝は、虫歯、歯肉炎、歯周炎、インプラント周囲炎および口内炎の主な原因となる。

目的：このシステマティックレビューでは、主に歯肉縁上領域で、また歯肉縁下領域ではそれより少ない程度で、表面特性（自由エネルギー、粗さ、化学）が新たなバイオフィルム形成に及ぼす影響を批判的に評価することを目的とした。

方法：以下の検索項目を適用して、電子 MEDLINE 検索（1966年から2005年7月まで）を実施した：「バイオフィルム形成および歯科／口腔インプラント／表面特性」、「表面特性およびインプラント」、「バイオフィルム形成および口腔」、「プラーク／バイオフィルムと粗さ」、「プラーク／バイオフィルムおよび表面自由エネルギー」、および「プラーク形成およびインプラント」。 口腔咽頭領域内の臨床試験のみを含めた。

結果：一連のスプリットマウス試験から、$R(a)$ しきい値が0.2μmを超える表面粗さの増加および / または表面自由エネルギーの両方が修復材料上でのバイオフィルム形成を促進すると結論付けることができた。両方の表面特性が相互作用するとき、表面粗さが優勢であることがわかった。バイオフィルム形成は更に、生体材料の質（化学組成）あるいはコーティングの種類によっても影響される。バイオフィルム形成は更に、生体材料の質（化学組成）あるいはコーティングの種類によっても影響される。

結論：異なる修復材料に関する研究データの外挿では、粘膜貫通部インプラント表面の表面粗さがより高い値であったり表面自由エネルギーによりバイオフィルム形成を促進することを示すように思われる。

（Clin Oral Implants Res 2006;17 Suppl 2 :68-81.）

BACKGROUND:From an ecological viewpoint, the oral cavity, in fact the oro-pharynx, is an 'open growth system'. It undergoes an uninterrupted introduction and removal of both microorganisms and nutrients. In order to survive within the oro-pharyngeal area, bacteria need to adhere either to the soft or hard tissues in order to resist shear forces. The fast turn-over of the oral lining epithelia (shedding 3 x/day) is an efficient defence mechanism as it prevents the accumulation of large masses of microorganisms. Teeth, dentures, or endosseous implants, however, providing non-shedding surfaces, allow the formation of thick biofilms. In general, the established biofilm maintains an equilibrium with the host. An uncontrolled accumulation and/or metabolism of bacteria on the hard surfaces forms, however, the primary cause of dental caries, gingivitis, periodontitis, peri-implantitis, and stomatitis. OBJECTIVES:This systematic review aimed to evaluate critically the impact of surface characteristics (free energy, roughness, chemistry) on the de novo biofilm formation, especially in the supragingival and to a lesser extent in the subgingival areas. METHODS:An electronic Medline search (from 1966 until July 2005) was conducted applying the following search items: 'biofilm formation and dental/oral implants/ surface characteristics', 'surface characteristics and implants', 'biofilm formation and oral', 'plaque/biofilm and roughness', 'plaque/ biofilm and surface free energy', and 'plaque formation and implants'. Only clinical studies within the oro-pharyngeal area were included. RESULTS:From a series of split-mouth studies, it could be concluded that both an increase in surface roughness above the R(a) threshold of 0.2 microm and/or of the surface-free energy facilitates biofilm formation on restorative materials. When both surface characteristics interact with each other, surface roughness was found to be predominant. The biofilm formation is also influenced by the type (chemical composition) of biomaterial or the type of coating. Direct comparisons in biofilm formation on different transmucosal implant surfaces are scars. CONCLUSIONS:Extrapolation of data from studies on different restorative materials seems to indicate that transmucosal implant surfaces with a higher surface roughness/surface free energy facilitate biofilm formation.

インプラント表面について：
現在の知識と見解についてのレビュー

　本レビューの目的は、（1）不可欠な表面パラメータを特定すること。（2）最も一般的な4社の口腔インプラントシステムに関連するマイクロおよびナノメートルレベルの分解能での表面特性の概要を提示すること。（3）ナノ粗さ、親水性、および生化学的結合の潜在的な利点を議論すること。 そして（4）異なる商業会社からの新しいインプラント表面に対する強い骨反応の背景にあるであろう仮説的な共通のメカニズムを提示することである。主要4社の口腔インプラントは、平均表面粗さ（Sa）が0.3から1.78μm、展開表面積比（Sdr）が24%から143%であり、もっとも滑らかなものは Biomet 3i、もっとも粗いものは Straumann である。オリジナルの Branemark 機械加工表面は、0.9μm の Sa と34%の Sdr を有し、試験した最も滑らかなインプラントより明らかに粗い。 ナノメートル粗さについて評価されたとき、主要4社の異なるインプラントでは Sa にかなりのバリエーションがあった。Biomet 3i、AstraTech、および Straumann の新たなインプラントでは、マイクロ粗さ、物理化学的特性、およびナノ粗さにおいて、それぞれの先行の物とは異なっていた。高倍率での走査型電子顕微鏡を用いた検査時、これらの新しいインプラント表面にすべて、それぞれの先行技術には見られなかった特定のナノ粗さ構造を有していることが注目される。 この見解は、これらのインプラントを適切なコントロールと比較して見られた強い骨反応の背後には共通メカニズムの可能性が示唆された。

（Wennerberg A, et al. Int J Oral Maxillofac Implants 2010;25(1):63-74.）

インプラント表面粗さと骨治癒：
システマティックレビュー

　このシステマティックレビューは、骨反応とインプラント固定におけるインプラントの表面粗さの影響を調査する研究である。MEDLINE を用い1953年から2003年までを文献検索した。包含基準は以下の通りであった。（1）インプラント表面粗さと骨の治癒を調査した動物実験の抄録。（2）3ヵ月の骨治癒、表面形状測定、および生体力学的試験の観察。（3）表面粗さ、骨とインプラントの接触、および生体力学的試験値に関するデータの提供。文献検索により5966編の抄録を検出した。1）では470編、2）で23編、3）で14編の論文が絞り込みされた。ほとんどすべての論文が、表面粗さが増すにつれて骨とインプラントの接触が強化されていることを示した。6編の比較では、骨とインプラントの接触と表面粗さの関係について有意に肯定的であった。また、引抜強度と表面粗さとの間にも有意な関係を見出した。あいにく、最終的に選択した研究は、データを推論するには不均質すぎるものであった。にもかかわらず利用可能なデータでの統計分析では、骨−インプラントの接触と表面粗さとの間に、肯定的関連性の裏付けとなるエビデンスを提供するものであった。

（Shalabi MM. J Dent Res 2006;85(6):496-500.）

インテグレーションに対するインプラント表面コーティングと組成の影響：システマティックレビュー

目的：本レビューの目的は、最近開発され市販されている口腔インプラントのインテグレーションの効果ならびに実験的表面改質を評価することである。

材料および方法：動物実験、ヒトの報告、骨とインプラントの接触率または機械的試験に関するデータを提示する研究についてPubMed検索を実施した。

結果：最近開発され市販されている口腔インプラントについては29の刊行物が、実験的表面改質について51の刊行物がこのレビューの包含基準を満たしていた。

結論：該当の口腔インプラントを扱った入手可能な文献に示されるように、粗面化手順は口腔インプラント表面の化学組成にも影響を与える。粗面化が安全で予知性のあるインプラントと骨の応答を引き起こすという十分な証拠があるが、この効果が表面粗さによるものか、それとも表面組成の変化によるものかは明らかではない。薄いリン酸カルシウム（CaP）コーティング技術は厚いCaPコーティングに関連する問題を解決し得る一方、それらは未被覆のチタンインプラントと比較してインプラント骨結合を改善することを、実験的表面改質のレビューが明確にした。それにもかかわらず、薄くCaPコーティングした口腔インプラントの成功率を粗面化のみを行った口腔インプラントと比較するというヒトでの研究は不足している。チタン口腔インプラントにコーティングしたペプチド配列および成長因子による、インプラント骨結合における良好な効果を示唆する明確な証拠はない。これとは対照的に、入手可能な文献では、BMP-2コーティングがインプラントと骨の応答の大きさをさらに妨げる可能性があることを示唆していた。

（Junker R, et al. Clin Oral Implants Res 2009;20 Suppl 4 :185-206.）

サンドブラストおよび酸エッチング表面を有する511チタンインプラントの10年生存率および成功率：部分欠損患者303名における後ろ向き研究

目的：この後ろ向き研究は、部分欠損患者の大規模コホートにおけるサンドブラストおよび酸エッチング（SLA）表面を有するチタン製インプラントの10年の結果を評価した。

材料および方法：1997年5月から2001年1月の期間にSLAインプラントで治療した患者の記録をスクリーニングした。適格な患者に連絡を取り、臨床的およびX線学的検査を受けるよう依頼した。各インプラントは厳密に成功基準に従って分類された。

結果：511本のSLAインプラントを埋入した303名の患者が検査可能であった。インプラント手術を受けた患者の平均年齢は48歳であった。10年以上経過インプラントの破折は見られなかったが、6本のインプラント（1.2%）は喪失した。10年での検査では2本のインプラント（0.4%）が化膿の兆候があり、10年間に7本のインプラントがインプラント周囲炎（1.4%）の病態であったが、検査時には健康なインプラント周囲軟組織であった。残りの496本のインプラントは成功基準を満たした。平均プラーク指数は0.65（±0.64）、平均周囲溝出血指数1.32（±0.57）、平均プロービング深さ3.27 mm（±1.06）、およびインプラントショルダーから粘膜縁までの平均距離値は -0.42 mm（±1.27）であった。インプラントショルダーから骨とインプラントの最高位接触位置までの放射線学的平均距離は3.32 mm（±0.73）であった。

結論：この後ろ向き分析の結果、10年のインプラント残存率は98.8%、成功率は97.0%であった。さらに、この大規模コホートの口腔健康患者におけるインプラント周囲炎の有病率は10年間で1.8%と低かった。

（Buser D, et al. Clin Implant Dent Relat Res 2012;14(6):839-851.）

⑩ *Papilla*

乳頭

２本の隣接歯（インプラント）コンタクトポイント下の歯間部に伸びる歯肉部分。

（William R. Raney 編．インプラント辞典 Glossary of Oral and Maxillofacial Implants. 東京：クインテッセンス出版，2008より引用改変）

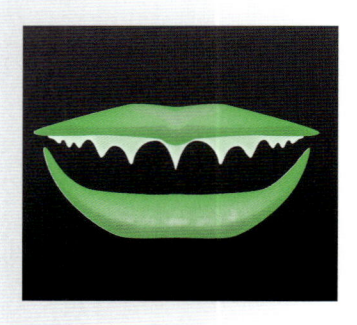

年別論文数

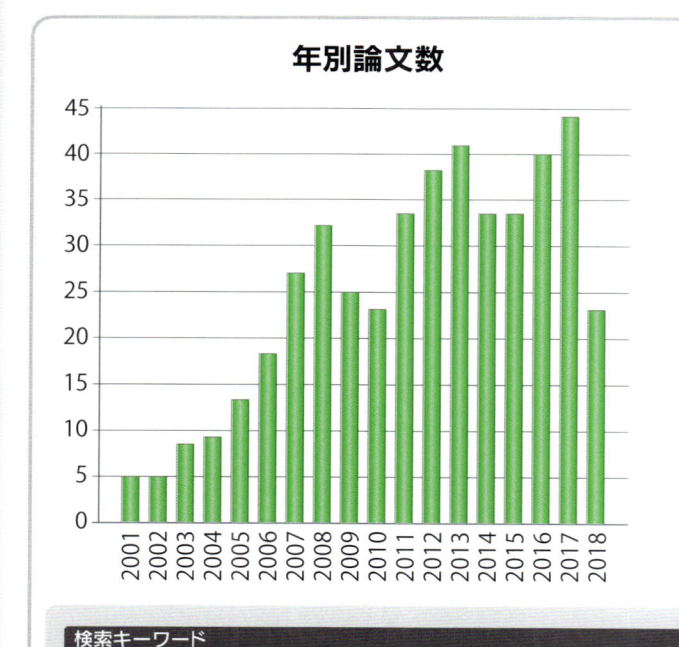

年別被引用数

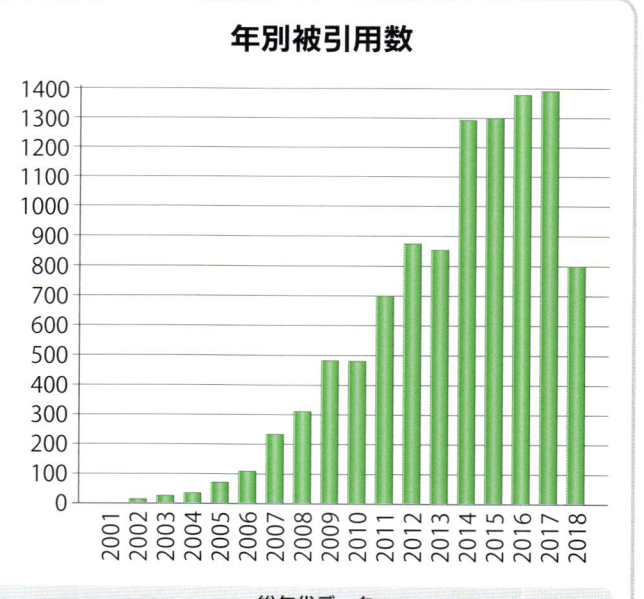

検索キーワード

(TS=(papilla) AND TS=(implant)) and WC=(DENTISTRY ORAL SURGERY MEDICINE) AND PY=(2001-2018)
タイムスパン =2001-2018. 索引 =SCI-EXPANDED, SSCI, A&HCI, ESCI.

総年代データ

検索結果	被引用数の合計	平均引用数（論文ごと）
445	10,211	22.95

2018 年 8 月現在

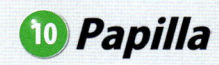

Web of Science から選出したベスト**20**論文

引用数	タイトル・和訳	2015年	2016年	2017年	2018年(8月時点)	合計引用数	平均引用数(1年ごと)
1位	Fürhauser R, Florescu D, Benesch T, Haas R, Mailath G, Watzek G. Evaluation of soft tissue around single-tooth implant crowns: the pink esthetic score. Clin Oral Implants Res 2005;16(6):639-644. 単独インプラント歯冠周囲の軟組織評価：ピンクエスティックスコア → P.160に図説あり	49	55	59	31	354	25.29
2位	Kan JY, Rungcharassaeng K, Umezu K, Kois JC. Dimensions of peri-implant mucosa: an evaluation of maxillary anterior single implants in humans. J Periodontol 2003;74(4):557-562. インプラント周囲粘膜の径：ヒトにおける上顎前歯部単独インプラントの評価	34	30	27	17	313	19.56
3位	Kan JY, Rungcharassaeng K, Lozada J. Immediate placement and provisionalization of maxillary anterior single implants: 1 -year prospective study. Int J Oral Maxillofac Implants 2003;18(1):31-39. 上顎前歯部における単独インプラントの即時埋入・即時暫間補綴：1年間の前向き研究	30	26	18	10	298	18.63
4位	Choquet V, Hermans M, Adriaenssens P, Daelemans P, Tarnow DP, Malevez C. Clinical and radiographic evaluation of the papilla level adjacent to single-tooth dental implants. A retrospective study in the maxillary anterior region. J Periodontol 2001;72(10):1364-1371. 単独歯科インプラントに隣接する乳頭の臨床的および放射線学的評価：上顎前歯部における後ろ向き研究	24	20	23	9	285	15.83
5位	Belser UC, Grütter L, Vailati F, Bornstein MM, Weber HP, Buser D. Outcome evaluation of early placed maxillary anterior single-tooth implants using objective esthetic criteria: a cross-sectional, retrospective study in 45 patients with a 2 - to 4 -year follow-up using pink and white esthetic scores. J Periodontol 2009;80(1):140-151. 早期埋入した上顎前歯部単独インプラントの客観的審美基準を用いた成績評価	40	38	43	23	241	24.1
6位	Tarnow D, Elian N, Fletcher P, Froum S, Magner A, Cho SC, Salama M, Salama H, Garber DA. Vertical distance from the crest of bone to the height of the interproximal papilla between adjacent implants. J Periodontol 2003;74(12):1785-1788. 隣接するインプラント間の骨頂部から乳頭頂部までの垂直的距離	12	15	13	11	209	13.06
7位	Cardaropoli G, Lekholm U, Wennström JL. Tissue alterations at implant-supported single-tooth replacements: a 1 -year prospective clinical study. Clin Oral Implants Res 2006;17(2):165-171. インプラント支持単独歯冠補綴の組織変化：1年間の前向き臨床研究 **2014年版 P.109に掲載**	19	19	19	5	203	15.62

Web of Science から選出したベスト**20**論文

	タイトル・和訳	2015年	2016年	2017年	2018年(8月時点)	合計引用数	平均引用数(1年ごと)
引用数 **8**位	den Hartog L, Slater JJ, Vissink A, Meijer HJ, Raghoebar GM. Treatment outcome of immediate, early and conventional single-tooth implants in the aesthetic zone: a systematic review to survival, bone level, soft-tissue, aesthetics and patient satisfaction. J Clin Periodontol 2008;35(12):1073-1086. 審美領域における即時、早期および通常埋入した単独インプラントの治療成績：生存率、骨レベル、軟組織、審美性および患者満足度に関するシステマティックレビュー	20	22	20	9	161	14.64
引用数 **9**位	Kan JY, Rungcharassaeng K, Lozada JL, Zimmerman G. Facial gingival tissue stability following immediate placement and provisionalization of maxillary anterior single implants: a 2- to 8-year follow-up. Int J Oral Maxillofac Implants 2011;26(1):179-187. 上顎前歯部単独インプラントの即時埋入および即時暫間補綴後の唇側歯肉組織の安定性：2〜8年間の経過観察 P.60に和訳あり	28	31	25	8	145	18.13
引用数 **10**位	Cornelini R, Cangini F, Covani U, Wilson TG Jr. Immediate restoration of implants placed into fresh extraction sockets for single-tooth replacement: a prospective clinical study. Int J Periodontics Restorative Dent 2005;25(5):439-447. 新鮮抜歯窩に埋入した単独インプラントの即時補綴：前向き臨床研究	9	8	8	3	139	9.93
引用数 **11**位	Chen ST, Darby IB, Reynolds EC, Clement JG. Immediate implant placement postextraction without flap elevation. J Periodontol. 2009;80(1):163-172. フラップ挙上を伴わない抜歯窩への即時インプラント埋入 P.61に和訳あり	16	12	10	6	125	12.5
引用数 **12**位	De Rouck T, Collys K, Cosyn J. Immediate single-tooth implants in the anterior maxilla: a 1-year case cohort study on hard and soft tissue response. J Clin Periodontol 2008;35(7):649-657. 上顎前歯部における単独インプラント即時埋入：硬組織・軟組織の反応に関する1年間の症例コホート研究	17	13	11	3	118	10.73
引用数 **13**位	Cappiello M, Luongo R, Di Iorio D, Bugea C, Cocchetto R, Celletti R. Evaluation of peri-implant bone loss around platform-switched implants. Int J Periodontics Restorative Dent 2008;28(4):347-355. プラットフォームスイッチングを用いたインプラント周囲の骨吸収に関する評価	15	13	7	4	116	10.55
引用数 **14**位	Cooper L, Felton DA, Kugelberg CF, Ellner S, Chaffee N, Molina AL, Moriarty JD, Paquette D, Palmqvist U. A multicenter 12-month evaluation of single-tooth implants restored 3 weeks after 1-stage surgery. Int J Oral Maxillofac Implants 2001;16(2):182-192. 1回法での埋入3週後に補綴した単独インプラントの12ヵ月間の多施設評価 2014年版 P.109に掲載	2	4	1	3	109	6.06

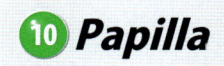

Web of Science から選出したベスト**20**論文

タイトル・和訳	2015年	2016年	2017年	2018年（8月時点）	合計引用数	平均引用数（1年ごと）
引用数 **15位** Cosyn J, Eghbali A, De Bruyn H, Collys K, Cleymaet R, De Rouck T. Immediate single-tooth implants in the anterior maxilla: 3 -year results of a case series on hard and soft tissue response and aesthetics. J Clin Periodontol. 2011;38(8):746-753. 上顎前歯部における即時埋入単独インプラント：硬組織および軟組織の反応と審美性に関する3年経過症例	21	19	23	7	108	13.5
引用数 **16位** Buser D, Halbritter S, Hart C, Bornstein MM, Grütter L, Chappuis V, Belser UC. Early implant placement with simultaneous guided bone regeneration following single-tooth extraction in the esthetic zone: 12-month results of a prospective study with 20 consecutive patients. J Periodontol 2009;80(1):152-162. 審美領域の単独歯抜去後に骨再生誘導法を併用して早期埋入したインプラント：20名の継続患者における12ヵ月間の前向き研究 **P.30に和訳あり**	17	13	14	6	108	10.8
引用数 **17位** De Rouck T, Collys K, Wyn I, Cosyn J. Instant provisionalization of immediate single-tooth implants is essential to optimize esthetic treatment outcome. Clin Oral Implants Res 2009;20(6):566-570. 単独インプラント即時埋入時の即時暫間補綴は最適な審美的治療結果を得るために重要である	18	19	15	7	105	10.5
引用数 **18位** Canullo L, Rasperini G. Preservation of peri-implant soft and hard tissues using platform switching of implants placed in immediate extraction sockets: a proof-of-concept study with 12- to 36-month follow-up. Int J Oral Maxillofac Implants 2007;22(6):995-1000. 抜歯窩即時埋入に応用したプラットフォームスイッチングによるインプラント周囲軟・硬組織の保存：12～36ヵ月間の経過観察による概念実証研究 **2014年版 P.116に掲載**	10	12	8	3	105	8.75
引用数 **19位** Kim HJ, Yun HS, Park HD, Kim DH, Park YC. Soft-tissue and cortical-bone thickness at orthodontic implant sites. Am J Orthod Dentofacial Orthop 2006;130(2):177-182. 歯科矯正用インプラント部位の軟組織および皮質骨の厚さ	8	3	4	3	100	7.69
引用数 **20位** Lindeboom JA, Frenken JW, Dubois L, Frank M, Abbink I, Kroon FH. Immediate loading versus immediate provisionalization of maxillary single-tooth replacements: a prospective randomized study with BioComp implants. J Oral Maxillofac Surg 2006;64(6):936-942. 上顎単独インプラントにおける即時荷重と即時暫間補綴の比較：BioComp インプラントを用いた前向き無作為化研究	5	9	6	0	98	7.54

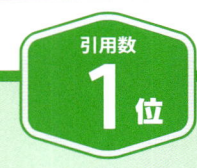

引用数
1位

Evaluation of soft tissue around single-tooth implant crowns: the pink esthetic score.

単独インプラント歯冠周囲の軟組織評価： ピンクエスティックスコア

Fürhauser R, Florescu D, Benesch T, Haas R, Mailath G, Watzek G.

目的： 本研究では、単独インプラント歯冠周囲の軟組織を評価するために新しく開発されたピンクエスティックスコア（PES）の再現性を評価した。評価者の専門性の影響についても別に評価した。

材料および方法： 20名の評価者（補綴歯科医5名、口腔外科医5名、矯正歯科医5名、歯科学生5名）に30本の単独インプラント歯冠の写真を提供した。7つの項目に関して天然歯と比較評価した：近心乳頭、遠心乳頭、軟組織レベル、軟組織カントゥア、歯槽突起欠損、軟組織の色と性状。0を最低値、2を最高値とする0-1-2スコアシステムを用い、PESの最高値は14とした。各評価者は4週間間隔で2回評価した。2回目の評価時には、口腔内写真を逆の順序で採点した。

結果： PESの平均は1回目の評価時で9.46（±3.81 SD）、2回目で9.24（±3.8 SD）であった。この2つの平均値間では統計的有意差はなかった（P=0.6379）。単独インプラントにおけるインプラント関連PESの平均値は2.28～13.8、標準偏差は0.46～3.51であった。非常に不良な補綴および非常に審美的な補綴でもっとも標準偏差が小さかった。総PESの平均値は補綴歯科医で10.6、口腔外科医で9.2、歯科学生で9.9、矯正歯科医で7.6であった。

結論： PESは単独インプラント周囲の軟組織評価において再現性が高かった。したがって、異なる外科術式や補綴術式の結果についても客観的に評価できる。矯正歯科医は他の評価者より顕著に厳しかった。

（Clin Oral Implants Res 2005;16(6):639-644.）

AIM:In this study, the reproducibility of a newly developed pink esthetic score (PES) for evaluating soft tissue around single-tooth implant crowns was assessed. The effect of observer specialization was another point of interest.
MATERIAL AND METHODS:Twenty observers (five prosthodontists, five oral surgeons, five orthodontists and five dental students) were given photographs of 30 single-tooth implant crowns. Seven variables were evaluated vs. a natural reference tooth: mesial papilla, distal papilla, soft-tissue level, soft-tissue contour, alveolar process deficiency, soft-tissue color and texture. Using a 0-1-2 scoring system, 0 being the lowest, 2 being the highest value, the maximum achievable PES was 14. Each observer was requested to make two assessments at an interval of 4 weeks. At the second assessment, the photographs were scored in the reverse order.
RESULTS:The mean PES of evaluations at the first assessment (n=600) was 9.46 (+/-3.81 SD), and 9.24 (+/-3.8 SD) at the second one. The difference between these two means was not significant statistically (P=0.6379). Implant-related mean PES for single-tooth implants varied from 2.28 to 13.8, with standard deviations between 0.46 and 3.51. Very poor and very esthetic restorations showed the smallest standard deviations. The mean total PES was 10.6 for the prosthodontists, 9.2 for the oral surgeons, 9.9 for the dental students and 7.6 for the orthodontists.
CONCLUSIONS:The PES reproducibly evaluates peri-implant soft tissue around single-tooth implants. Thus, an objective outcome of different surgical or prosthodontic protocols can be assessed. Orthodontists were clearly more critical than the other observers.

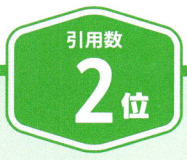

Dimensions of peri-implant mucosa:
an evaluation of maxillary anterior single implants in humans.

インプラント周囲粘膜の径：
ヒトにおける上顎前歯部単独インプラントの評価

Kan JY, Rungcharassaeng K, Umezu K, Kois JC.

背景：オッセオインテグレーションしたインプラントの生物学的な径を評価する試みがなされてきたが、ほとんどが動物による組織学的研究であり、前歯部単独インプラントと隣接歯間の周囲粘膜の径における隣接歯からの軟組織支持の効果については扱われていない。本研究では2回法で埋入し1年間機能させた、ヒトの上顎前歯単独インプラントの周囲粘膜の径を臨床的に評価した。併せてインプラント周囲粘膜のバイオタイプの影響についても調査した。

方法：平均年齢47.3歳の患者45名（男性20名、女性25名）が本研究に参加した。平均機能期間32.5ヵ月（12〜78ヵ月）の上顎前歯部単独インプラント歯冠45本を評価した。インプラント周囲粘膜の径は、歯周プローブを用いて、インプラント補綴の近心（MI）、唇側中央（F）、遠心（DI）面と、隣接歯との隣接面（MT、DT）をボーンサウンディングし測定した。さらに、インプラント周囲粘膜のバイオタイプを評価し、厚いか薄いかに分類した。独立t-test を用い、統計分析を行った（p < 0.05）。

結果：MT、MI、F、DI および DT におけるインプラント周囲粘膜径の平均値および標準偏差はそれぞれ4.20±0.77 mm、6.17±1.27 mm、3.63±0.91 mm、5.93±1.21 mm および4.20±0.64 mm であった。MT、MI、DT において、厚いバイオタイプのインプラント周囲粘膜の径は薄いバイオタイプのものより有意に大きかった（P < 0.05）。

結論：2回法インプラントのインプラント周囲粘膜の唇側の平均径は歯 - 歯肉複合体の平均径よりわずかに大きかった。インプラントの隣接乳頭のレベルは、インプラント近位の骨レベルとは関係ないが、隣接する天然歯間の骨レベルと関係していた。薄いバイオタイプと比較して、厚いバイオタイプのインプラント周囲粘膜があるとインプラント周囲粘膜の径はより大きかった。

（J Periodontol 2003;74(4):557-562.）

BACKGROUND:Attempts have been made to evaluate the biologic dimension of osseointegrated implants, however, most are histologic studies in animals, and the effect of soft tissue support from adjacent teeth on the interproximal dimension of the peri-implant mucosa for anterior single implants has not been addressed. This study clinically evaluated the dimensions of the peri-implant mucosa around 2-stage maxillary anterior single implants in humans after 1 year of function. The influence of the peri-implant biotype was also examined.

METHODS:Forty-five patients (20 males and 25 females) with a mean age of 47.3 years were included in this study. A total of 45 maxillary anterior single implant crowns with a mean functional time of 32.5 months (range, 12 to 78) were evaluated. The dimensions of peri-implant mucosa were measured by bone sounding using a periodontal probe at the mesial (MI), mid-facial (F), and distal (DI) aspects of the implant restoration and the proximal aspects (MT, DT) of adjacent natural teeth. In addition, the peri-implant biotype was evaluated and categorized as thick or thin. Statistical analysis was performed using an independent t test (P<0.05).

RESULTS:The means and standard deviations of the dimensions of peri-implant mucosa at MT, MI, F, DI, and DT were 4.20 +/- 0.77 mm, 6.17 +/- 1.27 mm, 3.63 +/- 0.91 mm, 5.93 +/- 1.21 mm, and 4.20 +/- 0.64 mm, respectively. The dimensions of peri-implant mucosa in the thick biotype were significantly greater than the thin biotype at MT, MI, and DT (P<0.05).

CONCLUSIONS:The mean facial dimension of peri-implant mucosa of 2-stage implants is slightly greater than the average dimension of the dentogingival complex. The level of the interproximal papilla of the implant is independent of the proximal bone level next to the implant, but is related to the interproximal bone level next to the adjacent teeth. Greater peri-implant mucosal dimensions were noted in the presence of a thick peri-implant biotype as compared to a thin biotype.

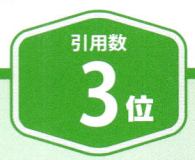

引用数
3位

Immediate placement and provisionalization of maxillary anterior single implants: 1-year prospective study.

上顎前歯部における単独インプラントの即時埋入・即時暫間補綴： 1年間の前向き研究

Kan JY, Rungcharassaeng K, Lozada J.

目的：この1年間の前向き研究では、上顎前歯部単独インプラントの即時埋入・即時暫間補綴におけるインプラント成功率、インプラント周囲組織の反応および審美的結果について評価した。

材料および方法：本研究では、平均年齢36.5歳（範囲18〜65歳）の35名の患者（男性8名、女性27名）が参加した。予後不良歯の抜歯直後にスレッド型ハイドロキシアパタイトコーティングインプラント35本を埋入し、即時暫間補綴を行った。最終補綴物は埋入6ヵ月後に装着された。患者はインプラント埋入3、6、12ヵ月後に臨床的およびX線学的に評価された。

結果：12ヵ月時、すべてのインプラントでオッセオインテグレーションが維持されていた。インプラント埋入時から12ヵ月までの辺縁骨変化量の平均は、近心で -0.26±0.40 mm、遠心で -0.22±0.28 mm であった。各経過期間でのプラークインデックススコアに有意差はなかった。術前から12ヵ月後までの間の唇側中央歯肉レベル、近心および遠心乳頭レベルの変化量の平均はそれぞれ -0.55±0.53 mm、-0.53±0.39 mm、-0.39±0.40 mm であった。すべての患者は審美的結果に非常に満足しており、誰も歯肉レベルの変化に気付かなかった。

考察：術前から12ヵ月後のフォローアップの間の辺縁骨レベルと歯肉レベルの変化は統計学的有意差を認めたが、臨床的には予想範囲内であった。

結論：本研究の結果より、上顎前歯部単独インプラントの即時埋入・即時暫間補綴では望ましいインプラント埋入成功率、インプラント周囲組織反応および審美的結果が得られることが示唆された。

（Int J Oral Maxillofac Implants 2003;18(1):31-39.）

PURPOSE:This 1-year prospective study evaluated the implant success rate, peri-implant tissue response, and esthetic outcome of immediately placed and provisionalized maxillary anterior single implants.
MATERIALS AND METHODS:Thirty-five patients (8 men, 27 women) with a mean age of 36.5 years (range 18 to 65) were included in this study. Thirty-five threaded, hydroxyapatite-coated implants were placed and provisionalized immediately after each failing tooth had been removed. The definitive restoration was placed 6 months later. The patients were evaluated clinically and radiographically at implant placement and at 3, 6, and 12 months after implant placement.
RESULTS:At 12 months, all implants remained osseointegrated. The mean marginal bone change from the time of implant placement to 12 months was -0.26 +/- 0.40 mm mesially and -0.22 +/- 0.28 mm distally. No significant differences in the Plaque Index scores were noted at different time intervals. The mean midfacial gingival level and mesial and distal papilla level changes from pretreatment to 12 months were -0.55 +/- 0.53 mm, -0.53 +/- 0.39 mm, and -0.39 +/- 0.40 mm, respectively. All patients were very satisfied with the esthetic outcome and none had noticed any changes at the gingival level.
DISCUSSION:Although marginal bone and gingival level changes were statistically significant from pretreatment to 12 months of follow-up, they were well within clinical expectations.
CONCLUSION:The results of this study suggest that favorable implant success rates, peri-implant tissue responses, and esthetic outcomes can be achieved with immediately placed and provisionalized maxillary anterior single implants.

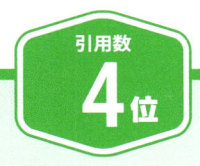

引用数
4位

Clinical and radiographic evaluation of the papilla level adjacent to single-tooth dental implants.
A retrospective study in the maxillary anterior region.

単独歯インプラントに隣接する乳頭の臨床的および 放射線学的評価：上顎前歯部における後ろ向き研究

Choquet V, Hermans M, Adriaenssens P, Daelemans P, Tarnow DP, Malevez C.

背景：単独インプラント治療における乳頭の再生は現在の研究分野である。本研究は、1）コンタクトポイントの基底部から骨頂までの距離が単独インプラントに隣接する歯間乳頭の有無に関連するかどうか、2）二次手術の術式が結果に影響するかどうかを特定するために計画した。

方法：26名の患者の上顎前歯部に埋入した27本のインプラントに対して、単独歯科インプラントと隣接歯周囲の乳頭レベルを臨床的および放射線学的後ろ向き研究で評価した。埋入6ヵ月後、17本のインプラントはスタンダードな方法で二次手術を行い、10本はインプラント周囲に乳頭を形成する術式を用いた二次手術を行った。52箇所の乳頭を臨床的および放射線学的に評価した。乳頭の有無を判定し、以下の変数に対する影響を分析した：2種類の外科術式の影響、インプラントと隣接歯間の乳頭高さと骨頂との垂直的関係、歯冠とインプラント上部構造間の乳頭レベルとコンタクトポイントとの垂直的関係、コンタクトポイントから骨頂までの距離。

結果：コンタクトポイントから骨頂までの距離が5mm以下の場合、乳頭はほぼ100%の割合で存在していた。6mm以上の距離の場合、乳頭は50%以下の割合で存在していた。骨頂から最歯冠側の乳頭レベル間の距離（歯間軟組織高さ）は3.85mm（SD=1.04mm）であった。従来法と改良型外科術式を比較すると、3.77mm（SD=1.01mm）から4.01mm（SD=1.10mm）に変化していた。

結論：これらの結果から、インプラントと隣接歯間の乳頭の有無において骨頂が影響することが示された。さらに、二次手術時に行う乳頭再建を図った改良型外科術式は良好な影響を及ぼすことが示された。

（J Periodontol 2001;72(10):1364-1371.）

BACKGROUND: The regeneration of gingival papillae after single-implant treatment is an area of current investigation. This study was designed to determine: 1) whether the distance from the base of the contact point to the crest of the bone would correlate with the presence or absence of interproximal papillae adjacent to single-tooth implants, and 2) whether the surgical technique at uncovering influences the outcome.
METHODS: A clinical and radiographic retrospective evaluation of the papilla level around single dental implants and their adjacent teeth was performed in the anterior maxilla in 26 patients restored with 27 implants. Six months after insertion, 17 implants were uncovered with a standard technique, while 10 implants were uncovered with a technique designed to generate papilla-like formation around dental implants. Fifty-two papillae were available for clinical and radiographic evaluation. The presence or absence of papillae was determined, and the effects of the following variables were analyzed: the influence of the 2 surgical techniques; the vertical relation between the papilla height and the crest of bone between the implant and adjacent teeth; the vertical relation between the papilla level and the contact point between the crowns of the teeth and the implant; and the distance from the contact point to the crest of bone.
RESULTS: When the measurement from the contact point to the crest of bone was 5 mm or less, the papilla was present almost 100% of the time. When the distance was > or = 6 mm, the papilla was present 50% of the time or less. The mean distance between the crest of bone and the most coronal papilla level (interproximal soft tissue height) was 3.85 mm (SD = 1.04). When comparing the conventional and modified surgical technique, the relation shifted from 3.77 mm (SD = 1.01) to 4.01 mm (SD = 1.10), respectively.
CONCLUSIONS: These results clearly show the influence of the bone crest on the presence or absence of papillae between implants and adjacent teeth. The data also show a positive influence for the modified surgical technique, aimed at reconstructing papillae at the implant uncovering.

早期埋入した上顎前歯部単独インプラントの
客観的審美基準を用いた成績評価

背景： 審美的に敏感な上顎前歯部に適用する早期埋入インプラントの概念を検証するためには、臨床試験において成績パラメータを評価する際、理想的には客観的審美基準を含めるべきである。

方法： 早期インプラント埋入の概念に従い上顎前歯部に単独インプラント治療を行った45名の患者が参加した、本2～4年間の後ろ向き横断研究では、ピンクエスティックスコアとホワイトエスティックスコア（PES/WES、最高総合スコア20）を含む新しい包括的な指標を、上顎前歯部単独インプラントの客観的審美成績評価に適用した。

結果： X線写真上でのインプラント周囲骨欠損、インプラントの動揺、排膿および疼痛を含む、オッセオインテグレーションを考慮した歯科インプラントに対する厳密な成功基準を、上顎前歯部単独インプラント45本すべてが満たした。総PES/WESの平均値は14.7±1.18（範囲：11～18）であった。総PESの平均値7.8±0.88（範囲：6～9）は全体的にインプラント周囲軟組織が望ましい状態であることを証明した。唇側粘膜湾曲（1.9±0.29）と唇側粘膜レベル（1.8±0.42）の2つのPES値がもっとも高かった一方で、根凸部／軟組織の色および性状の可変的な組合せ（1.2±0.53）を完全に満足させるのは困難であることがわかった。平均値は近心乳頭で1.6±0.5、遠心乳頭で1.3±0.5であった。WESの平均値は6.9±1.47（範囲：4～10）であった。

結論： 本研究で、早期インプラント埋入の概念に従って埋入した上顎前歯部単独インプラントは、一般的に成功率や予知性の高い治療様式であるが、特に審美的観点で高いことが証明された。前歯部単独インプラントの審美的観点の客観的成績評価に関して、PES/WES指数が適合することが確認された。しかし、さらに指数を検証し、改善するためには前向き臨床試験が必要である。

（Belser UC, et al. J Periodontol. 2009;80(1):140-151.）

隣接するインプラント間の骨頂部から
乳頭頂部までの垂直的距離

背景： 患者から、より自然な修復の要望が増加しており、臨床医は天然歯－天然歯間、インプラント－天然歯間、インプラント-インプラント間における歯間乳頭を維持もしくは再建するために、高いレベルの技術と知識が必要となっている。現在までに、コンタクトポイントからインプラント間の骨頂までの距離を計測した報告はない。この一つの理由として、隣接するインプラント間では、修復を行う歯科医師の裁量によって、歯肉マージンからの上部構造のコンタクトポイントの距離をいかようにも設定できることが挙げられる。そのため、本研究では、コンタクトポイントの位置と関係なく、2本の隣接するインプラント間の骨頂部の軟組織の高さを測定した。本研究の目的は、2本の隣接するインプラント間の組織の範囲と平均高さを決定することである。

方法： 5箇所の個人歯科医院で、8名の異なる診査者により33名の患者の136箇所のインプラント間乳頭の高さを測定した。適切な局所麻酔を行った後、規格化された歯周プローブを乳頭頂部から骨頂部に垂直的に挿入した。測定値は四捨五入しミリメーター単位とした。

結果： 2本の隣接するインプラント間の乳頭組織の高さの平均は3.4 mmで、範囲1～7 mmであった。

結論： 臨床医が審美領域に2本のインプラントを隣接して埋入する場合は、より注意を払って行うべきである。ほとんどの場合、インプラント間の骨頂部には2～4 mm程度（平均3.4 mm）の高さの軟組織しか形成されない。これらの結果から、審美性が成功を決定づける場合は治療方針の修正が必要になるかもしれないことが示された。

（Tarnow D, et al. J Periodontol 2003;74(12):1785-1788.）

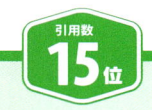

審美領域における即時、早期および通常埋入した単独インプラントの治療成績：生存率、骨レベル、軟組織、審美性および患者満足度に関するシステマティックレビュー

目的：本研究では、即時、早期および通常埋入インプラントアプローチにて天然歯に隣接する審美領域に単独インプラント修復を行った結果を、文献のシステマティックレビューを通して評価した。

材料および方法：MEDLINE（1950〜2008年）、EMBASE（1966〜2008年）および CENTRAL（1800〜2008年）を検索して適合する研究を同定した。レビュアー 2 名が研究デザインについて特異的な評価形式を用いて、方法論的質を独立に評価した。

結果：最初に選択された86文献のうち、19文献が選択基準を満たしていた。メタ分析では、1 年後の全体生存率は95.5%[95% 信頼区間：(93.0-97.1)] と示された。層別メタ分析では、即時、早期および通常埋入間で生存率に差はないことが証明された。インプラント辺縁周囲骨吸収はほとんどなく、生物学的および技術的合併症も低かった。即時、早期もしくは通常埋入のインプラント治療方針間で、臨床試験での成績値に有意差はなかった。

結論：扱った文献から、審美領域での即時、早期および通常埋入単独インプラントに関して、短期的ではあるが有効な結果が得られることが示唆された。しかし、審美的結果や軟組織の観点、および患者満足度といった重要なパラメータは明らかになっていない。単独インプラント治療において、即時埋入と早期埋入のどちらが優れた治療結果となるかという問題は、優れたデザインでコントロールされた臨床研究がないために不確定のままである。

（den Hartog L, et al. J Clin Periodontol 2008;35(12):1073-1086.）

上顎前歯部における即時埋入単独インプラント：硬組織および軟組織の反応と審美性に関する 3 年経過症例

目的：この前向き研究の目的は、3 年間の観察期間後における上顎前歯部の即時埋入単独インプラント治療の総合的な結果を評価することであった。

材料および方法：歯肉バイオタイプが厚く、歯肉レベル・カントゥアが理想的で、抜歯時に抜歯窩壁が損傷しておらず、治療を継続している30名の患者に対して、2 名の経験豊富な臨床医が審美領域に単独インプラント埋入を行った。治療内容として、最小限の粘膜骨膜弁の離剥離、即時インプラント埋入（NobelReplace TiUnite®）、インプラントと抜歯窩壁間への移植材料填入、スクリュー固定プロビジョナルレストレーションの装着を行った。その 6 ヵ月後に上部構造はセメント固定歯冠補綴に置換された。3 年後、患者に臨床的および放射線学的再評価を行い、インプラント生存率、合併症および硬・軟組織の状態を評価した。審美的結果はピンクエスティックスコア（PES）とホワイトエスティックスコア（WES）を用いて、治療に関与していない臨床医が盲検下で客観的に評価した。

結果：3 年後に25名の患者を再評価した。1 本のインプラントが早期喪失し、インプラント生存率は96% という結果となった。放射線学的検査では、それぞれ近心で平均1.13 mm、遠心で0.86 mm の骨吸収が認められた。臨床状態において、インプラント周囲のプラーク（18%）および出血（24%）はかなり低く、平均プロービングデプスは3.17 mm であった。術前の状態を基準とした遠心乳頭部退縮および唇側中央軟組織の退縮はそれぞれ0.05、0.08および0.34 mm であった。1 年後と 3 年後の再評価の間に、近心乳頭部では有意に再成長を示した（0.36 mm、p = 0.015）。重度の唇側中央部退縮（ 1 mm 以上）は25症例中 2 症例（ 8 %）で認められた。5 症例（21%）で審美的失敗（PES< 8 および / または WES< 6 ）が、24症例中 5 症例でほぼ完璧な結果（PES>=12および WES>= 9 ）が示された。残りの審美面は許容範囲内であった（24症例中14症例、58%）。

結論：ほぼ完全に乳頭が再成長し、重度な唇側中央の退縮リスクが低いことが示されたことから、提唱した方針は適正に選択された患者にとって、中長期的に価値があり予知性が高い治療オプションと思われる。

（Cosyn J, et al. J Clin Periodontol 2011;38(8):746-753.）

⑪ *Platform switching*

プラットフォームスイッチング

アバットメントをより直径の小さいものへ取り替え、インプラント - アバットメントの境界をインプラントプラットフォームの中央寄りに位置づけすること。

(William R. Raney 編. インプラント辞典 Glossary of Oral and Maxillofacial Implants. 東京：クインテッセンス出版, 2008より引用改変)

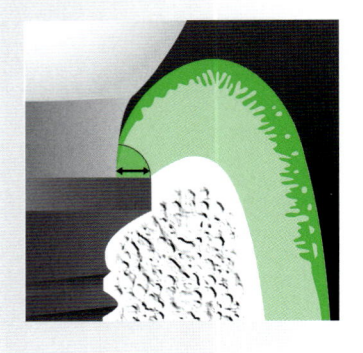

年別論文数

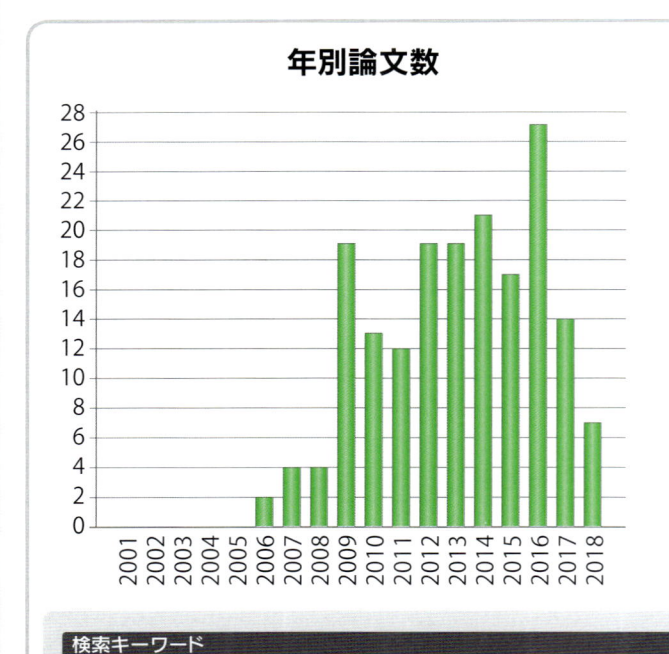

年別被引用数

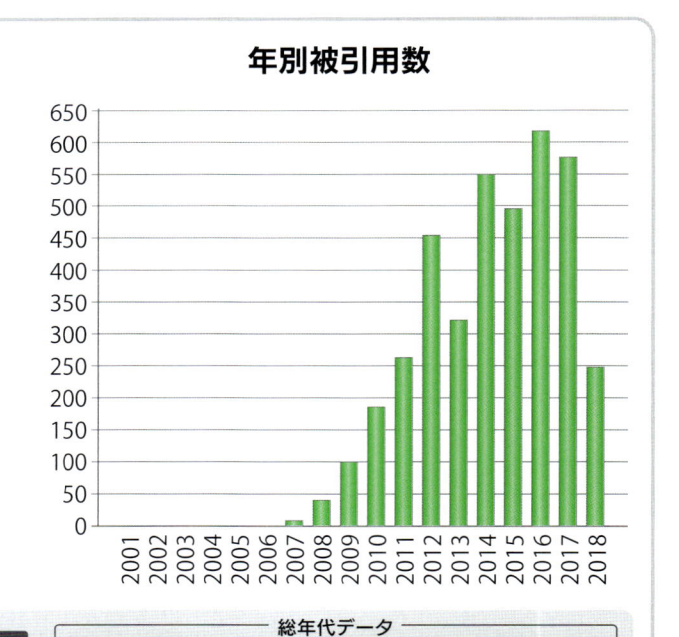

検索キーワード

(TI=(platform shifting) OR TI=(platform switching) AND TS=(implant)) and WC=(DENTISTRY ORAL SURGERY MEDICINE) AND PY=(2001-2018)
タイムスパン =2001-2018. 索引 =SCI-EXPANDED, SSCI, A&HCI, ESCI.

総年代データ

検索結果	被引用数の合計	平均引用数(論文ごと)
178	**3,832**	**21.53**

2018 年 8 月現在

Web of Science から選出したベスト**20**論文

	タイトル・和訳	2015年	2016年	2017年	2018年(8月時点)	合計引用数	平均引用数(1年ごと)
引用数 **1** 位	Lazzara RJ, Porter SS. Platform switching: a new concept in implant dentistry for controlling postrestorative crestal bone levels. Int J Periodontics Restorative Dent 2006;26(1): 9 -17. プラットフォームスイッチング：インプラント歯科学における修復後の歯槽頂骨レベルを制御するための新しい概念	36	43	39	11	386	29.69
引用数 **2** 位	Atieh MA, Ibrahim HM, Atieh AH. Platform switching for marginal bone preservation around dental implants: a systematic review and meta-analysis. J Periodontol 2010;81(10):1350-1366. 歯科インプラント周囲の辺縁骨保護のためのプラットフォームスイッチング：システマティックレビューとメタアナリシス	21	34	28	12	177	19.67
引用数 **3** 位	Canullo L, Fedele GR, Iannello G, Jepsen S. Platform switching and marginal bone-level alterations: the results of a randomized-controlled trial. Clin Oral Implants Res 2010;21(1):115-121. プラットフォームスイッチングと辺縁骨レベルの変化：ランダム化比較試験の結果	18	31	26	10	177	19.67
引用数 **4** 位	Maeda Y, Miura J, Taki I, Sogo M. Biomechanical analysis on platform switching: is there any biomechanical rationale? Clin Oral Implants Res 2007;18(5):581-584. プラットフォームスイッチングに関する生体力学的解析：生体力学的根拠はあるか？	11	15	16	6	147	12.25
引用数 **5** 位	Cappiello M, Luongo R, Di Iorio D, Bugea C, Cocchetto R, Celletti R. Evaluation of peri-implant bone loss around platform-switched implants.Int J Periodontics Restorative Dent 2008;28(4):347-355. プラットフォームスイッチングインプラント周囲のインプラント周囲骨量減少の評価 2014年版 P.118に掲載	15	13	7	4	116	10.55
引用数 **6** 位	Hürzeler M, Fickl S, Zuhr O, Wachtel HC. Peri-implant bone level around implants with platform-switched abutments: preliminary data from a prospective study. J Oral Maxillofac Surg 2007;65(7 Suppl 1):33-39. プラットフォームスイッチアバットメントを用いたインプラントの周囲の骨レベル：前向き研究からの予備データ	10	14	10	2	110	9.17
引用数 **7** 位	Canullo L, Rasperini G. Preservation of peri-implant soft and hard tissues using platform switching of implants placed in immediate extraction sockets: a proof-of-concept study with 12- to 36-month follow-up. Int J Oral Maxillofac Implants. 2007;22(6):995-1000. プラットフォームスイッチングを用いた抜歯即時埋入インプラントによる、インプラント周囲軟組織および硬組織の保存：12〜36ヵ月の追跡調査による概念実証研究 2014年版 P.116に掲載	10	12	8	3	105	8.75

Web of Science から選出したベスト**20**論文

	タイトル・和訳	2015年	2016年	2017年	2018年 (8月時点)	合計引用数	平均引用数 (1年ごと)
引用数 **8**位	Degidi M, Iezzi G, Scarano A, Piattelli A. Immediately loaded titanium implant with a tissue-stabilizing/maintaining design ('beyond platform switch') retrieved from man after 4 weeks: a histological and histomorphometrical evaluation. A case report. Clin Oral Implants Res 2008;19(3):276-282. 4週間後にヒトから回収された組織安定化／維持設計（「プラットフォームスイッチングを超えた」）を有する即時荷重チタンインプラント：組織学的および組織形態学的評価.　ケースレポート	9	6	8	2	91	8.27
引用数 **9**位	Prosper L, Redaelli S, Pasi M, Zarone F, Radaelli G, Gherlone EF. A randomized prospective multicenter trial evaluating the platform-switching technique for the prevention of postrestorative crestal bone loss. Int J Oral Maxillofac Implants 2009;24(2):299-308. 術後の歯槽頂骨吸収防止のためのプラットフォームスイッチング法を評価するランダム化前向き多施設研究	9	6	11	4	90	9
引用数 **10**位	Vigolo P, Givani A. Platform-switched restorations on wide-diameter implants: a 5 -year clinical prospective study. Int J Oral Maxillofac Implants 2009;24(1):103-109. ワイド径インプラントのプラットフォームスイッチング修復：5年間の臨床前向き研究　**2014年版 P.119に掲載**	10	8	6	2	80	8
引用数 **11**位	Annibali S, Bignozzi I, Cristalli MP, Graziani F, La Monaca G, Polimeni A. Peri-implant marginal bone level: a systematic review and meta-analysis of studies comparing platform switching versus conventionally restored implants. J Clin Periodontol 2012;39(11):1097-1113. インプラント周囲辺縁骨レベル：プラットフォームスイッチングと従来型修復インプラントの比較研究のシステマティックレビューとメタアナリシス	23	22	11	6	77	11
引用数 **12**位	Canullo L, Iurlaro G, Iannello G. Double-blind randomized controlled trial study on post-extraction immediately restored implants using the switching platform concept: soft tissue response. Preliminary report. Clin Oral Implants Res 2009;20(4):414-420. スイッチングプラットフォームの概念を用いた抜歯即時修復インプラントの二重盲検ランダム化比較試験：軟組織の反応 予備レポート	6	6	5	3	74	7.4
引用数 **13**位	Becker J, Ferrari D, Herten M, Kirsch A, Schaer A, Schwarz F. Influence of platform switching on crestal bone changes at non-submerged titanium implants: a histomorphometrical study in dogs. J Clin Periodontol 2007;34(12):1089-1096. 非縁下埋入チタンインプラントの歯槽頂骨変化に対するプラットフォームスイッチングの影響：イヌの組織形態計測的研究	8	5	3	1	73	6.08
引用数 **14**位	Crespi R, Capparè P, Gherlone E. Radiographic evaluation of marginal bone levels around platform-switched and non-platform-switched implants used in an immediate loading protocol. Int J Oral Maxillofac Implants 2009;24(5):920-926. 即時荷重プロトコルを使用した状態でのプラットフォームスイッチングおよび非プラットフォームスイッチングインプラント周囲の辺縁骨レベルのX線評価	9	8	7	2	69	6.9

Web of Science から選出したベスト**20**論文

タイトル・和訳	2015年	2016年	2017年	2018年(8月時点)	合計引用数	平均引用数(1年ごと)
引用数 **15**位 Rodríguez-Ciurana X, Vela-Nebot X, Segalà-Torres M, Calvo-Guirado JL, Cambra J, Méndez-Blanco V, Tarnow DP. The effect of interimplant distance on the height of the interimplant bone crest when using platform-switched implants.Int J Periodontics Restorative Dent 2009;29(2):141-151. プラットフォームスイッチングインプラントを用いた場合のインプラント間距離がインプラント間骨頂高さに及ぼす影響	9	7	3	5	66	6.6
引用数 **16**位 Schrotenboer J, Tsao YP, Kinariwala V, Wang HL. Effect of micro-threads and platform switching on crestal bone stress levels: a finite element analysis. J Periodontol 2008;79(11):2166-2172. 骨頂部の応力レベルに関するマイクロスレッドとプラットフォームスイッチングの影響：有限要素解析	1	5	8	2	64	5.82
引用数 **17**位 Linkevicius T, Apse P, Grybauskas S, Puisys A. Influence of thin mucosal tissues on crestal bone stability around implants with platform switching: a 1-year pilot study. J Oral Maxillofac Surg 2010;68(9):2272-2277. プラットフォームスイッチングを伴うインプラント周囲の歯槽頂骨の安定性に対する薄い粘膜組織の影響：1年間のパイロット研究	20	8	10	5	63	7
引用数 **18**位 Luongo R, Traini T, Guidone PC, Bianco G, Cocchetto R, Hard and soft tissue responses to the platform-switching technique. Celletti R. Int J Periodontics Restorative Dent 2008;28(6):551-557. プラットフォームスイッチング技術に対する硬組織および軟組織の反応	3	7	4	2	59	5.36
引用数 **19**位 Canullo L, Goglia G, Iurlaro G, Iannello G. Short-term bone level observations associated with platform switching in immediately placed and restored single maxillary implants: a preliminary report. Int J Prosthodont 2009;22(3):277-282. 上顎単独インプラントの即時埋入、即時修復におけるプラットフォームスイッチングに関連した短期間の骨レベルの観察：予備レポート	6	10	7	1	58	5.8
引用数 **20**位 Fickl S, Zuhr O, Stein JM, Hürzeler MB. Peri-implant bone level around implants with platform-switched abutments. Int J Oral Maxillofac Implants 2010;25(3):577-581. プラットフォームスイッチングアバットメントを用いたインプラント周囲の骨レベル	11	9	4	6	55	6.11

Platform switching: a new concept in implant dentistry for controlling postrestorative crestal bone levels.

プラットフォームスイッチング：インプラント歯科学における修復後の歯槽頂骨レベルを制御するための新しい概念

Lazzara RJ, Porter SS.

組織学的およびX線学的観察は、硬組織および軟組織の生物学的幅径が歯科インプラントの周囲に存在し、インプラント - アバットメント界面から尖根方向に広がっていることを示唆している。インプラントが口腔環境にさらされ、同径の修復部品が装着されると、周囲骨頂部と軟組織付着部がインプラントに対して垂直に移動することがX線学的に確認されており、生物学的幅径の進展のエビデンスとなっている。歴史的に、2ピース歯科用インプラントシステムは、インプラントとそれに取り付けられるコンポーネントとの間の界面をインプラントプラットフォームの外縁に一致する装置で修復されてきた。1991年にImplant Innovations社は、大口径プラットフォームを備えた大口径インプラントを発表した。しかし、導入時には、直径が一致する補綴コンポーネントは使用できず、初期の5.0 mm および6.0 mm 径のインプラントの多くは、「標準」直径（4.1 mm）のヒーリングアバットメントを装着し、「標準」直径（4.1 mm）の補綴コンポーネントで修復された。これらの「プラットフォームスイッチ」された大口径歯科インプラントの長期X線追跡調査により、これらのインプラント周囲歯槽骨頂の垂直的変化が、同径の補綴コンポーネントで通常修復されたインプラント周囲で通常観察されるものよりも小さいことが認められた。このX線学的観察は、インプラント - アバットメント界面の外縁がインプラントプラットフォームの外縁から水平的に内方に再配置されると、修復後の生物学的プロセスの結果生じる歯槽骨頂の高さの喪失が小さくなることを示唆した。本論文は、プラットフォームスイッチングのコンセプトを紹介し、観察されたX線撮影所見の生物学的理解、および本技術の臨床的根拠を将来的に発展させるための基礎を提示している。

（Int J Periodontics Restorative Dent 2006;26(1): 9 -17.）

Histologic and radiographic observations suggest that a biologic dimension of hard and soft tissues exists around dental implants and extends apically from the implant-abutment interface. Radiographic evidence of the development of the biologic dimension can be demonstrated by the vertical repositioning of crestal bone and the subsequent soft tissue attachment to the implant that occurs when an implant is uncovered and exposed to the oral environment and matching-diameter restorative components are attached. Historically, two-piece dental implant systems have been restored with prosthetic components that locate the interface between the implant and the attached component element at the outer edge of the implant platform. In 1991, Implant Innovations introduced wide-diameter implants with matching wide-diameter platforms. When introduced, however, matching-diameter prosthetic components were not available, and many of the early 5.0- and 6.0-mm-wide implants received "standard"-diameter (4.1-mm) healing abutments and were restored with "standard"-diameter (4.1-mm) prosthetic components. Long-term radiographic follow-up of these "platform-switched" restored wide-diameter dental implants has demonstrated a smaller than expected vertical change in the crestal bone height around these implants than is typically observed around implants restored conventionally with prosthetic components of matching diameters. This radiographic observation suggests that the resulting postrestorative biologic process resulting in the loss of crestal bone height is altered when the outer edge of the implant-abutment interface is horizontally repositioned inwardly and away from the outer edge of the implant platform. This article introduces the concept of platform switching and provides a foundation for future development of the biologic understanding of the observed radiographic findings and clinical rationale for this technique.

引用数
2位

Platform switching for marginal bone preservation around dental implants: a systematic review and meta-analysis.

歯科インプラント周囲の辺縁骨保護のための プラットフォームスイッチング： システマティックレビューとメタアナリシス

Atieh MA, Ibrahim HM, Atieh AH.

背景： インプラント周囲骨レベルを維持するためのプラットフォームスイッチングは、ここ数年でインプラント製造業者間で注目されている。しかしながら、インプラント - アバットメント接合部を内側へ位置させることで歯槽骨を温存しえるという仮定は、科学的証拠に基づくというよりも、むしろ偶然の発見によるものだった。本研究の目的は、X 線写真の辺縁骨レベルの変化およびプラットフォームスイッチングを採用したインプラントの生存率を、従来のプラットフォーム適合インプラントと比較して系統的に検討することにある。

方法： 電子データベースの文献検索（MEDLINE, EMBASE, The Cochrane Oral Health Group's Trials Register, The Cochrane Central Register of Controlled Trials, the U.K. National Research Register, the Australian New Zealand Clinical Trials Registry, the Database of Abstracts of Reviews of Effectiveness, and Conference Proceedings Citation Index）を、2010年 3 月15日までの範囲で実施した。ハンドサーチにはいくつかの歯科専門誌が含まれており、情報不足について著者に問い合わせを行った。プラットフォームスイッチング歯科インプラントの辺縁骨のレベルの変化を、プラットフォーム適合補綴物で修復したものと比較した対照試験が選択された。レビューとメタアナリシスは、システマティックレビューとメタアナリシスの優先報告項目声明のガイドラインに従って行われた。 2 つのメタアナリティック統計パッケージを使用してデータを分析した。連続データを分析するために平均差（MDs）を計算し、95%信頼区間（CIs）で二分法データにリスク比（RRs）を使用した。

結果： 1,239本のインプラントを用いた10件の研究が存在した。 プラットフォームスイッチングインプラント周辺の辺縁骨量減少量は、プラットフォーム適合インプラント周辺より有意に少なかった（MD：-0.37; 95% CI：-0.55〜-0.20; P <0.0001）。 2 群間でインプラントの失敗に関する統計的有意差は検出されなかった（RR：0.93; 95% CI：0.34〜2.95; P = 0.89）。サブグループ分析では、インプラント - アバットメント径の差が0.4以上であると、骨反応がより良好になることが示唆された。

結論： レビューとメタアナリシスは、プラットフォームスイッチングがインプラント間の骨高径と軟組織レベルを維持する可能性があることを示している。 辺縁骨吸収の程度は、インプラント - アバットメントの差と反比例の関係にある。この概念の妥当性を確認するためには、さらに長期のよく管理された、ランダム化比較試験が必要である。

（J Periodontol 2010;81(10):1350-1366.）

BACKGROUND: Platform switching for maintaining peri-implant bone levels has gained popularity among implant manufacturers over the last few years. However, the assumption that the inward shifting of the implant-abutment junction may preserve crestal bone was primarily based on serendipitous finding rather than scientific evidence. The objectives of the present study were to systematically review radiographic marginal bone-level changes and the survival of platform-switched implants compared to conventional platform-matched implants. METHODS: A literature search of electronic databases (MEDLINE, EMBASE, The Cochrane Oral Health Group's Trials Register, The Cochrane Central Register of Controlled Trials, the U.K. National Research Register, the Australian New Zealand Clinical Trials Registry, the Database of Abstracts of Reviews of Effectiveness, and Conference Proceedings Citation Index) was performed up to March 15, 2010. Hand searches included several dental journals, and authors were contacted for missing information. Controlled trials that compared marginal bone-level changes around platform-switched dental implants with those restored with platform-matched prostheses were selected. The review and meta-analysis were done according to the guidelines of the Preferred Reporting Items for Systematic Reviews and Meta-Analyses statement. Data were analyzed using two meta-analytic statistical packages. Mean differences (MDs) were calculated for analyzing continuous data, and risk ratios (RRs) were used for dichotomous data with 95% confidence intervals (CIs). RESULTS: Ten studies with 1,239 implants were included. The marginal bone loss around platform-switched implants was significantly less than around platform-matched implants (MD: -0.37; 95% CI: -0.55 to -0.20; P <0.0001). No statistically significant difference was detected for implant failures between the two groups (RR: 0.93; 95% CI: 0.34 to 2.95; P = 0.89). Subgroup analyses showed that an implant-abutment diameter difference > or= 0.4 was associated with a more favorable bone response. CONCLUSIONS: The review and meta-analysis show that platform switching may preserve interimplant bone height and soft tissue levels. The degree of marginal bone resorption is inversely related to the extent of the implant-abutment mismatch. Further long-term, well-conducted, randomized controlled studies are needed to confirm the validity of this concept

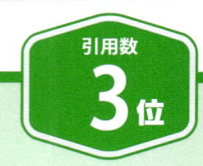

Platform switching and marginal bone-level alterations: the results of a randomized-controlled trial.

プラットフォームスイッチングと辺縁骨レベルの変化： ランダム化比較試験の結果

Canullo L, Fedele GR, Iannello G, Jepsen S.

目的： 本ランダム化比較試験の目的は、異なるインプラント / アバットメントのミスマッチを使用して、プラットフォームスイッチングのコンセプトに従って修復されたインプラントの辺縁骨レベルの変化を評価することである。

材料および方法： 80本のインプラントをプラットフォーム径の違いによって、3.8 mm（対照群）、4.3 mm（試験群（1））、4.8 mm（試験群（2））および5.5 mm（試験群（3））の 4 群に分け、無作為に31名の患者の上顎臼歯部に埋入した。 3ヵ月後、インプラントを直径3.8 mm のアバットメントと接続し、最終補綴を行った。 骨の高さは X 線撮影により、インプラント埋入時（ベースライン時）、9、15、21、33ヵ月後に独立した 2 名によって測定された。

結果： 21ヵ月後、治療を受けた31名の患者の80本のインプラントすべてが臨床的にオッセオインテグレーションを獲得した。意図しないカバースクリューの早期露出のために11本のインプラントを試験から除外しなければならず、合計69本のインプラントを分析に使用した。X 線写真評価は、試験群（1）において0.99mm（SD = 0.42mm）、試験群（2）において0.82mm（SD = 0.36mm）および試験群（3）において0.56mm（SD = 0.31mm）の平均骨吸収を示した。これらの値は、対照群（1.49mm、SD = 0.54mm）と比較して統計的に有意に低かった（P ＜0.005）。33ヵ月後、5 名の患者が追跡不能になった。残りの60本のインプラントの評価では、試験群（2）（0.87 mm）と試験群（3）（0.64 mm）を除いて21ヵ月のデータと比較して差は認められなかった。インプラント - アバットメント間の差と骨吸収量との間には逆相関があった。

結論： この研究は、辺縁骨レベルの変化がインプラント / アバットメントのミスマッチに関連している可能性があることを示唆している。 辺縁骨レベルは、プラットフォームスイッチングの概念に従って修復されたインプラントでよりよく維持された。

（Clin Oral Implants Res 2010;21(1):115-121. ）

OBJECTIVES: This randomized-controlled trial aimed to evaluate marginal bone level alterations at implants restored according to the platform-switching concept, using different implant/abutment mismatching.
MATERIAL AND METHODS: Eighty implants were divided according to the platform diameter in four groups: 3.8 mm (control), 4.3 mm (test group(1)), 4.8 mm (test group(2)) and 5.5 mm (test group(3)), and randomly placed in the posterior maxilla of 31 patients. After 3 months, implants were connected to a 3.8-mm-diameter abutment and final restorations were performed. Radiographic bone height was measured by two independent examiners at the time of implant placement (baseline), and after 9, 15, 21 and 33 months.
RESULTS: After 21 months, all 80 implants were clinically osseointegrated in the 31 patients treated. A total of 69 implants were available for analysis, as 11 implants had to be excluded from the study due to early unintentional cover screw exposure. Radiographic evaluation showed a mean bone loss of 0.99 mm (SD = 0.42 mm) for test group(1), 0.82 mm (SD = 0.36 mm) for test group(2) and 0.56 mm (SD = 0.31 mm) for test group(3). These values were statistically significantly lower (P<0.005) compared with control (1.49 mm, SD = 0.54 mm). After 33 months, five patients were lost to follow-up. Evaluation of the remaining 60 implants showed no difference compared with 21 months data except for test group(2) (0.87 mm) and test group(3) (0.64 mm). There was an inverse correlation between the extent of mismatching and the amount of bone loss.
CONCLUSIONS: This study suggested that marginal bone level alterations could be related to the extent of implant/abutment mismatching. Marginal bone levels were better maintained at implants restored according to the platform-switching concept.

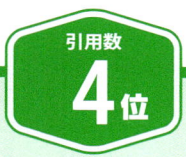

Biomechanical analysis on platform switching: is there any biomechanical rationale?

プラットフォームスイッチングに関する生体力学的解析： 生体力学的根拠はあるか？

Maeda Y, Miura J, Taki I, Sogo M.

目的：本研究の目的は、三次元（3D）有限要素モデルを使用してプラットフォームスイッチングの生体力学的な利点を調査することである。

材料および方法：エクスターナルヘックスインプラント（4×15 mm）とその周囲骨をシミュレートする3D有限要素モデルを構築した。 一方のモデルは、直径4 mm のアバットメント接続のシミュレーションとし、もう一方のモデルは、プラットフォームスイッチングを想定した直径3.25 mm の狭いアバットメント接続のシミュレーションとした。

結果：インプラント頚部骨領域のストレスレベルは、通常のサイズのものと比較して、小径アバットメントを接続したときに大幅に減少した。

結論：本研究の範囲内において、プラットフォームスイッチングは、応力集中領域を頚部骨‐インプラント界面から遠ざけるという生体力学的利点を有することが示唆された。 それはまた、アバットメントまたはアバットメントスクリューにおける応力を増大させるという欠点も有している。

（Clin Oral Implants Res 2007;18(5):581-584.）

OBJECTIVES: The purpose of this study was to examine the biomechanical advantages of platform switching using three-dimensional (3D) finite element models.

MATERIAL AND METHODS: 3D finite element models simulating an external hex implant (4 x 15 mm) and the surrounding bone were constructed. One model was the simulation of a 4 mm diameter abutment connection and the other was the simulation of a narrower 3.25 mm diameter abutment connection, assuming a platform-switching configuration.

RESULTS: The stress level in the cervical bone area at the implant was greatly reduced when the narrow diameter abutment was connected compared with the regular-sized one.

CONCLUSION: Within the limitations of this study, it was suggested that the platform switching configuration has the biomechanical advantage of shifting the stress concentration area away from the cervical bone-implant interface. It also has the disadvantage of increasing stress in the abutment or abutment screw.

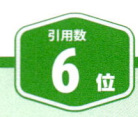

プラットフォームスイッチアバットメントを用いたインプラントの周囲骨レベル：前向き研究からの予備データ

目的：いくつかの長期臨床研究は、補綴修復後の最初の1年に1.5～2mmの歯科インプラント周辺の平均辺縁骨吸収を示した。現在、歯科用インプラントの周囲の骨のリモデリングを回避するための概念が開発されている。インプラントの直径により幅を狭くした補綴用アバットメントの使用（プラットフォームスイッチング）は、歯槽頂の吸収を制限する可能性がもっとも大きいと考えられる。本臨床試験の目的は、歯科用インプラント周辺の歯槽頂骨の高さがプラットフォームスイッチプロトコルによって影響を受けうることと、骨レベルが最終補綴装置装着後1年以内で安定することを示すことである。

材料および方法：15名の患者が固定式インプラント補綴装置で治療された。14本のワイドインプラントにプラットフォームスイッチ式アバットメントを装着し、試験群とした。通常の直径を有する8本のインプラントを従来のアバットメントで再建し、それを対照群とした。最終補綴装置の装着時および1年後の追跡調査時にインプラント周囲の骨レベルを評価するため、規格化されたデジタルX線写真が行われた。デジタル画像分析を使用し、各インプラントの近心表面および遠心表面でインプラントの辺縁骨レベルを測定した。

結果：ベースライン時の歯槽骨頂の高さの平均値は、プラットフォームスイッチングインプラントでは -0.09mm±0.65mm、非プラットフォームスイッチングインプラントでは -1.73mm±0.46mmであった。最終補綴から1年後、歯槽骨頂の高さの平均値は、試験群では -0.22±0.53mm、対照群では -2.02mm±0.49mmであった。統計的手段で検定した場合、ベースラインとフォローアップ時の間で有意な差があった（P ≦ .0001）。ベースラインから1年経過観察時までの平均骨レベル量変化は、試験群で -0.12mm±0.40mm、対照群で -0.29mm±0.34mmであった。ANCOVA を用いた分析では、この差は有意であることが示された（P ≦ .0132）。

結論：プラットフォームスイッチングの概念は歯槽頂の吸収を制限し、インプラント周囲の骨レベルを維持するようである。最終補綴の1年後に一定量の骨リモデリングが起こるが、非プラットフォームスイッチアバットメントと比較したインプラント周囲骨の高さに関する有意差は、最終補綴の1年後においても依然として明らかである。両側で0.45mm小さいアバットメント径（5mmインプラント/4.1mmアバットメント）は、インプラント周囲の骨吸収を回避するのに十分なようである。

（Hürzeler M, et al. J Oral Maxillofac Surg 2007;65(7 Suppl 1):33-39.）

術後の歯槽頂骨吸収防止のためのプラットフォームスイッチング法を評価するランダム化前向き多施設研究

目的：本研究の目的は、歯科インプラントの修復後の歯槽頂骨吸収を防ぐためのプラットフォームスイッチング法の有効性を評価することである。

材料および方法：このランダム化前向き多施設研究では、12の専門歯科センターで募集された60名の部分無歯顎を有する成人を分析した。被験者は、3つの異なる外科手術（従来の縁上、縁下、および径を減少したアバットメントでの縁下）で、プラットフォームを拡大またはコントロールのシリンダーインプラントを受けるように無作為に選択された。主な結果の基準は、埋入後12ヵ月と24ヵ月にX線写真で評価された歯槽頂骨レベルの変化であった。反復測定のための分散のノンパラメトリック分析（フリードマン検定）を使用して、歯槽頂骨レベルの変化におけるインプラント間の差異の経時的な全体的有意性を評価した。インプラント群間の比較は、それぞれノンパラメトリックのフリードマン検定およびウィルコクソン検定によって行われた。すべての分析において、α=0.05が有意と見なされた。

結果：合計360本のインプラントを埋入した（各グループ60本）。3つのコントロールのインプラントは、埋入後2年で失敗した。すべての縁下、および非縁下かつプラットフォーム拡大型インプラントの92%は骨吸収を示さなかった。インプラントプラットフォームと同じ径のアバットメントを有するコントロールのインプラントは、それらのプラットフォームを拡大したもの（P<0.001）、または径を減少したアバットメントを有するコントロールのインプラント（P<0.001）よりも大きな骨吸収を示した。拡大プラットフォームを有する縁下インプラントは、アバットメント径を減少させた縁下コントロールインプラントよりも良好な歯槽頂骨保存を示した（P = .06）。

結論：今回の試験の結果は、プラットフォームを拡大したインプラントを使用すると、アバットメント径を減らした場合に従来のシリンダーインプラントと比較して歯槽骨の保存性が向上することを示している。

（Prosper L, et al. Int J Oral Maxillofac Implants 2009;24(2):299-308.）

インプラント周囲辺縁骨レベル：プラットフォームスイッチングと従来型修復インプラントの比較研究のシステマティックレビューとメタアナリシス

目的： プラットフォームスイッチング（PS）と従来の修復プラットフォームマッチング歯科インプラント周囲のインプラント生存率（IS）と辺縁骨減少（MBL）を比較するために文献を系統的にレビューすること。

材料および方法： PS と従来の修復インプラントの IS と MBL を比較した無作為化対照ヒト臨床試験（RCT）で、12ヵ月の追跡調査と少なくとも10のインプラントが電子的検索およびハンドサーチで確認された。PRISMA 声明に従ってレビューとメタアナリシスを行った。95%信頼区間（CI）で、インプラント失敗のリスク比（RR）と MBL の平均差（MD）を計算した。研究間の不均一性の原因もサブグループ分析によって調査した。

結果： 435名の被験者と993本のインプラントを含む10件の RCT がこのレビューに貢献した。累積推定のインプラント成功率は、2群間に統計的有意差がないことを明らかにした。患者レベルでは、PS インプラントの周囲により少ない MBL [MD -0.55 mm、95% CI（-0.86; -0.24）、p = 0.0006] が認められた。プラットフォームスイッチングがより大きなミスマッチを示したとき、インプラントレベルで行われたサブグループ分析は、より少ない MBL を示した。

結論： PS 技術は骨吸収を制限するのに有用であるように思われた。しかしながら、これらのデータは著しい異質性と出版バイアスの可能性があることに注意して慎重に解釈されるべきである。成功した結果にもっとも関連する要因を特定するためにさらなる研究が必要である。

（Annibali S, et al. J Clin Periodontol 2012;39(11):1097-1113.）

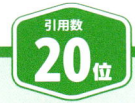

プラットフォームスイッチングアバットメントを用いたインプラント周囲の骨レベル

目的： 本臨床試験の目的は、歯科インプラント周囲の歯槽頂骨の高さがプラットフォームスイッチングプロトコルの使用によって影響を受ける可能性があるかどうかを評価することである。

材料および方法： 2006年に歯槽堤増大をまったく必要とせず治癒した骨に埋入されたすべてのインプラントが、本研究に含まれた。以下のグループを作成した。（1）大口径インプラントを骨縁下に埋入し、通常直径のカバースクリューを接続した。（2）通常直径のインプラントを骨頂に埋入し、通常直径のカバースクリューを接続した。最終修復物の装着後および1年後に標準化されたX線写真を得た。補正測定は、近心および遠心骨のピークからインプラント - アバットメント接合部までから導いた。平均近心値および平均遠位値の平均値を計算し、対応のない両側 t 検定で分析した。0.05未満の P 値を統計的に有意と見なした。

結果： 全部で36名の患者の89本の歯科インプラントが評価された。プラットフォームスイッチングを有するインプラント（n = 75）は、非プラットフォームスイッチインプラント（n = 14）と比較して、最終修復装置の装着時（0.30±0.07 mm 対0.68±0.17mm；P <0.05）および1年経過時（0.39±0.07mm対1.00±0.22mm、P <0.01）において統計的に有意に少ない骨損失を示した。

結論： プラットフォームスイッチインプラントは、歯槽頂骨のリモデリングを制限するようである。

（Fickl S, et al. Int J Oral Maxillofac Implants 2010;25(3):577-581.）

インプラントのための重要キーワード12

12 *Peri-implantitis*

インプラント周囲炎

プラークの蓄積などによって発生したインプラント周囲の炎症のうち、骨まで進行したものを指す（骨組織まで進行していないものは、インプラント周囲粘膜炎）。プラークコントロールを主体に抗生物質を併用した治療法や、再生療法または切除療法などが検討される。

（William R. Raney 編． インプラント辞典 Glossary of Oral and Maxillofacial Implants. 東京：クインテッセンス出版, 2008より引用改変）

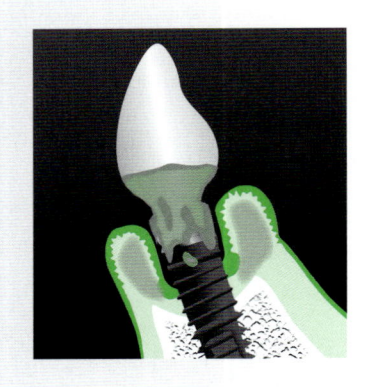

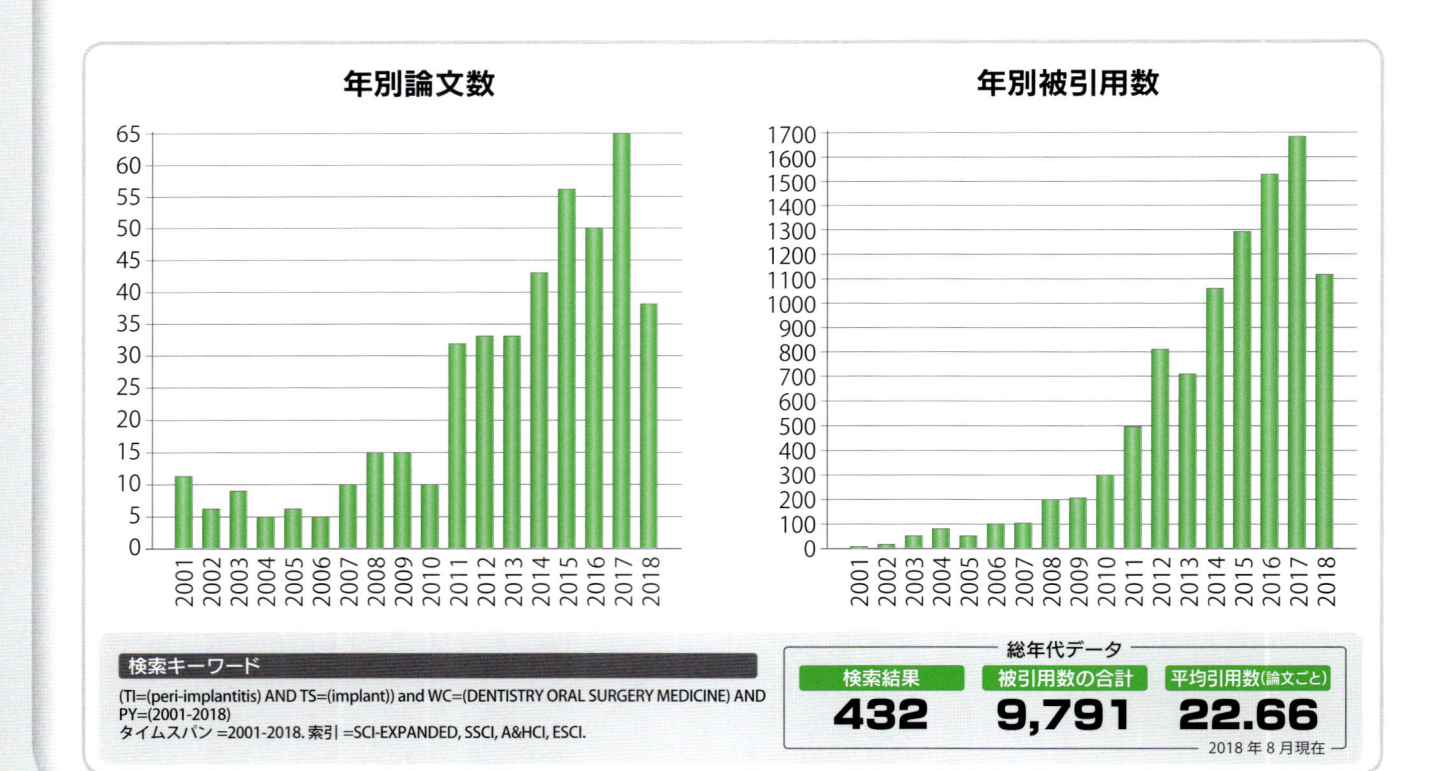

年別論文数

年別被引用数

検索キーワード

(TI=(peri-implantitis) AND TS=(implant)) and WC=(DENTISTRY ORAL SURGERY MEDICINE) AND PY=(2001-2018)
タイムスパン =2001-2018. 索引 =SCI-EXPANDED, SSCI, A&HCI, ESCI.

総年代データ

検索結果	被引用数の合計	平均引用数(論文ごと)
432	9,791	22.66

2018 年 8 月現在

Web of Science から選出したベスト20論文

タイトル・和訳	2015年	2016年	2017年	2018年(8月時点)	合計引用数	平均引用数(1年ごと)
引用数 1位 Renvert S, Roos-Jansåker AM, Claffey N. J Clin Periodontol. Non-surgical treatment of peri-implant mucositis and peri-implantitis: a literature review 2008;35(8 Suppl):305-315. インプラント周囲粘膜炎およびインプラント周囲炎の非外科治療：文献レビュー	24	32	23	14	217	19.73
引用数 2位 Mombelli A, Müller N, Cionca N. The epidemiology of peri-implantitis. Clin Oral Implants Res 2012;23 Suppl 6 :67-76. インプラント周囲炎の疫学	43	47	76	21	215	30.71
引用数 3位 Koldsland OC, Scheie AA, Aass AM. Prevalence of peri-implantitis related to severity of the disease with different degrees of bone loss. J Periodontol 2010;81(2):231-238. さまざまな程度の骨吸収を有するインプラント周囲炎の重症度と罹患率との関連	21	27	34	22	180	20
引用数 4位 Heitz-Mayfield LJ, Lang NP. Comparative biology of chronic and aggressive periodontitis vs. peri-implantitis. Periodontol 2000 2010;53:167-181. 慢性および侵襲性歯周炎とインプラント周囲炎との比較生物学	26	25	37	19	180	20
引用数 5位 Hultin M, Gustafsson A, Hallström H, Johansson LA, Ekfeldt A, Klinge B. Microbiological findings and host response in patients with peri-implantitis. Clin Oral Implants Res 2002;13(4):349-358. インプラント周囲炎患者における細菌学的所見と宿主反応	27	18	23	4	174	10.24
引用数 6位 Leonhardt A, Dahlén G, Renvert S. Five-year clinical, microbiological, and radiological outcome following treatment of peri-implantitis in man. J Periodontol 2003;74(10):1415-1422. ヒトにおけるインプラント周囲炎治療の5年間の臨床的、細菌学的および放射線学的結果	14	19	11	4	168	10.5
引用数 7位 Claffey N, Clarke E, Polyzois I, Renvert S. Surgical treatment of peri-implantitis. J Clin Periodontol 2008;35(8 Suppl):316-332. インプラント周囲炎の外科治療	19	14	5	9	151	13.73

Web of Science から選出したベスト**20**論文

	タイトル・和訳	2015年	2016年	2017年	2018年(8月時点)	合計引用数	平均引用数(1年ごと)
引用数 **8**位	Serino G, Ström C. Peri-implantitis in partially edentulous patients: association with inadequate plaque control. Clin Oral Implants Res 2009;20(2):169-174. 部分的欠損患者におけるインプラント周囲炎：不適切なプラークコントロールとの関連	25	23	24	15	149	14.9
引用数 **9**位	Mombelli A. Microbiology and antimicrobial therapy of peri-implantitis. Periodontol 2000 2002;28:177-189. インプラント周囲炎の細菌学と抗菌療法	10	13	15	2	130	7.65
引用数 **10**位	Dörtbudak O, Haas R, Bernhart T, Mailath-Pokorny G. Lethal photosensitization for decontamination of implant surfaces in the treatment of peri-implantitis. Clin Oral Implants Res 2001;12(2):104-108. インプラント表面の除染に光線殺菌療法を用いたインプラント周囲炎治療	12	14	10	4	125	6.94
引用数 **11**位	Schwarz F, Sculean A, Rothamel D, Schwenzer K, Georg T, Becker J. Clinical evaluation of an Er:YAG laser for nonsurgical treatment of peri-implantitis: a pilot study. Clin Oral Implants Res 2005;16(1):44-52. インプラント周囲炎に対する Er:YAG レーザーを用いた非外科的治療の臨床評価：パイロットスタディ	16	13	10	2	119	8.5
引用数 **12**位	Berglundh T, Gotfredsen K, Zitzmann NU, Lang NP, Lindhe J. Spontaneous progression of ligature induced peri-implantitis at implants with different surface roughness: an experimental study in dogs. Clin Oral Implants Res 2007;18(5):655-661. 異なる表面粗さのインプラントにおける結紮で誘発したインプラント周囲炎の自然進行：イヌでの実験研究	20	11	12	8	105	8.75
引用数 **13**位	Berglundh T, Zitzmann NU, Donati M. Are peri-implantitis lesions different from periodontitis lesions? J Clin Periodontol 2011;38 Suppl 11:188-202. インプラント周囲炎病変は歯周炎病変と異なるのか？	14	16	22	15	103	12.88
引用数 **14**位	Schwarz F, Bieling K, Latz T, Nuesry E, Becker J. Healing of intrabony peri-implantitis defects following application of a nanocrystalline hydroxyapatite (Ostim) or a bovine-derived xenograft (Bio-Oss) in combination with a collagen membrane (Bio-Gide). A case series. J Clin Periodontol 2006;33(7):491-499. インプラント周囲炎の骨内欠損に、コラーゲンメンブレン（Bio-Gide）と併用してナノ結晶ハイドロキシアパタイト（Ostim）もしくはウシ由来異種骨（Bio-Oss）を適用した際の治癒：ケースシリーズ	12	12	6	3	103	7.92

Web of Science から選出したベスト**20**論文

タイトル・和訳	2015年	2016年	2017年	2018年(8月時点)	合計引用数	平均引用数(1年ごと)
引用数 **15**位 Persson LG, Berglundh T, Lindhe J, Sennerby L. Re-osseointegration after treatment of peri-implantitis at different implant surfaces. An experimental study in the dog. Clin Oral Implants Res 2001;12(6):595-603. 異なるインプラント表面におけるインプラント周囲炎治療後の再オッセオインテグレーション：イヌにおける実験研究	7	8	3	6	103	5.72
引用数 **16**位 Hayek RR, Araújo NS, Gioso MA, Ferreira J, Baptista-Sobrinho CA, Yamada AM, Ribeiro MS. Comparative study between the effects of photodynamic therapy and conventional therapy on microbial reduction in ligature-induced peri-implantitis in dogs. J Periodontol 2005;76(8):1275-1281. 結紮で誘発したインプラント周囲炎での細菌減少に対する線力学療法と従来法の効果に関するイヌによる比較研究	8	13	11	2	97	6.93
引用数 **17**位 Romeo E, Ghisolfi M, Murgolo N, Chiapasco M, Lops D, Vogel G. Therapy of peri-implantitis with resective surgery. A 3 -year clinical trial on rough screw-shaped oral implants. Part I: clinical outcome. Clin Oral Implants Res 2005;16(1): 9 -18. 切除療法を用いたインプラント周囲炎の治療 - ラフスクリュー型口腔インプラントにおける 3 年間の臨床試験　パートⅠ：臨床結果	3	14	9	6	93	6.64
引用数 **18**位 Mombelli A, Feloutzis A, Brägger U, Lang NP. Treatment of peri-implantitis by local delivery of tetracycline. Clinical, microbiological and radiological results. Clin Oral Implants Res 2001;12(4):287-294. テトラサイクリンの局所投与を用いたインプラント周囲炎の治療－臨床的、細菌学的および放射線学的結果	6	9	3	4	92	5.11
引用数 **19**位 Renvert S, Samuelsson E, Lindahl C, Persson GR.Mechanical non-surgical treatment of peri-implantitis: a double-blind randomized longitudinal clinical study. I: clinical results. J Clin Periodontol 2009;36(7):604-609. インプラント周囲炎の機械的非外科的治療：2重盲検ランダム化長期臨床研究Ⅰ：臨床結果	10	10	8	6	89	8.9
引用数 **20**位 Karring ES, Stavropoulos A, Ellegaard B, Karring T. Treatment of peri-implantitis by the Vector system -- A pilot study. Clin Oral Implants Res 2005;16(3):288-293. Vector® によるインプラント周囲炎の治療－パイロットスタディ	5	11	8	3	88	6.29

引用数
1位

Non-surgical treatment of peri-implant mucositis and peri-implantitis: a literature review.

インプラント周囲粘膜炎およびインプラント周囲炎の非外科治療：文献レビュー

Renvert S, Roos-Jansåker AM, Claffey N.

目的： インプラント周囲粘膜炎およびインプラント周囲炎の非外科治療に対する文献をレビューすること。

方法および材料： PubMed およびコクラン共同計画のコクランライブラリー（CENTRAL）の検索とともに、文献のハンドサーチを行った。出版物や論文は2007年11月までにアクセプトされたものとした。

結果： 437研究のうち、合計24研究が選択された。そのため、インプラント周囲粘膜炎およびインプラント周囲炎の非外科治療の有効なエビデンスは不足していた。

結論： 機械的な非外科治療はインプラント周囲粘膜炎の治療に効果的であることが示された。さらに、抗菌的な洗口剤の補助的使用は粘膜炎などの疾患の機械的治療の効果を増強した。インプラント周囲炎では非外科治療の効果が認められなかった。クロルヘキシジンの補助的使用の効果は、臨床的および細菌学的なパラメータからは限定的であった。しかしながら、抗菌薬の局所もしくは全身投与の補助的使用は、プロービング時の出血とプロービングデプスを減少させることが示された。インプラント周囲炎のレーザー治療は効果がわずかであることが示されたが、このアプローチにはさらなる評価が必要である。インプラント周囲粘膜炎およびインプラント周囲炎に対する非外科治療は、治療モデルを評価するためのランダム化比較研究が必要である。

（J Clin Periodontol 2008;35(8 Suppl):305-315.）

OBJECTIVES: To review the literature on non-surgical treatment of peri-implant mucositis and peri-implantitis.
MATERIAL AND METHODS: A search of PubMed and The Cochrane Library of the Cochrane Collaboration (CENTRAL) as well as a hand search of articles were conducted. Publications and articles accepted for publication up to November 2007 were included.
RESULTS: Out of 437 studies retrieved a total of 24 studies were selected for the review. Thus the available evidence for non-surgical treatment of peri-implant mucositis and peri-implantitis is scarce.
CONCLUSIONS: It was observed that mechanical non-surgical therapy could be effective in the treatment of peri-implant mucositis lesions. Furthermore, the adjunctive use of antimicrobial mouth rinses enhanced the outcome of mechanical therapy of such mucositis lesions. In peri-implantitis lesions non-surgical therapy was not found to be effective. Adjunctive chlorhexidine application had only limited effects on clinical and microbiological parameters. However, adjunctive local or systemic antibiotics were shown to reduce bleeding on probing and probing depths. Minor beneficial effects of laser therapy on peri-implantitis have been shown; this approach needs to be further evaluated. There is a need for randomized-controlled studies evaluating treatment models of non-surgical therapy of peri-implant mucositis and peri-implantitis.

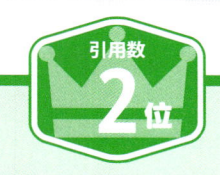

The epidemiology of peri-implantitis.

インプラント周囲炎の疫学

Mombelli A, Müller N, Cionca N.

目的：インプラント周囲炎の有病率および発症率に関する文献をレビューすること。

方法：関連する出版物322件から、少なくとも20症例以上の集団でインプラント周囲炎の症状の情報が記載されている23研究に関する29論文を同定した。

結果および結論：すべての研究において、一定期間中に臨床施設で通常の治療を受けた患者からの有益なサンプルからデータが提供されており、ほとんどが横断的もしくは後ろ向きに収集されたものであった。レビューした文献に基づくと、インプラント周囲炎の有病率はインプラント埋入後5～10年間で、インプラント単位で10%、患者単位で20%であったが、個々の報告の値は変動しやすいため容易に比較できず、メタアナリシスをするには不適確であった。有病率に影響を及ぼすと思われる要因は、疾患の定義、鑑別診断、プロービングデプスや骨吸収の閾値の選択、治療法や患者のアフターケアの違い、研究集団の構成の相違点である。喫煙や歯周炎の既往歴はインプラント周囲炎の高い罹患率と関連している。

（Clin Oral Implants Res. 2012;23 Suppl 6 :67-76.）

AIM: To review the literature on the prevalence and incidence of peri-implantitis.

METHODS: Out of 322 potentially relevant publications we identified 29 articles concerning 23 studies, with information on the presence of signs of peri-implantitis in populations of at least 20 cases.

RESULTS AND CONCLUSIONS: All studies provided data from convenience samples, typically from patients who were treated in a clinical center during a certain period, and most data were cross-sectional or collected retrospectively. Based on the reviewed papers one may state that the prevalence of peri-implantitis seems to be in the order of 10% implants and 20% patients during 5-10 years after implant placement but the individual reported figures are rather variable, not easily comparable and not suitable for meta-analysis. Factors that should be considered to affect prevalence figures are the disease definition, the differential diagnosis, the chosen thresholds for probing depths and bone loss, differences in treatment methods and aftercare of patients, and dissimilarities in the composition of study populations. Smoking and a history of periodontitis have been associated with a higher prevalence of peri-implantitis.

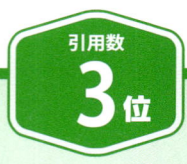

引用数
3位

Prevalence of peri-implantitis related to severity of the disease with different degrees of bone loss.

さまざまな程度の骨吸収を有するインプラント周囲炎の重症度と罹患率との関連

Koldsland OC, Scheie AA, Aass AM.

背景： インプラント周囲炎を診断するためにいくつかの検査が併用されており、疾患の程度を表すためにさまざまな閾値が使用されている。本研究の目的はインプラント周囲疾患の罹患率を調査し、程度の異なった骨吸収を有するインプラント周囲炎の重症度と罹患率が関連するかを評価するため、さまざまな診断閾値を適用することである。

方法： 1990年から2005年の間にオスロ大学臨床歯学部にて歯科インプラントを埋入した合計164名の患者が調査への参加依頼を受け、109名の患者が参加した（平均年齢：43.8歳、範囲：18〜80歳）。機能荷重期間の平均は8.4年（SD:4.6年）であった。参加者は臨床的および放射線学的に検査された。インプラント周囲の状況を記録するために疾患の以下の点を評価した：放射線学的に検出できるインプラント周囲骨吸収および炎症、プロービングデプスが 4 mm 以上もしくは 6 mm 以上の箇所のプロービング時の出血、 2 mm 以上および 3 mm 以上のインプラント周囲の骨吸収。

結果： 重症度レベルが異なるインプラント周囲炎を評価したところ、本研究の母集団では大きなばらつきが得られた（11.3〜47.1％）。

結論： インプラント周囲の炎症はインプラント周囲の骨吸収の有無に関わらず高頻度で認められた。

（J Periodontol 2010;81(2):231-238. ）

BACKGROUND: Several measurements are combined to diagnose peri-implant disease, and different thresholds are used to describe the disease. The purpose of this study was to evaluate the prevalence of peri-implant disease and to apply different diagnostic thresholds to assess its prevalence in relation to severities of peri-implantitis with different degrees of bone loss.

METHODS: A total of 164 subjects with dental implants inserted at the Institute of Clinical Odontology, University of Oslo, between 1990 and 2005, were invited to join the project, and 109 subjects attended the examination (mean age: 43.8 years; range: 18 to 80 years). The mean functional loading time was 8.4 years (SD: 4.6 years). The participants were examined clinically and radiographically. The following aspects of disease were assessed to describe the peri-implant condition: detectable radiographic peri-implant bone loss and inflammation, the presence of bleeding on probing at a probing depth >or=4 or >or=6 mm, and radiographic peri-implant bone loss assessed at >or=2.0 and >or=3.0 mm.

RESULTS: Assessing peri-implantitis at different levels of severity yielded a substantial variance in prevalence (11.3% to 47.1%) in the present study population.

CONCLUSION: Peri-implant inflammation was a frequent finding with and without peri-implant bone loss.

Comparative biology of chronic and aggressive periodontitis vs. peri-implantitis.

慢性および侵襲性歯周炎とインプラント周囲炎との比較生物学

Heitz-Mayfield LJ, Lang NP.

　本レビューは、歯周炎とインプラント周囲炎という2つの疾病間の類似点や相違点を調査するために行われた。歯周炎とインプラント周囲炎の病因や病態に関する文献の全体的な分析結果は、これら2つの疾患が相違点より類似点が多いという印象を与えた。第一に、2つの疾患の発症は、病原体を含むバイオフィルムの存在に依存している。歯周炎に関連する細菌叢はグラム陰性菌が多く、インプラント周囲炎でも類似した組成が同定されている。しかし、インプラント周囲炎のいくつかのケースの発症には、S.aureus（黄色ブドウ球菌）が重要な病原菌であると示唆するエビデンスが増えてきている。さらに、インプラント周囲炎の発症において、このグラム陽性通性球菌やその他に推定される病原菌の役割に関する研究が示されている。インプラント周囲粘膜炎における細菌曝露に対する初期の宿主反応は歯肉炎でみられるものと同一と思われるが、持続的なバイオフィルムの蓄積は、歯‐歯肉組織よりインプラント周囲粘膜組織でより顕著な炎症反応を引き起こす可能性がある。これは構造的な違い（血管や線維芽細胞・コラーゲン比率など）の結果生じている可能性がある。プラークを停滞させる結紮を用いて実験的に歯周炎やインプラント周囲炎を惹起させた際、インプラント周囲粘膜炎からインプラント周囲炎への進行は、歯肉炎から歯周炎への進行と非常に類似した一連の現象をたどった。しかし、インプラント周囲炎の中には、急速な進行を示すものもあり、感染範囲が歯槽骨骨髄まで到達するものもあった。したがって、ヒトにおけるインプラント周囲炎では、慢性歯周炎でみられるよりも顕著に破壊が進行する可能性があると仮定することが合理的である。臨床的観点から、歯周炎において同定され、確認されたリスク因子はインプラント周囲炎と同一であると考えられる。さらに、歯周炎に罹患しやすい患者は、歯周炎罹患既往のない患者よりもインプラント周囲炎に罹患しやすいと思われる。歯周炎とインプラント周囲炎はともに日和見感染症であり、これらの治療は本質的に抗感染性でなければならない。同様の臨床原則が、病変のデブライドメントや感染のない口腔の維持にも当てはまる。しかし、日々の診療では、このような原則をインプラント周囲炎治療に適用するのが困難な場合もある。インプラント表面の特性や細菌感染部位へのアクセスの制限から、歯周治療よりインプラント周囲炎治療の方が、外科的アプローチが早期かつ高頻度に必要になる可能性がある。結論として、歯周炎とインプラント周囲炎は、病因、病態、リスク評価、診断および治療の観点から本質的には相違がないことが明らかである。それにもかかわらず、これら2つの感染症に対する宿主反応の違いは、時折みられるインプラント周囲炎の急速な進行について説明できるかもしれない。したがって、インプラント周囲炎と診断された場合は遅滞なく治療を行うべきである。

（Periodontol 2000 2010;53:167-181.）

This review was undertaken to address the similarities and dissimilarities between the two disease entities of periodontitis and peri-implantitis. The overall analysis of the literature on the etiology and pathogenesis of periodontitis and peri-implantitis provided an impression that these two diseases have more similarities than differences. First, the initiation of the two diseases is dependent on the presence of a biofilm containing pathogens. While the microbiota associated with periodontitis is rich in gram-negative bacteria, a similar composition has been identified in peri-implant diseases. However, increasing evidence suggests that S. aureus may be an important pathogen in the initiation of some cases of peri-implantitis. Further research into the role of this gram-positive facultative coccus, and other putative pathogens, in the development of peri-implantitis is indicated. While the initial host response to the bacterial challenge in peri-implant mucositis appears to be identical to that encountered in gingivitis, persistent biofilm accumulation may elicit a more pronounced inflammatory response in peri-implant mucosal tissues than in the dentogingival unit. This may be a result of structural differences (such as vascularity and fibroblast-to-collagen ratios). When periodontitis and peri-implantitis were produced experimentally by applying plaque-retaining ligatures, the progression of mucositis to peri-implantitis followed a very similar sequence of events as the development of gingivitis to periodontitis. However, some of the peri-implantitis lesions appeared to have periods of rapid progression, in which the infective lesion reached the alveolar bone marrow. It is therefore reasonable to assume that peri-implantitis in humans may also display periods of accelerated destruction that are more pronounced than that observed in cases of chronic periodontitis. From a clinical point of view the identified and confirmed risk factors for periodontitis may be considered as identical to those for peri-implantitis. In addition, patients susceptible to periodontitis appear to be more susceptible to peri-implantitis than patients without a history of periodontitis. As both periodontitis and peri-implantitis are opportunistic infections, their therapy must be antiinfective in nature. The same clinical principles apply to debridement of the lesions and the maintenance of an infection-free oral cavity. However, in daily practice, such principles may occasionally be difficult to apply in peri-implantitis treatment. Owing to implant surface characteristics and limited access to the microbial habitats, surgical access may be required more frequently, and at an earlier stage, in periimplantitis treatment than in periodontal therapy. In conclusion, it is evident that periodontitis and peri-implantitis are not fundamentally different from the perspectives of etiology, pathogenesis, risk assessment, diagnosis and therapy. Nevertheless, some difference in the host response to these two infections may explain the occasional rapid progression of peri-implantitis lesions. Consequently, a diagnosed peri-implantitis should be treated without delay.

引用数
5位

インプラント周囲炎患者における細菌学的所見と宿主反応

　本研究の目的は、インプラント周囲炎患者のインプラントおよび歯の周囲の細菌叢と炎症性宿主反応を特徴づけることである。合計98本のインプラントのうち、45本で荷重１年後にフィクスチャースレッド３本以上の辺縁骨欠損を認めた17名の部分無歯顎患者を対象に含めた。安定した辺縁組織状態の患者19名を対照群とした。歯およびインプラントにおいて、口腔衛生状態、歯肉炎症およびプロービングポケットデプスを臨床的に評価した。細菌学的および歯肉溝滲出サンプルは以下の５箇所から採取した。１）インプラント周囲炎に罹患したインプラント（PI）、２）安定したインプラントとインプラント周囲炎に罹患したインプラント両方を伴う患者の安定したインプラント（SI）、３）安定したインプラントのみを有する患者のコントロールインプラント（G）、４）患者の天然歯（TP）、および５）健常者（TC）。歯とインプラントからの歯肉溝滲出液はエラスターゼ活性、ラクトフェリン、IL-1β濃度の分析に用いた。エラスターゼ活性は患者、健常者ともに CI より PI で高かった。ラクトフェリン濃度はインプラント周囲炎患者で SI より PI でより高かった。ラクトフェリンとエラスターゼ活性両方のレベルが、患者の天然歯より PI で高かった。IL-1β濃度はさまざまな部位でほぼ同等であった。細菌学的 DNA プローブ分析では、患者と健常者の歯とインプラントにおける推定上の歯周細菌叢が明らかになった。インプラント周囲炎患者からは Actinobacillus actinomycetemcomitans、Porphyromonas gingivalis、Prevotella intermedia、Bacteroides forsythus および Treponema denticola といった歯周病原細菌が高いレベルで検出された。

（Hultin M, et al. Clin Oral Implants Res 2002;13(4):349-358.）

引用数
7位

インプラント周囲炎の外科治療

目的：インプラント周囲炎に対する外科治療の文献をレビューすること。

材料および方法：PubMed 検索と文献のハンドサーチを行った。2007年11月までにアクセプトされた出版物や論文が含まれた。

結果：合計43の研究がレビューに選択された。これらのうち13研究はヒトを対象にしたものであり、１研究のみが直接疾患の改善に取り組んでいた。したがって、インプラント周囲炎の外科治療に関して利用可能なエビデンスは非常に限定されていた。

動物研究：汚染されたインプラント体表面への再オッセオインテグレーションは可能である。表面特性は再生や再インテグレーションの決め手となる。これまでに表面の汚染除去についてのひとつの明らかに優れた方法は報告されていない。インプラント表面の汚染除去を伴うオープンデブライドメントにより、改善が可能である。

ヒトにおける研究：アクセス手術は１研究のみで調査されており、病変の58% を除去できることが報告されている。インプラント表面の汚染除去を行うための、単独の優れた方法は存在しなかった（化学薬品、エアーアブレイシブ、レーザー）。骨移植術単独やあるいは遮断膜を併用した骨移植術といった再生療法の適用には多くの成功報告がある。しかしながら、このような手法は病変を解決するものではなく、単に骨欠損を埋めるものであることが強調されなければならない。

（Claffey N, et al. J Clin Periodontol 2008;35(8 Suppl):316-332.）

部分的無歯顎患者におけるインプラント周囲炎：
不適切なプラークコントロールとの関連

目的： 本研究の目的は、インプラント周囲炎治療に関連する部分無歯顎患者の歯周組織の特性を臨床的に解明することである。

材料および方法： 2006年にインプラント周囲炎治療を目的とし、スウェーデン Borås の Södra Alvsborgs 病院歯周病科に紹介され治療を継続している患者のうち、23名が本研究に選択された。患者は 1 本以上の歯科インプラント周囲にインプラント周囲炎の臨床症状（すなわち 6 mm 以上のポケット、ポケットからの出血および／もしくは排膿、X 線画像上のインプラントスレッド 3 本以上の骨吸収）があり、同顎および／もしくは反対側に歯が残存していた。下記の臨床項目を記録した：プラーク指数（PI）、歯肉出血指数（GBI）、プロービングポケットデプス（PPD）、インプラント部位への口腔清掃のアクセス／能力（はい／いいえ）、機能期間。患者は以下のサブグループに分類された：歯周炎あり／歯周炎なし、歯の骨吸収あり／骨吸収なし、喫煙者／非喫煙者。

結果： 23名の患者のうち、多く（13名）は天然歯の骨吸収が最小限であり、歯周炎に罹患していなかった。 5 名は歯周炎に罹患していないが歯根長 1 / 3 を超える骨吸収を認め、5 名のみが歯周炎に罹患していた。6 名の患者が喫煙者（10本／日以上の喫煙）であった。部位ごとの分析では、281本の天然歯のうち17本（ 6 %）で 6 mm 以上のポケットが 1 箇所以上存在したのに対し、インプラントでは109本（ITI 28本、ブローネマルク81本）のうち58本（53%）に存在した。74% のインプラントは適切な口腔清掃ができていなかった。インプラント周囲炎と診断されたインプラントは高頻度で適切な口腔清掃の到達／能力がないことと関連していたが、一方で口腔清掃の到達／能力はインプラント周囲炎と関連していなかった。実際に、インプラント周囲炎に罹患したインプラントの48% は、適切な口腔清掃に対して到達／能力がなく（65% 陽性予測値）、到達／能力があったもので周囲炎に罹患したインプラントは 4 % に過ぎなかった（82% 陰性予測値）。

結論： 本研究の結果から、インプラント部位の口腔清掃のしやすさといった局所因子がインプラント周囲炎の有無に関連していることが示された。インプラント周囲炎では、高頻度で残存歯列周囲支持骨の吸収は最小であり、歯周炎罹患の症状を示さない（天然歯の 6 mm 以上の歯周ポケットの存在）。被験者のうち 6 名だけが喫煙者であった。これらの結果から、歯科インプラントで補綴した患者に適切な口腔清掃指導を行うことと、インプラント周囲の口腔清掃がしやすいような補綴構造にすることが重要であることを強調したい。

（Serino G, et al. Clin Oral Implants Res 2009;20(2):169-174.）

インプラント周囲炎病変は歯周炎病変と異なるのか？

目的： インプラント周囲炎病変と歯周炎病変の病理組織学的特徴を比較すること。

方法： 2010年 7 月までの論文を検索した。調査はヒト生検材料と動物実験で行われた。

結果： ヒト歯周炎病変の病理組織学的特徴に関する包括的な情報は存在する一方で、ヒト生検材料によるインプラント周囲炎病変を評価した研究は少なかった。実験的インプラント周囲炎病変は10件の研究で評価され、そのうち 3 件の研究で実験的歯周炎と比較していた。ヒト生検材料：炎症性細胞浸潤（ICT）の最先端部は歯周炎よりインプラント周囲炎でより顕著であり、ほとんどの場合、ポケット上皮の先端に位置していた。形質細胞とリンパ球は両病変ともに細胞の中で優位であったが、一方で好中球、顆粒球およびマクロファージはインプラント周囲炎でより割合が大きかった。

実験的研究： 結紮の設置によって形成されたプラークはインプラントと歯周支持組織を喪失させ、広範囲の ICT をもたらした。結紮の除去後、歯の周囲組織では結合組織裏で骨から ICT を分離する自己治癒過程が生じたが、インプラント周囲組織では ICT は骨頂まで波及していた。

結論： インプラント周囲炎と歯周炎は臨床的特徴や病因が類似しているのにも関わらず、 2 つの病変間には決定的な病理組織学的差異がある。

（Berglundh T, et al. J Clin Periodontol 2011;38 Suppl 11:188-202.）

プレゼンで使える、あの分類および文献

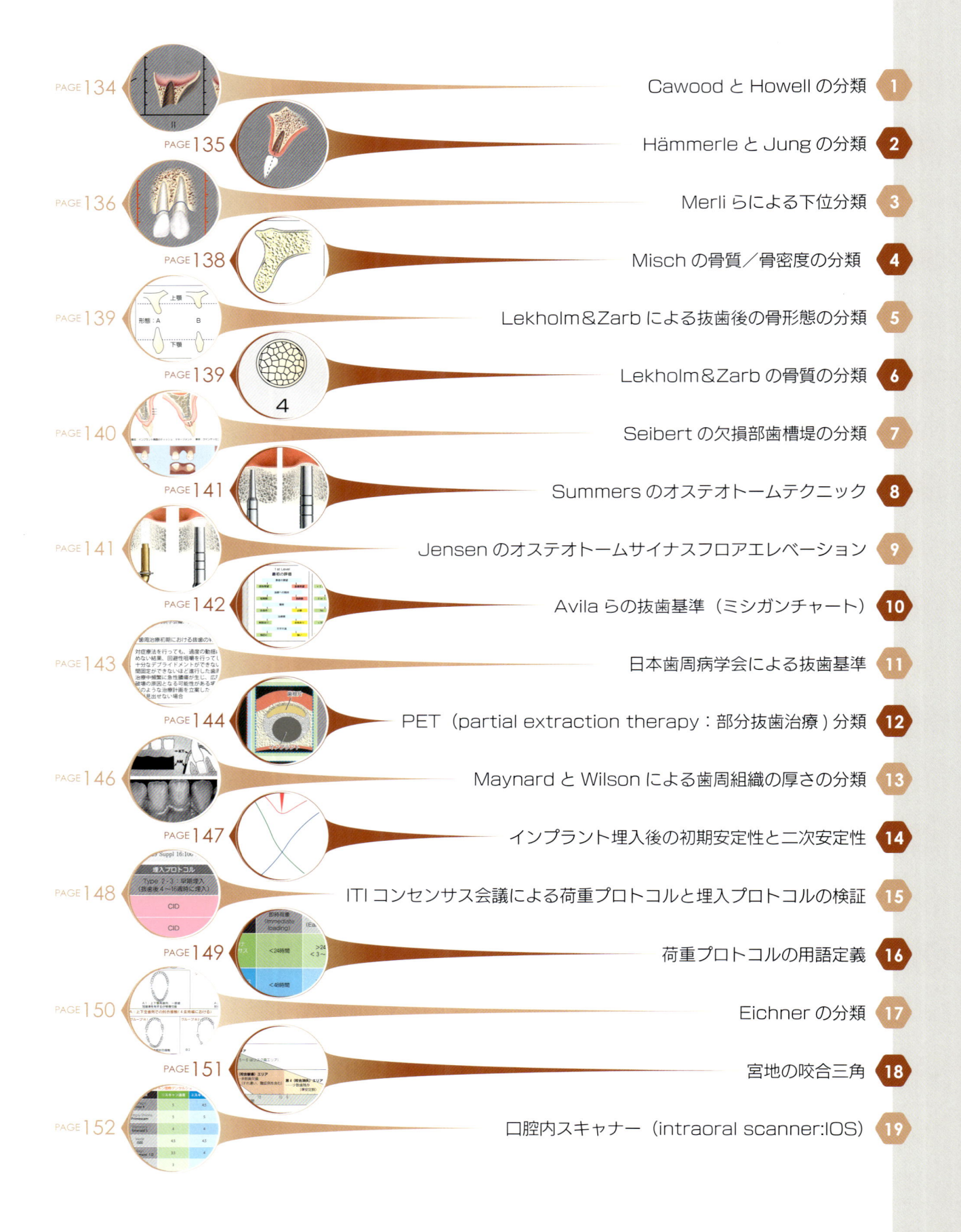

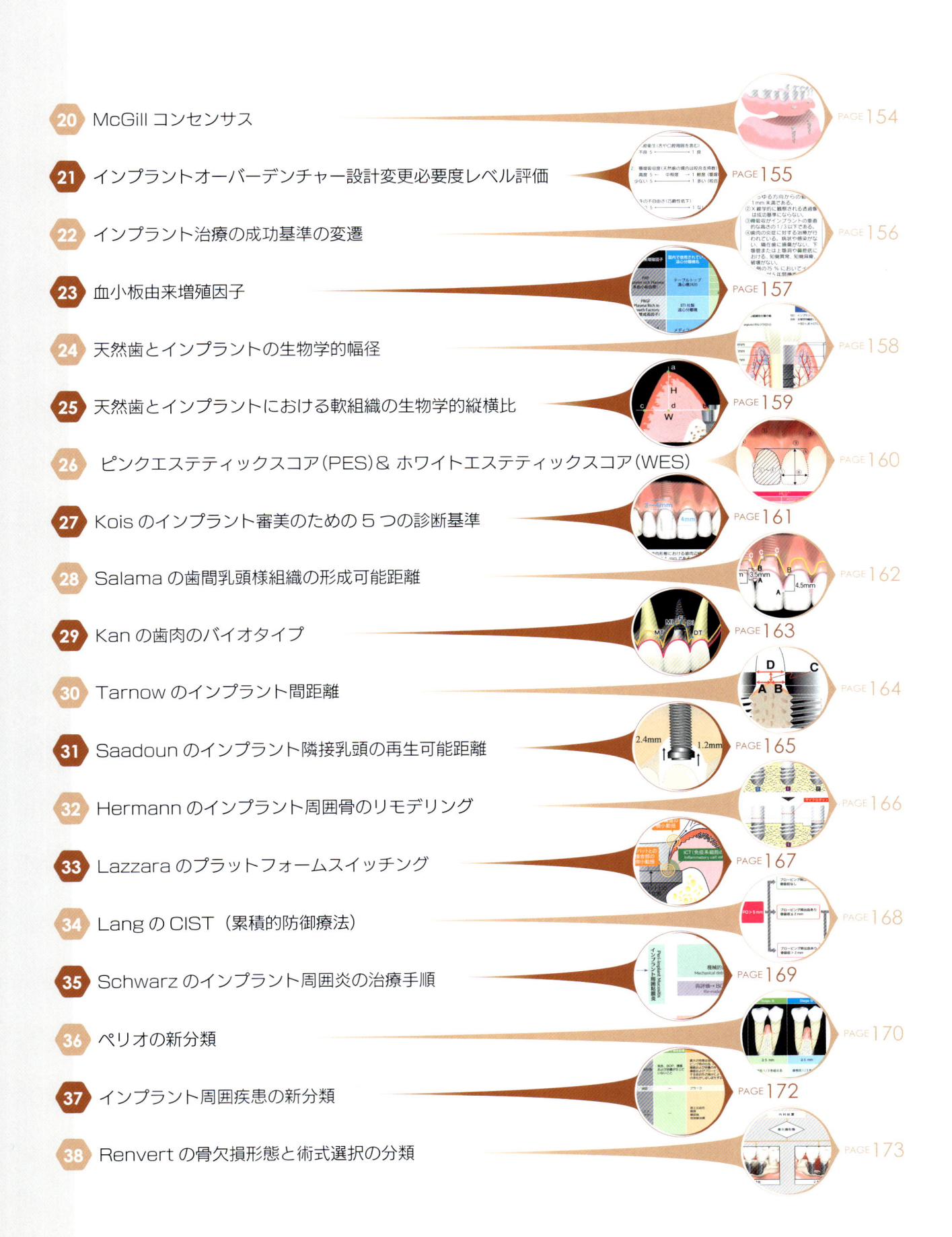

Bone graft

1 CawoodとHowellの分類

出典 Cawood JI, Howell RA. A classification of the edentulous jaws. Int J Oral Maxillofac Surg 1988；17(4)：232-236.
Merli M. Implant therapy: the integrated treatment plan. Chicago：Quintessence Publishing Co Inc, 2013.

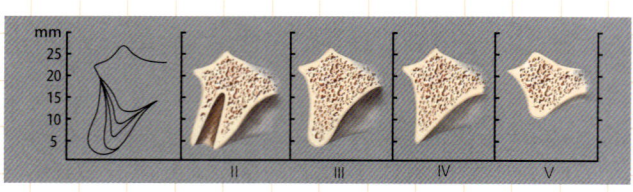

上顎前歯部における Cawood（カウッド）と Howell（ハウエル）の分類。
（Merli（メルリ）らにより吸収形態一部改変）

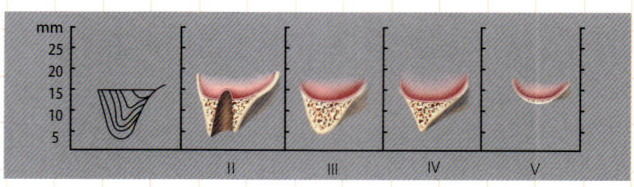

上顎臼歯部における Cawood と Howell の分類。
（オリジナルの 6 つの分類を Merli らは 5 つに分類している）

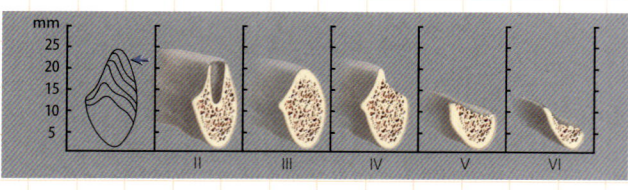

下顎前歯部における Cawood と Howell の分類。
（Merli らにより吸収形態一部改変）

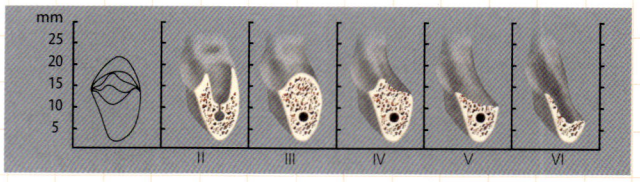

下顎臼歯部における Cawood と Howell の分類。
（Merli らにより吸収形態一部改変）

▼上顎
Class Ⅰ：有歯顎堤（抜歯前）。
Class Ⅱ：抜歯直後の歯槽堤形態。
Class Ⅲ：抜歯から時間が経って再骨化し丸みを帯びた歯槽堤形態、十分な幅と高さがある。
Class Ⅳ：十分な高さはあるが、幅が不十分。いわゆる「ナイフエッジ状」の残存歯槽堤。
Class Ⅴ：歯槽突起が完全に吸収した平坦な顎堤。
▼下顎
Class Ⅰ：有歯顎堤（抜歯前）。
Class Ⅱ：抜歯直後の歯槽堤形態。
Class Ⅲ：抜歯から時間が経って再骨化し丸みを帯びた歯槽堤形態、十分な幅と高さがある。
Class Ⅳ：十分な高さはあるが、幅が不十分。いわゆる「ナイフエッジ状」の残存歯槽堤。
Class Ⅴ：歯槽突起が完全に吸収した平坦な顎堤。
Class Ⅵ：顎骨基底部にまで及ぶ吸収をともなう陥凹した顎堤。
解説者コメント：300体の乾燥頭蓋を用い、上下顎前歯部および臼歯部歯槽骨の水平・垂直的距離を計測した最初の論文。歯槽堤の吸収度合いにより分類し、義歯補綴やその予後予測に有益なデータを提供した。

Bone graft

2 HämmerleとJungの分類

出典 Hämmerle CH, Jung RE. Bone augmentation by means of barrier membranes. Periodontol 2000 2003；33：36-53.
Merli M. Implant therapy: the integrated treatment plan. Chicago：Quintessence Publishing Co Inc, 2013.

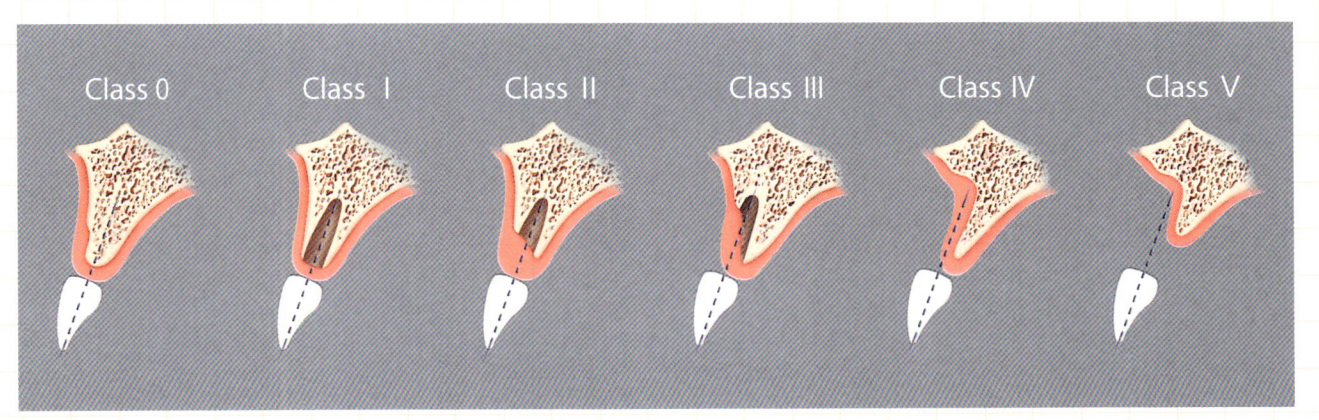

Class 0　　Class I　　Class II　　Class III　　Class IV　　Class V

Hämmerle（ヘンメル）と Jung（ユング）の分類。

Class 0：歯冠部位に最小の欠損しかなく、骨構造にほとんど変化がない。
Class I：無傷な骨壁をもつ抜歯窩。
Class II：骨壁に部分的な吸収がある抜歯窩。
Class III：唇（頬）側骨壁がほとんど吸収している抜歯窩。
Class IV：水平的に欠損した歯槽堤形態。
Class V：水平・垂直的に欠損した歯槽堤形態。
解説者コメント：一般的によく引用されている Hämmerle と Glauser（グラウザー）の骨裂開の分類（2005年）のオリジナル論文。インプラントにおける診断が治療計画の指標として活用できる。

Bone graft

3 Merliらによる下位分類

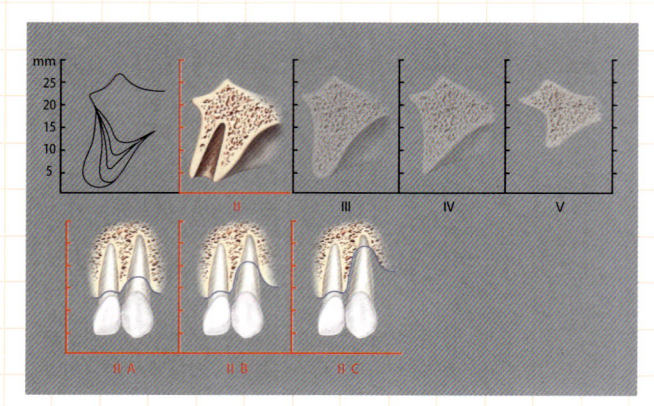

上顎前歯部における Cawood と Howell の分類 Class Ⅱの Merli（メルリ）らによる下位分類。
(Salama H, Salama M. The role of orthodontic extrusive remodeling in the enhancement of soft and hard tissue profiles prior to implant placement: a systematic approach to the management of extraction site defects. Int J Periodontics Restorative Dent 1993 ; 13(4) : 312-333.)

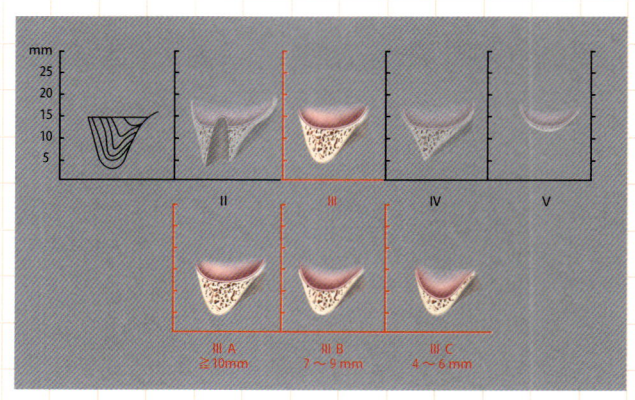

上顎臼歯部における Cawood と Howell の分類 Class Ⅲの Merli らによる下位分類。
(Cawood JI, Howell RA. A classification of the edentulous jaws. Int J Oral Maxillofac Surg 1988 ; 17(4) : 232-236.)

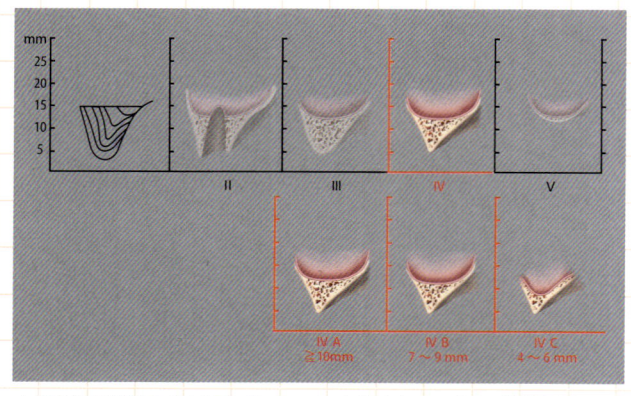

上顎臼歯部における Cawood と Howell の分類 Class Ⅳの、Merli らによる下位分類。
(Cawood JI, Howell RA. A classification of the edentulous jaws. Int J Oral Maxillofac Surg 1988 ; 17(4) : 232-236.)

Class Ⅰ：有歯顎堤（抜歯前）。
Class Ⅱ：抜歯後の歯槽堤形態。
Class Ⅱ A：吸収が歯槽頂高さの25％未満。
Class Ⅱ B：吸収が歯槽頂高さの25〜50％の間。
Class Ⅱ C：吸収が歯槽頂高さの50％超。
Class Ⅲ：十分な幅と高さのある凸面の歯槽堤形態。
Class Ⅲ A：歯槽骨の高さが10mm 以上。
Class Ⅲ B：歯槽骨の高さが 7 〜 9 mm。
Class Ⅲ C：歯槽骨の高さが 4 〜 6 mm。
Class Ⅳ：十分な高さはあるが、幅が不十分（ 4 mm 以下）なナイフエッジ状の歯槽堤。
Class Ⅳ A：歯槽骨の高さが10mm 以上。
Class Ⅳ B：歯槽骨の高さが 7 〜 9 mm。
Class Ⅳ C：歯槽骨の高さが 4 〜 6 mm。
Class Ⅴ：高さと幅が不十分の平坦な顎堤。
Class Ⅵ：顎骨基底部が不揃いに吸収した凹面（コンケーブ状）の顎堤。
下顎の高さは下顎管の歯冠側から計算される。

出典1　Merli M. Implant therapy: the integrated treatment plan. Chicago：Quintessence, 2013.

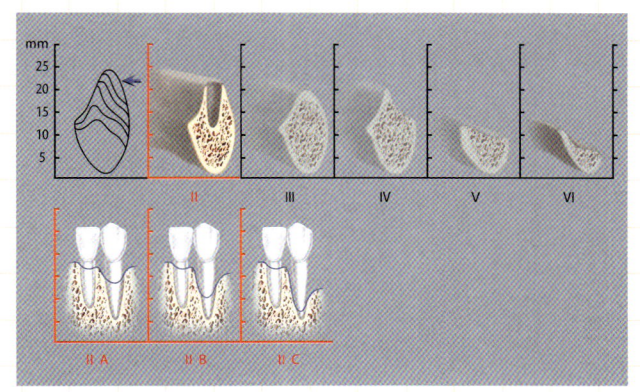

下顎前歯部における Cawood と Howell の分類 Class ⅡのMerli らによる下位分類。

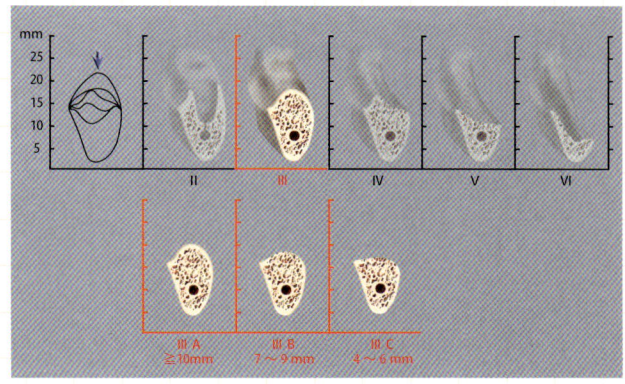

下顎臼歯部における Cawood と Howell の分類 Class Ⅲの、Merli らによる下位分類。

解説者コメント： オリジナルとなる Cawood と Howell の分類は、歯槽堤形態に着目したものであり、義歯補綴の指標として使われてきた。Meril らは歯槽骨の頬舌径のみでなく、垂直的距離（上顎は歯槽頂と上顎洞との、下顎は歯槽頂と下顎管との距離）の違いを追加することにより、Cawood と Howell の分類をさらに細分化（下位）し、インプラント治療に応用可能な、より実用性の高いものとした。

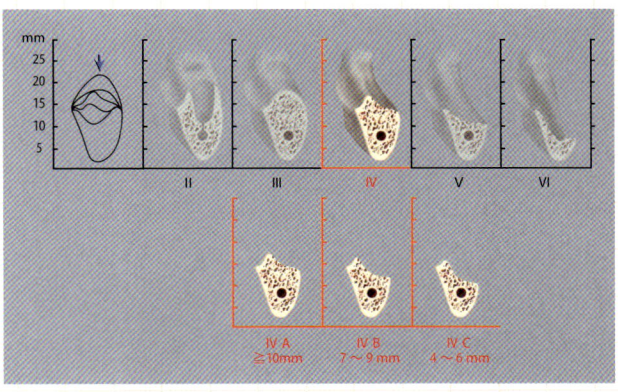

下顎臼歯部における Cawood と Howell の分類 Class Ⅳの、Merli らによる下位分類。

GBR

4 Mischの骨質／骨密度の分類

出典 Misch CE. Density of bone: effect on treatment plans, surgical approach, healing, and progressive bone loading. Int J Oral Implantol 1990；6（2）：23-31.

骨質 （ハンスフィールド値：HU）	特徴
D1 （＞1,250）	・大部分が皮質骨 ・ドリル使用時の感触はカシ材またはカエデ材 ・10段階評価で9〜10の骨強度 ・おもに下顎前歯部にみられる
D2 （850〜1,250）	・皮質骨と骨梁の粗な海綿骨が歯槽頂に厚い層を形成している ・ドリル使用時の感触はホワイトパイン材またはスプルース材 ・10段階評価で7〜8の骨強度 ・下顎骨全体および上顎前歯部にみられる
D3 （350〜850）	・歯槽頂部の皮質骨層が薄く、海綿骨骨梁が細い ・ドリル使用時の感触はバルサ材 ・10段階評価で3〜4の骨強度（D2の50％程度） ・おもに下顎臼歯部または上顎にみられる
D4 （150〜350）	・大部分が骨梁の細い海綿骨 ・ドリル使用時の感触は発泡スチロール ・10段階評価で1〜2の骨強度 ・おもに上顎臼歯部にみられる

Misch（ミッシュ）はドリルでの切削感を基に骨質を4つに分類した。さらにハンスフィールド値（CT値）によっても分類を明確にしている。

解説者コメント：ハンスフィールド値は、CT装置の開発者（Godfrey N. Hounsfield）の名前に由来する。

GBR

5 Lekholm&Zarbによる抜歯後の骨形態の分類

出典 Brånemark PI, Zarb GA, Albrektsson T. Tissue-Integrated Prostheses. Chicago：Quintessence, 1985.

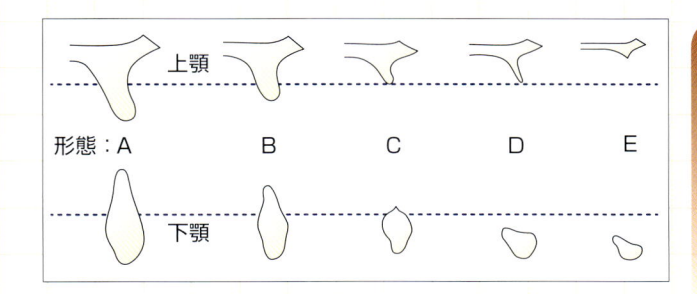

（A）歯槽骨がほとんど残存している。
（B）歯槽骨が中程度吸収している。
（C）歯槽骨がほとんど吸収し、基底骨のみが残存している。
（D）基底骨が中程度吸収している。
（E）基底骨がほとんど吸収している。

解説者コメント：Lekholm（レクホルム）とZarb（ザーブ）の抜歯後の残存顎骨形態と骨吸収の程度による分類。点線は歯槽骨と顎骨とのおおよその境界を示す。

GBR

6 Lekholm&Zarbの骨質の分類

出典 Brånemark PI, Zarb GA, Albrektsson T. Tissue-Integrated Prostheses. Chicago：Quintessence, 1985.

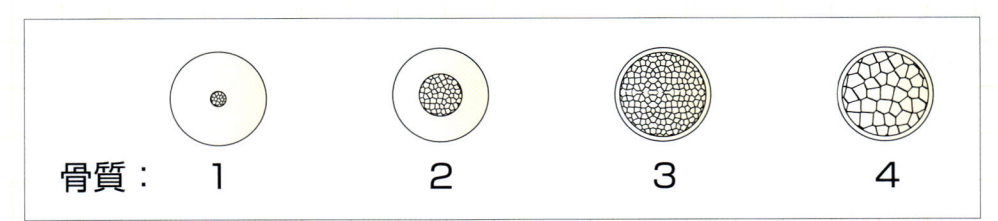

（1）顎骨の大部分が皮質骨により占められている。
（2）中心の密度の高い海綿骨を厚い皮質骨が包囲している。
（3）十分な強度を備えた、密度の高い海綿骨を薄い皮質骨が包囲している。
（4）密度の低い海綿骨を薄い皮質骨が包囲している。

解説者コメント：骨形態の分類同様、ブローネマルクシステムの1980年代からのＸ線像を用いた骨評価法。本来の骨質の定義と異なり、骨密度を表現したものである。
骨形態の分類同様、もともと前歯部の顎骨について提唱されたものであったが、インプラント治療の適応症拡大、診査・診断技術の進歩などにより、現在では臼歯部を含め広く利用されるようになっている。

7 Seibertの欠損部歯槽堤の分類

出典 Seibert JS. Reconstruction of deformed, partially edentulous ridges, using full thickness onlay grafts. Part I. Technique and wound healing.Compend Contin Educ Dent 1983；4（5）：437-453.

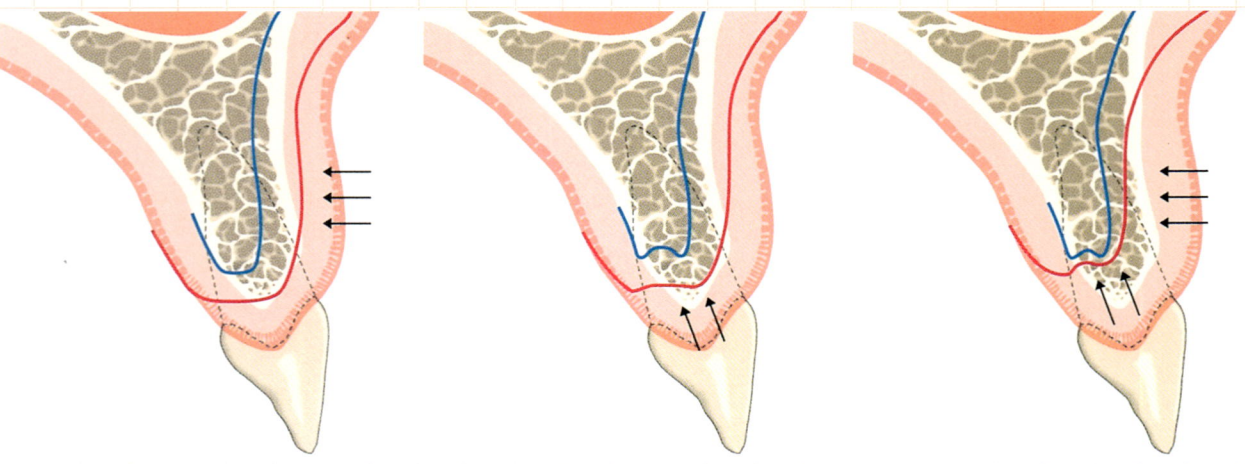

（佐藤直志．インプラント周囲のティッシュ・マネージメント．東京：クインテッセンス出版，2001；15より）

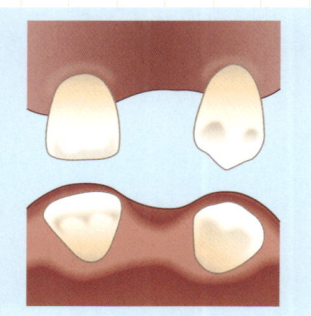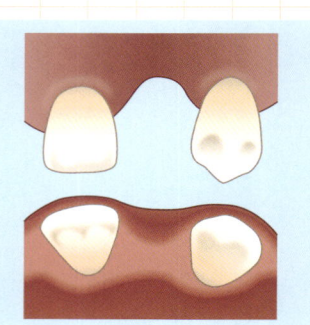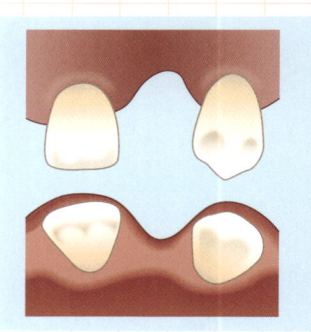

（木林博之．審美修復における欠損部歯槽堤への対応を検証する．第2回：形態異常に対する歯槽堤造成（ridge augmentation）. the Quintessence 2013；32(11)：163-176より）

Class Ⅰ：歯槽堤の高さは正常であるが唇（頬）舌側的幅径が喪失している場合。
Class Ⅱ：歯槽堤の垂直的高径が喪失している場合。
Class Ⅲ：歯槽堤の垂直的高径および唇（頬）舌的幅径の両方が喪失している場合。
解説者コメント：原著では限局的な欠損部歯槽堤の形態異常に対して遊離歯肉移植で形態修正を行っているが、現在ではこの分類を応用し、インプラント埋入のための骨造成や審美性改善のための軟組織移植の際の指標として用いられる。Seibert（シーバート）の分類は歯槽堤形態の分類であり、骨欠損形態の分類ではないことに注意されたい。

Sinus floor elevation

8 Summersのオステオトームテクニック

出典 Summers RB. A new concept in maxillary implant surgery: the osteotome technique. Compendium 1994；15(2)：152-162.

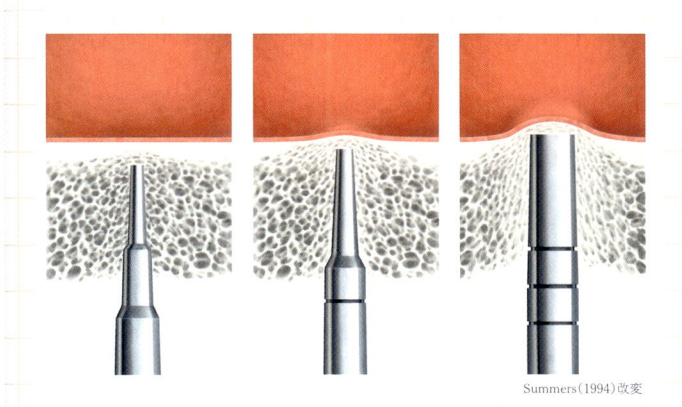

Summers(1994)改変

（佐藤直志. インプラント周囲のティッシュ・マネージメント. 東京：クインテッセンス出版，2001；183より）

オステオトームによる上顎洞方向への骨の圧縮により、骨を突き上げ、上方に押し上げられた骨塊が上顎洞底を挙上するテクニックを報告。

解説者コメント：Summers（サマーズ）オステオトームテクニックは、従来の切削の代わりに海綿骨を押し拡げてインプラント埋入窩を形成する方法である。さらに、この方法は上顎洞底の挙上にも応用することができる。

Sinus floor elevation

9 Jensenのオステオトームサイナスフロアエレベーション

出典 Jensen OT. Treatment planning for sinus grafts. In: Jensen OT(eds). The sinus bone graft. Chicago：Quintessence, 1999；49-68.

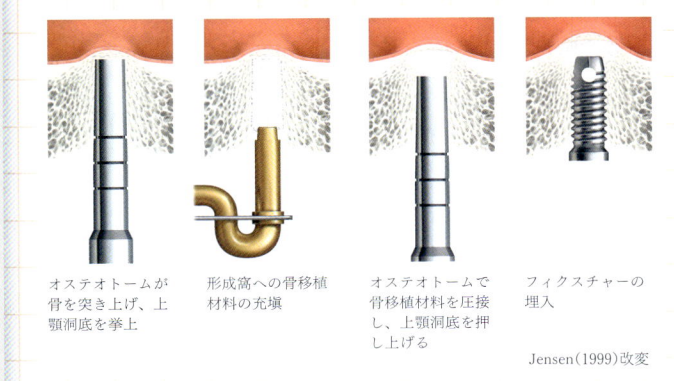

オステオトームが骨を突き上げ、上顎洞底を挙上　　形成窩への骨移植材料の充填　　オステオトームで骨移植材料を圧接し、上顎洞底を押し上げる　　フィクスチャーの埋入

Jensen(1999)改変

（佐藤直志. インプラント周囲のティッシュ・マネージメント. 東京：クインテッセンス出版，2001；183より）

Jensen（ジェンセン）は、上顎洞底部の骨を骨移植材料とともにオステオトームで槌打して移動させ、上顎洞底を挙上し、同時にインプラントを埋入するSimultaneous approachの方法を報告。

解説者コメント：Rosenらによると、オステオトーム法において、既存骨が4mm以下になると生存率が下がるとされている。

Socket preservation

10 Avilaらの抜歯基準 （ミシガンチャート）

出典 Avila G, Galindo-Moreno P, Soehren S, Misch CE, Morelli T, Wang HL. A novel decision-making process for tooth retention or extraction. J Periodontol 2009;80(3):476-491.

1 st Level「最初の評価」、2 nd Level「歯周疾患の重症度」、3 rd Level「根分岐部病変」、4 th Level「病因因子」、5 th Level「修復因子」、6 th Level「他の因子」の 6 段階に分け、さらにそれぞれ 4 〜 5 項目について評価を行い、項目ごとに赤・黄・緑の判定をし、赤・黄が多い場合抜歯を推奨する。

	■が 0 個	■が 1 個	■が 2 個	■が 3 個	■が 4 個以上
■が 0 個	保存	保存	妥協的に保存	保存を試みるが、経過によっては抜歯	抜歯を考慮
■が 1 個	保存を試みるが、経過によっては抜歯	保存を試みるが、経過によっては抜歯	保存を試みるが、経過によっては抜歯	抜歯を考慮	抜歯を考慮
■が 2 個	記載なし	抜歯を考慮	抜歯	抜歯	抜歯
■が 3 個以上	抜歯	抜歯	抜歯	抜歯	抜歯

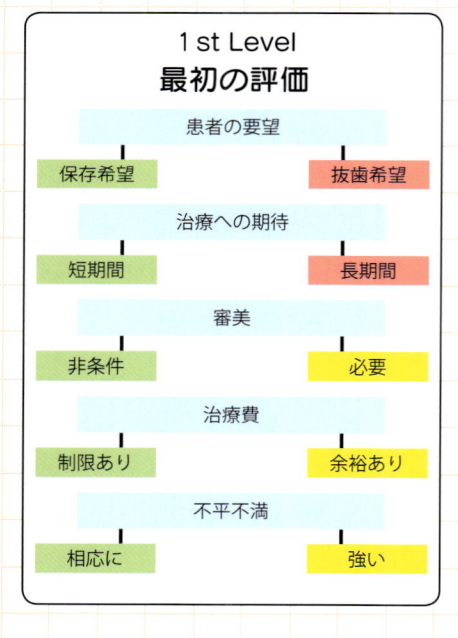

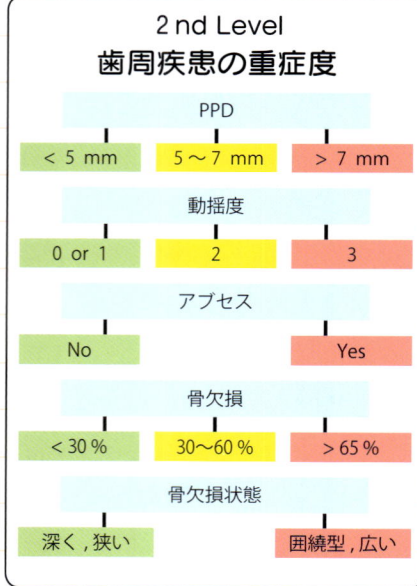

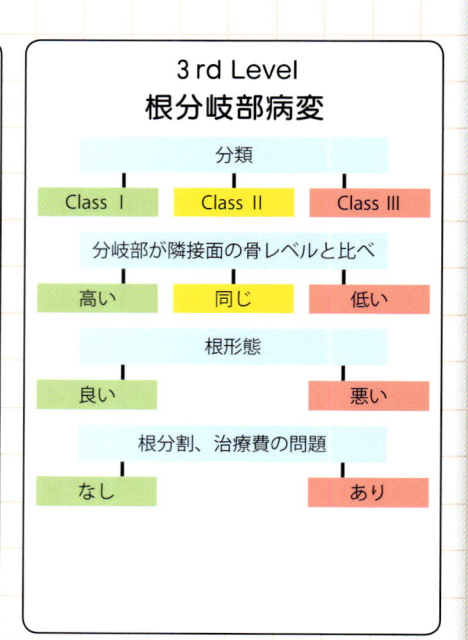

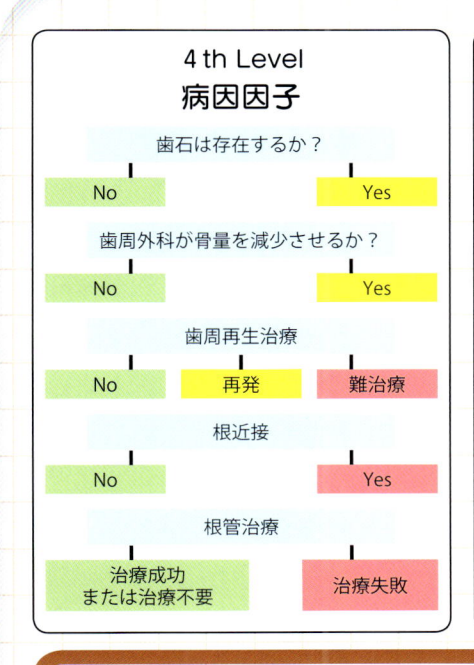

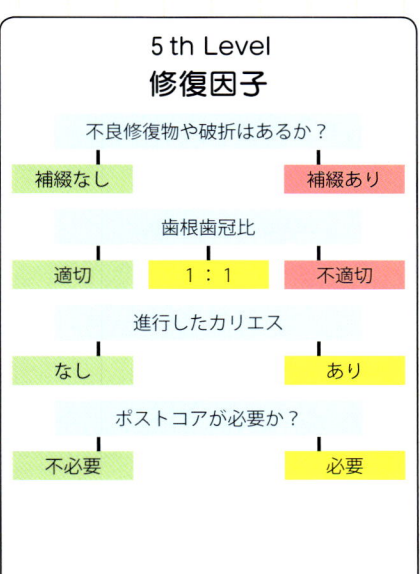

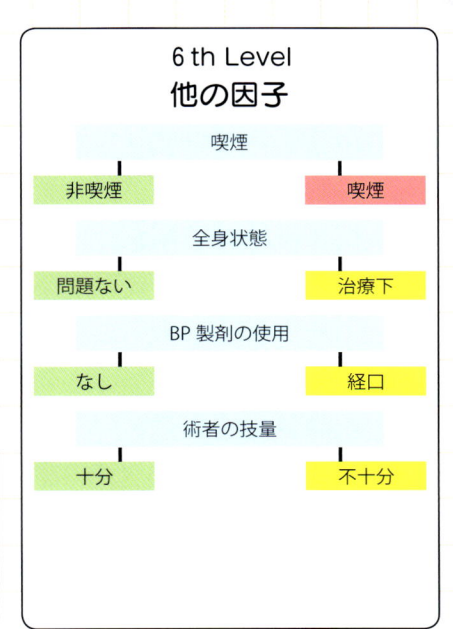

4 th Level 病因因子

歯石は存在するか？
- No
- Yes

歯周外科が骨量を減少させるか？
- No
- Yes

歯周再生治療
- No
- 再発
- 難治療

根近接
- No
- Yes

根管治療
- 治療成功 または治療不要
- 治療失敗

5 th Level 修復因子

不良修復物や破折はあるか？
- 補綴なし
- 補綴あり

歯根歯冠比
- 適切
- 1：1
- 不適切

進行したカリエス
- なし
- あり

ポストコアが必要か？
- 不必要
- 必要

6 th Level 他の因子

喫煙
- 非喫煙
- 喫煙

全身状態
- 問題ない
- 治療下

BP 製剤の使用
- なし
- 経口

術者の技量
- 十分
- 不十分

解説者コメント：本基準はミシガンチャートとも呼ばれる。多因子に影響される抜歯基準を明確にわかりやすく分類し、1歯ごとの状態を客観的に捉えることができる。しかし、個々の治療期間の違いや最終補綴に対する考慮がされておらず、初診時でこのチャートに沿って判断すると抜歯の確率が上がるように思われる。

Socket
preservation

11 日本歯周病学会による抜歯基準

出典 日本歯周病学会編．歯周病患者におけるインプラント治療の指針2008．日本歯周病学会，2009；2 -3.

表1　歯周治療初期における抜歯の判断基準

1．対症療法を行っても、過度の動揺により痛くて咬めない結果、回避性咀嚼を行ってしまう場合
2．十分なデブライドメントができない、あるいは暫間固定ができないほど進行した歯周炎
3．治療中頻繁に急性膿瘍が生じ、広範囲の歯周組織破壊の原因となる可能性がある場合
4．どのような治療計画を立案したときにも、利用価値が見出せない場合

表2　暫間的に保存し、歯周治療後期に抜歯を行うための判断基準

1．臼歯部の咬合高径を維持している場合
　→プロビジョナルレストレーションによって置き換えられた後に抜歯
2．臼歯部の咬合高径を維持しており、かつ隣接領域にインプラントを埋入した後も機能している場合
　→インプラントの上部構造が装着された後に抜歯
3．隣接領域の歯周外科を予定している場合
　→予後不良歯は、隣在歯の歯周外科治療と同時に抜去

解説者コメント：歯周病が原因で抜歯に至ることが多いが、歯周病罹患歯を積極的に抜去しインプラント治療を行った場合と保存的治療を行った場合の口腔機能回復の改善に対して、明確な違いを証明する研究がなく、抜歯か保存かはその都度、患者とよく話し合う必要がある。

Socket preservation

12 PET（partial extraction therapy：部分抜歯治療）分類

出典 Gluckman H, Salama M, Du Toit J. Partial Extraction Therapies (PET) Part 1 : Maintaining Alveolar Ridge Contour at Pontic and Immediate Implant Sites. In:PRD YEARBOOK 2017. 東京：クインテッセンス出版，2017.

PET の術式と適応

PET 適応	PET（部分抜歯治療）	正面観の透過図	矢状面断（赤線での断面）	抜歯窩中央部水平断（青線での断面）
天然歯を利用した、主にポンティック部の歯槽堤形態の維持	**ポンティックシールドテクニック** (Pontic Shield Technique) Gluckman H, Du Toit J, Salama M. The Pontic-Shield: Partial Extraction Therapy for Ridge Preservation and Pontic Site Development. Int J Periodontics Restorative Dent. 2016;36(3):417-23.			 歯根片 骨補填材料
	ルートサブマージェンステクニック (Root Submergence Technique) Salama M, Ishikawa T, Salama H, Funato A, Garber D. Advantages of the root submergence technique for pontic site development in esthetic implant therapy.Int J Periodontics Restorative Dent. 2007;27(6):521-7.			 残根
天然歯を利用した、主に抜歯後即時インプラント埋入における歯槽堤形態の維持	**ソケットシールドテクニック** * (Socket Shield Technique) Hürzeler MB, Zuhr O, Schupbach P, Rebele SF, Emmanouilidis N, Fickl S. J Clin Periodontol. 2010 Sep;37(9):855-62. The socket-shield technique: a proof-of-principle report.			 歯根片 インプラント
	プロキシマルソケットシールドテクニック (Proximal Socket Shield) Kan JY, Rungcharassaeng K. Proximal socket shield for interimplant papilla preservation in the esthetic zone. Int J Periodontics Restorative Dent 2013;33(1):e24-31.			 歯根片 インプラント

表は Gluckman H, Salama M, Du Toit J. Partial Extraction Therapies (PET) Part 1: Maintaining Alveolar Ridge Contour at Pontic and Immediate Implant Sites. Int J Periodontics Restorative Dent 2016;36(5):681-687.、中川雅裕. PET コンセプトを用いて審美性を確保した前歯部複数歯欠損インプラント症例. Quintessence DENTAL Implantol 2018;25(1):75-82. より制作

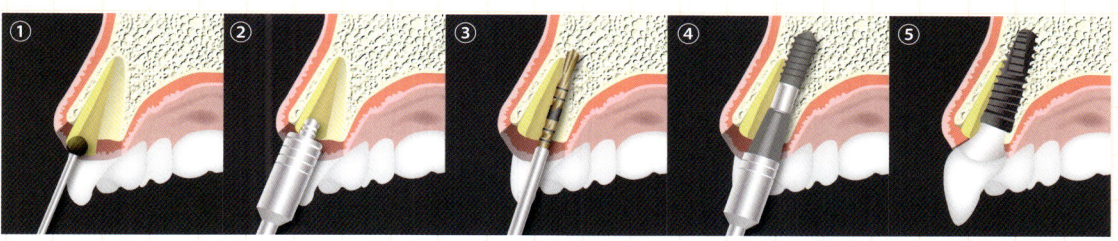

* ソケットシールドテクニックの術式。唇側歯根片を意図的に保存し（①・②）、インプラントを即時埋入する（③・④）。抜歯前の歯槽堤（歯肉）の形態を維持する目的で行われる（⑤）。（Ganz SD, Tawil I, Mitsias ME. The Root Membrane Concept: In the zone with the "Triangle of Bone". Dentistry today 2017;36(10):80-86.）

術式内容	適応すべき臨床的状態
歯根部分を完全に歯槽骨内に埋包し、ポンティックとすることで組織の喪失を抑える。歯根を埋包するためにCTGと併用されることが多い。	・修復不可能な歯冠もしくは抜歯適応歯 ・根尖病変があるもしくはない歯根 ・歯槽堤の保存を意図 ・固定性補綴装置のポンティック部位が計画されている ・2本の隣接するインプラントの代替治療としてのカンチレバーのポンティック部位 ・別のPETとともに行うリッジプリザベーション
歯根の一部を完全に埋包させ組織の喪失を抑える。ルートサブマージェンステクニックが使えない状況（近遠心的破折や歯根病変が存在するときなど）でも用いることが可能。	・修復不可能な歯冠もしくは抜歯適応歯 ・根尖病変ではない ・断髄治療もしくは根管治療が済んでいる ・歯槽堤の保存を意図 ・総義歯もしくは部分床義歯が計画されている ・固定性補綴装置のポンティック部位が計画されている ・2本の隣接するインプラントの代替治療としてのカンチレバーのポンティック部位 ・のちにインプラント治療を計画している成長過程の若年患者 ・別のPETとともに行うリッジプリザベーション
インプラント埋入時、おもに唇側に歯根の一部を残すことでインプラント周囲硬・軟組織の萎縮を回避する。	・修復不可能な歯冠もしくは抜歯適応歯 ・根尖病変があるもしくはない歯根 ・歯槽堤の保存、特に頬側と口蓋側の骨吸収を防止するため ・インプラントの即時埋入 ・別のPETとともに行うリッジプリザベーション
乳頭部軟組織を維持する目的で近遠心隣接面部に存在する歯根を残す。	・修復不可能な歯冠もしくは抜歯適応歯 ・根尖病変があるもしくはない歯根 ・乳頭組織の保存を意図 ・隣接する2本以上のインプラントの即時埋入 ・別のPETとともに行う乳頭組織プリザベーション

解説者コメント：抜歯を行うことで、抜歯窩は骨吸収が起こり、その形態に大きな変化を及ぼす。特に審美領域において、その変化が治療結果に大きな影響を及ぼすことがある。そのため、抜歯窩内に歯根もしくはその一部を保存し歯根膜由来の血流を残存させることにより、抜歯窩の形態を可及的に維持させる手法が開発された。特に、インプラント間のポンティック部位は、歯根を完全に残すルートサブマージェンステクニック、唇側歯牙切片のみを残すポンティックシールドテクニック、インプラントの埋入部位では唇側歯切片のみを残すソケットシールドテクニックについて、Gluckman, Salamaらはその各テクニックの総称を部分抜歯治療（Partial Extraction Therapy：PET）と呼んでいる。

PETの術式の中で、インプラント治療を行う際に頻度高く利用されると思われるソケットシールドテクニックの術式を上に示す。

Immediate
implant placement

13 MaynardとWilsonによる歯周組織の厚さの分類

出典 Maynard JG, Wilson RD. Diagnosis and management of mucogingival problems in children. Dent Clin North Am 1980; 24: 683-703.

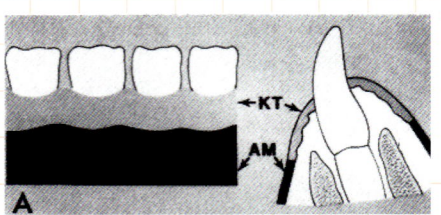

Type 1
唇側歯槽骨の厚さおよび角化歯肉の量ともに十分である。

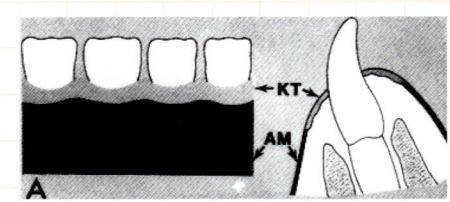

Type 2
唇側歯槽骨の厚さは十分であるが、角化歯肉量は不十分である（2mm未満）。

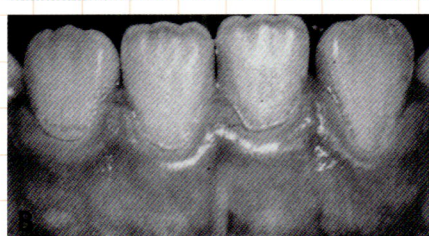

Type 3
唇側歯槽骨の厚さは薄いが、角化歯肉の量は十分である。

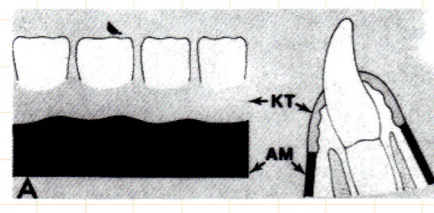

Type 4
唇側歯槽骨の厚さおよび角化歯肉の量ともに不十分である。

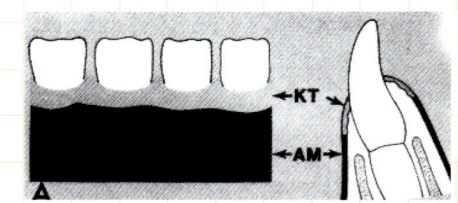

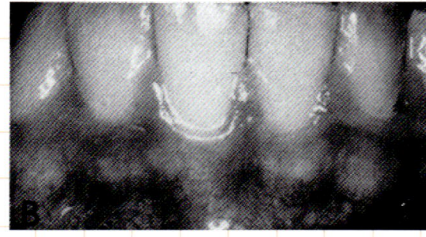

歯肉歯槽粘膜の問題を引き起こす要因の一つとして歯周組織の厚さが関連するとの考えから、歯周組織の厚さを、唇側歯槽骨の厚さと角化歯肉の量により Type 1 から 4 の4つに分類したもの。Type 4 がもっとも問題を生じやすいとされる。

解説者コメント：Maynard（メイナード）と Wilson（ウィルソン）の本オリジナル論文は小児の下顎前歯唇側における分類であるが、現在では成人の審美修復治療前の難易度分類に広く適用されている。

Immediate functional loading

14 インプラント埋入後の初期安定性と二次安定性

出典 Raghavendra S, Wood MC, Taylor TD. Early wound healing around endosseous implants: a review of the literature. Int J Oral Maxillofac Implants 2005；20(3)：425-431.

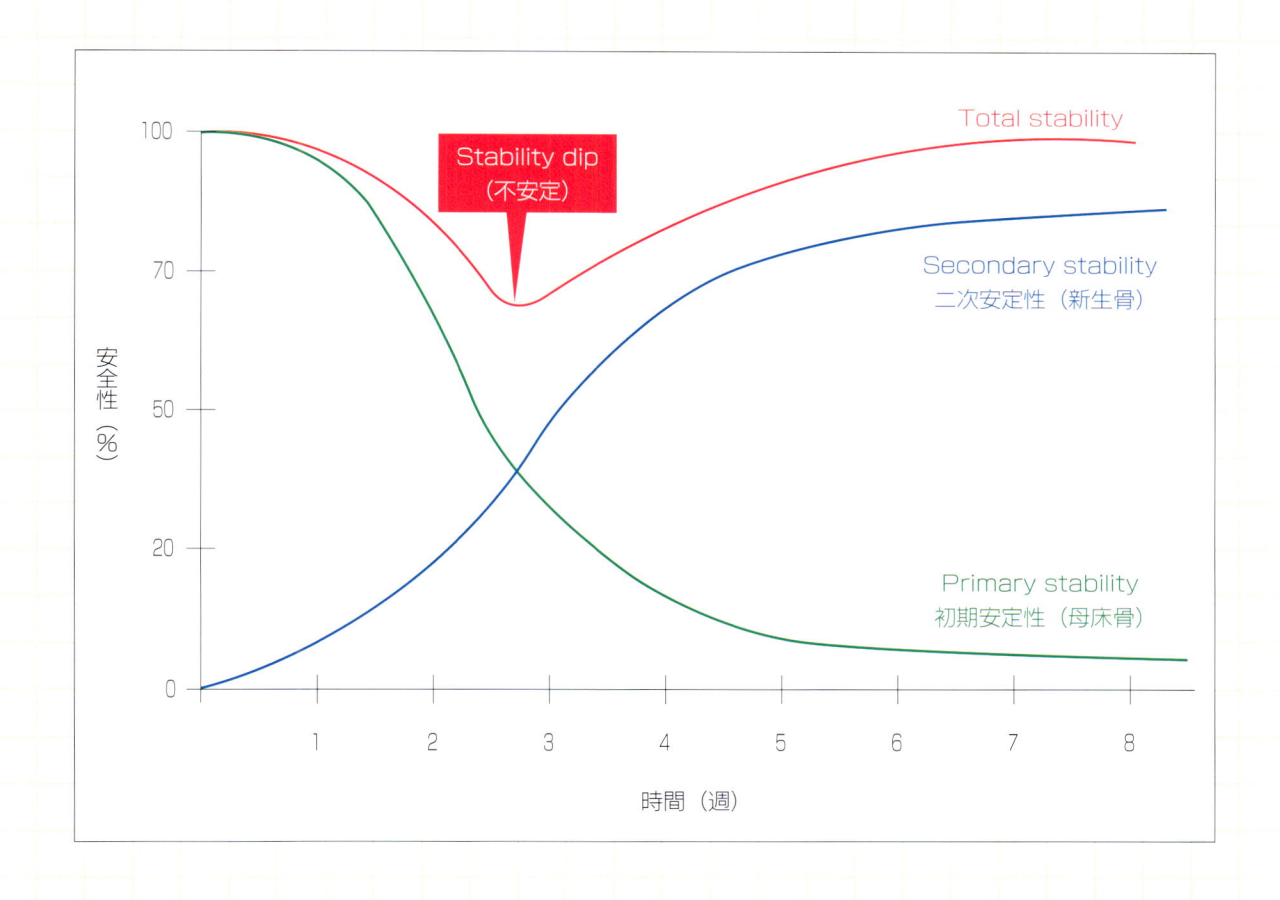

一般的に、インプラントを埋入後初期安定性（既存骨による）は徐々に失われていき、それと並行して二次安定性（新生骨による）が徐々に増加していく。その曲線の交差した点の上方（赤色の線）がトータルの安定性（Total stability）を示す。約3週後にもっとも不安定な時期（Stability dip）を迎える。

解説コメント：多くのインプラントメーカーは、二次安定性のスピードを上げることで、インプラント埋入後の不安定な時期（Stability dip）を縮めようと表面性状の改良を重ねている。

Immediate functional loading

15 ITIコンセンサス会議による 荷重プロトコルと埋入プロトコルの検証

- 荷重プロトコル -

出典 Wismeijer D, Casentini P, Gallucci G, Chiapasco M. ITI Treatment Guide, Volume 4 : Loading Protocols in Implant Dentistry: Edentulous Patients. Berlin: Quintessence 2010: 6.

		補綴装置			
		可撤性		固定性	
		上顎	下顎	上顎	下顎
荷重プロトコル	通常荷重(Conventional loading)	CWD	SCV	SCV	CWD
	早期荷重(Early loading)	CD	CWD	CD	CD
	即時荷重(Immediate loading)	CID	CWD	CWD	CWD
	抜歯後即時埋入、即時荷重	CID	CID	CD	CID

- 埋入プロトコルと荷重プロトコル -

出典 Gallucci GO, Hamilton A, Zhou W, Buser D, Chen S. Implant placement and loading protocols in partially edentulous patients: A systematic review. Clin Oral Implants Res 2018;29 Suppl 16:106-134.

	埋入プロトコル		
	Type 1：即時埋入 （抜歯時に埋入）	Type 2-3：早期埋入 （抜歯後4〜16週時に埋入）	Type 4：遅延埋入 （抜歯後6ヵ月以上経過時に埋入）
Type A 即時修復／即時荷重	CD	CID	CD
Type B 早期荷重	CD	CID	SCV
Type C 通常荷重	SCV	SCV	SCV

（荷重プロトコルは左端縦列に表記）

SCV(scientifically and clinically validated)：科学的にも臨床的にも完全に実証された(深緑)、CWD(clinically well documented)：臨床的に十分検証された(薄緑)、CD(clinically document-ed)：臨床的に検証された(黄)、CID(clinically insufficiently documented)：臨床的に検証が不十分(赤)。
解説者コメント：第4回ITIコンセンサス会議では、荷重プロトコルの部位別、補綴装置別の検証が行われ、第6回ITIコンセンサス会議では、荷重プロトコルの埋入時期別の検証が行われた。埋入プロトコルの **Type 2** は軟組織治癒時、**Type 3** は骨の部分治癒時である。

Immediate
functional loading

16 荷重プロトコルの用語定義

出典 Wismeijer D, Casentini P, Gallucci G, Chiapasco M. ITI Treatment Guide, Volume 4 : Loading Protocols in Implant Dentistry: Edentulous Patients. Berlin: Quintessence 2010: 7.

	即時荷重 (Immediate loading)	早期荷重 (Early loading)	通常荷重 (Conventional loading)	遅延荷重 (Delayed load-ing)	用語解説
バルセロナコンセンサス 2002	＜24時間	＞24時間 ＜3～6ヵ月	3～6ヵ月	＞3～6ヵ月	非咬合性荷重：中心咬合位で咬合接触を付与させない修復
ITI コンセンサス 2003	＜48時間	＞48時間 ＜3ヵ月	3～6ヵ月	＞3～6ヵ月	即時修復：咬合接触を付与させない即時荷重
European Association of Osseointegration 2006	＜72時間	―	＞3ヵ月（下顎） ＞6ヵ月（上顎）	＞3～6ヵ月	即時修復もしくは非機能即時荷重は、インプラント埋入後72時間以内の咬合接触を付与させない修復と定義される
Cochrane システマティックレビュー 2007	＜1週間	＞1週間 ＜2ヵ月	＞2ヵ月	―	即時荷重は咬合接触の有無を問わない

解説者コメント：現在使用されている Cochrane（コクラン）の定義は従前の定義を包括している。

17 Eichnerの分類

出典 Eichner K. Über eine Gruppeneinteilung der Lückengebisse für die Prothetik. Dtsch zähnarztl Z 1955；10：1831-1834.

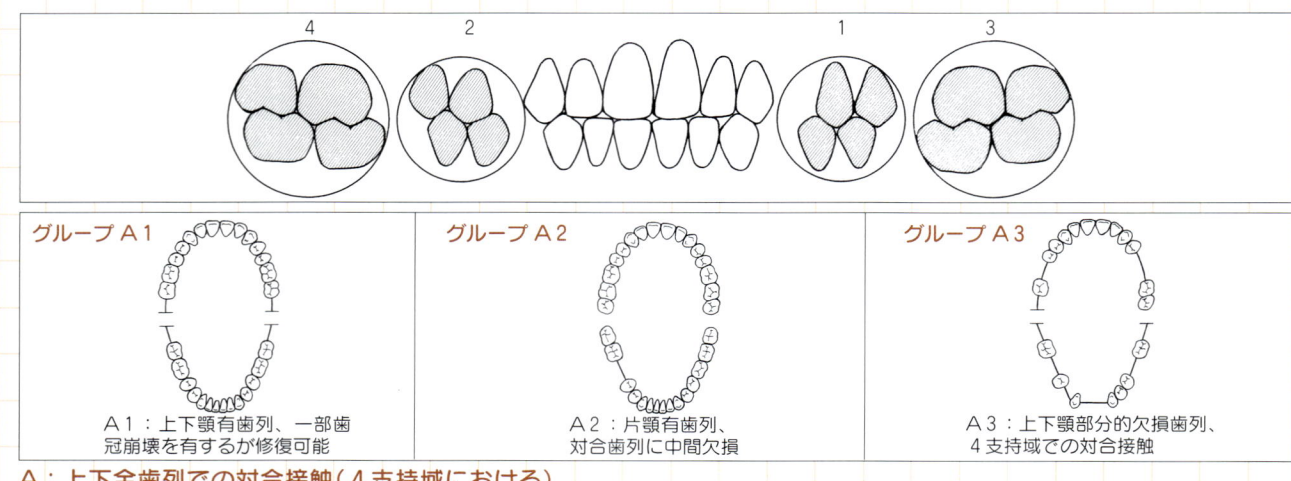

グループ A 1
A 1：上下顎有歯列、一部歯冠崩壊を有するが修復可能

グループ A 2
A 2：片顎有歯列、対合歯列に中間欠損

グループ A 3
A 3：上下顎部分的欠損歯列、4支持域での対合接触

A：上下全歯列での対合接触（4支持域における）

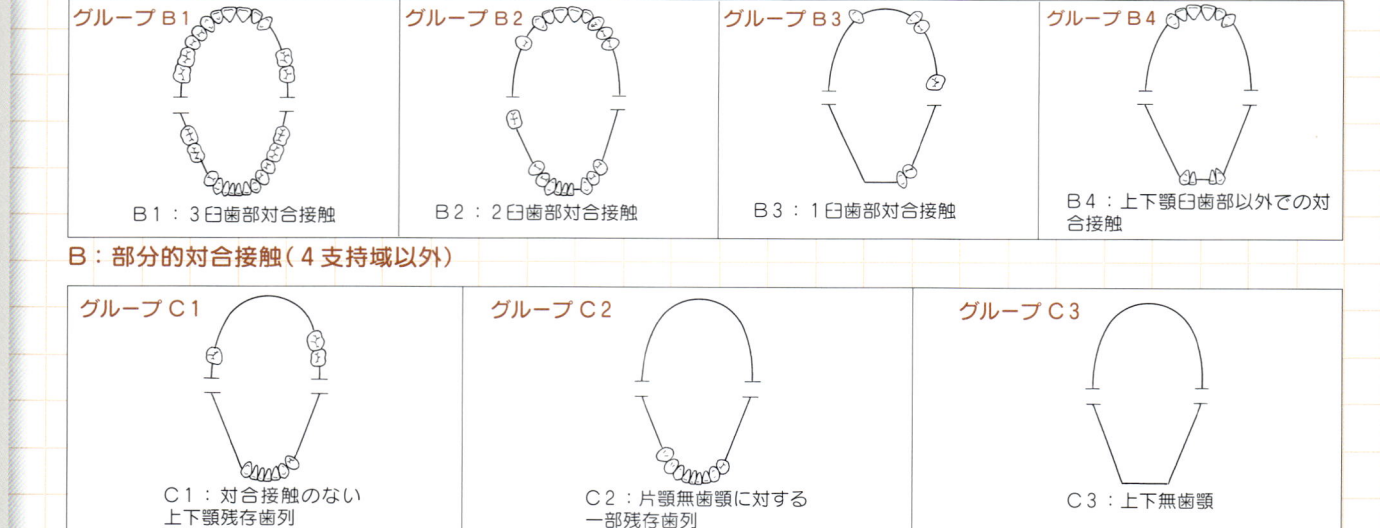

グループ B 1
B 1：3臼歯部対合接触

グループ B 2
B 2：2臼歯部対合接触

グループ B 3
B 3：1臼歯部対合接触

グループ B 4
B 4：上下顎臼歯部以外での対合接触

B：部分的対合接触（4支持域以外）

グループ C 1
C 1：対合接触のない上下顎残存歯列

グループ C 2
C 2：片顎無歯顎に対する一部残存歯列

グループ C 3
C 3：上下無歯顎

C：上下顎歯列の対合接触なし

Eichner（アイヒナー）による欠損歯列の補綴学的分類。
解説者コメント：Eichner が考案した、欠損歯列の現存歯の位置よりも、三次元的に現存歯の対合接触域（咬合支持域）に着目した欠損歯列の分類。左右の小臼歯群および大臼歯群の4つの咬合支持域において、それぞれに対合接触が存在するかどうかにより、A、B、Cの3群に分類される。

Immediate
functional loading

18 宮地の咬合三角

出典 本多正明，宮地建夫，伊藤雄策，武田孝之，編著. 見る目が変わる！「欠損歯列」の読み方，「欠損補綴」の設計. 東京：
クインテッセンス出版，2013.

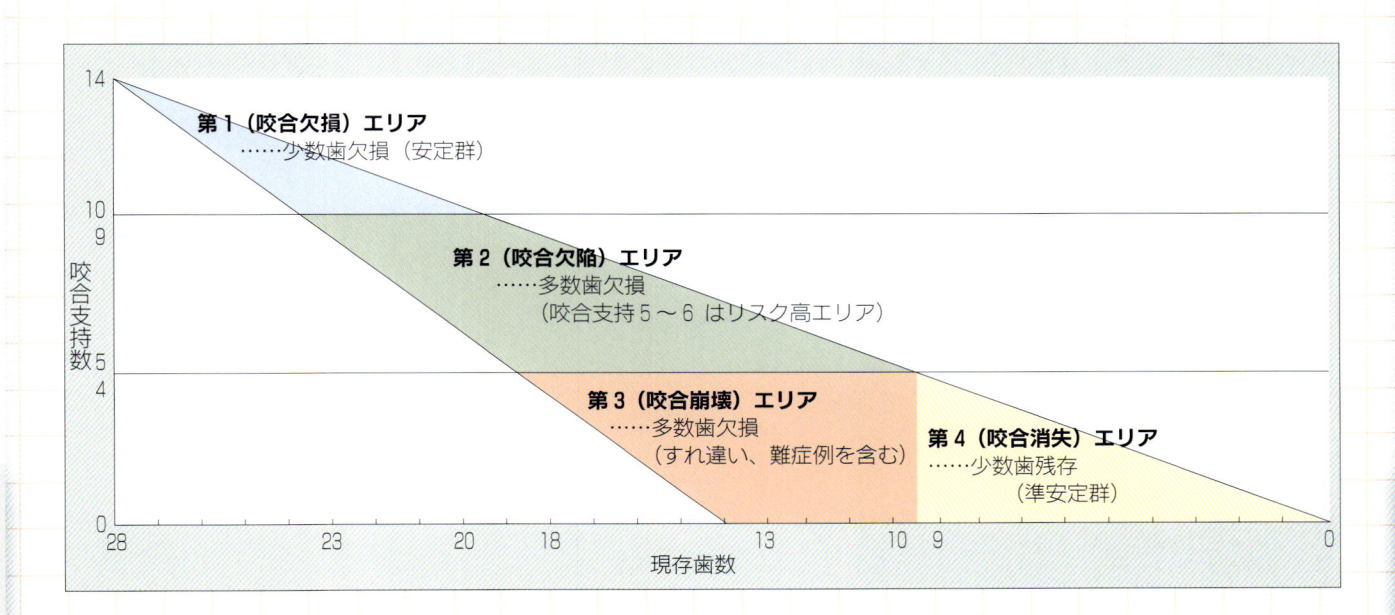

「咬合支持数」と「現存歯数」から、「欠損歯列」を４つのエリア（咬合欠損エリア、咬合欠陥エリア、咬合崩壊エリア、咬合消失エリア）に分けて、評価・スクリーニングする方法。

解説者コメント：宮地が1981年に発表した欠損歯列の分類。欠損歯列の病態レベルを評価するのにすぐれる。Ｘ軸は上下顎の合計歯数（28〜０歯）、Ｙ軸は咬合支持数（14〜０ヵ所）を表す。合計歯数と咬合支持数により第１（咬合欠損）エリア、第２（咬合欠陥）エリア、第３（咬合崩壊）エリア、第４（咬合消失）エリアの４つのエリアに分割される。
具体的な例を下記に示す（症例 a、b、c）。

| 症例 a 第2（咬合欠陥）エリア | 7×54321 | 1234××× | 20歯現存・咬合支持7 |
| | ××543×× | 1234567 | |

| 症例 b 第3（咬合崩壊）エリア | 7654××× | ×××56× | 15歯現存・咬合支持2 |
| | ×××4321 | 12345×× | |

| 症例 c 第4（咬合消失）エリア | ××××××× | ××××5×7 | 6歯現存・咬合支持0 |
| | ××××32× | ×23×××× | |

Computer
guided surgery

19 口腔内スキャナー (intraoral scanner：IOS)

出典 institute of Digital Dentistry. Review of the Intraoral Scanners at IDS 2019.（https://instituteofdigitaldentistry.com/ids-2019/review-of-the-intra-oral-scanners-at-ids-2019/）（2019-5・8 参照）

※ 本表は2019年 IDS（ケルン国際デンタルショー）時における出典元による評価であり、最新の情報とは異なる場合があります。

SCANNER	①スキャン速度	②スキャンフロー	③スキャナーサイズ	④使いやすさ	⑤価格／投資コスト	
3Shape **Trios 4**	5	4.5	3	4.5	$$$	
Dentsply Sirona **Primescam**	5	5	1	5	$$$$$	
Planmeca **Emerald S**	4	4	4	4	$$$	
Medit **i500**	4.5	4.5	4	4	$	
Align Technology **iTero Element 5 D**	3.5	4	1	3	$$$$	
Carestream **CS3700**	3	3	3	4	$$$	
dental wings **Virtuo Vivo**	3	4	5	4	$$	
GC **Aadva IOS 200**	1	2	3	2	$$	
VATECH **EzScan**	3	3	5	3	$	
Shining 3 D **Aoralscan**	2	1	3	2	$	

各項目の詳細と評価基準

①**スキャン速度**（5：もっとも速い／1：もっとも遅い）：フルアーチスキャン時のスキャナー速度の相対評価。ほとんどのスキャナーは1分以内に行うことが可能。

②**スキャンフロー**（5：円滑なスキャン／1：粗野なスキャン）：スピード以外の追加項目。位置確認の遅れや前・臼歯部等の彎曲部での連続処理、またスキャンが一時中断した場合の再認識などについて評価。

③**スキャナーサイズ**（5：もっとも快適／1：もっとも快適でない）：スキャナヘッドサイズとシステム全体のサイズや重量。全体的なスキャニング中の快適さに焦点を当てた評価。

④**使いやすさ**（5：最高の使い勝手／1：使い勝手が悪い）：インターフェースとプロセスのシームレスについての評価。ハードウェアとソフトウェアの管理方法やスキャン、処理および全体的なワークフローについての評価。

⑤**スキャナー価格／投資額**（$$$$$：もっとも高価／$：もっとも安価）：スキャナー価格は販売業者や地域／ソフト選択／割引などさまざまな要因によって大きく異なるため、正確な数値ではなくもっとも高価なスキャナーともっとも安価なスキャナーに基づく相対比較を表す。

解説者コメント：口腔内から直接、小型カメラ(ビデオ)を使用し歯列や歯肉粘膜情報をスキャンしデジタルデータ化すること。そのデジタルデータを使用し診断や補綴装置製作に活用できる。CEREC Omnicam(Dentsply Sirona社製)、iTero(Align Technology社製)、Trophy 3D Scanner(Trophy社製)、True Definition(3M社製)などが主に本邦で扱われていると思われる。各社それぞれに取り扱うデジタルデータの拡張子が異なるが、今後さらに多種多様化すると思われる。使用するソフトウェアとの互換性に注意が必要。

⑥定期保守料	⑦オートクレーブ対応	⑧タッチスクリーン	⑨ワイヤレススキャナー	⑩う蝕検出	⑪CADソフト
必須	150回/1チップ	○	○	透過光と蛍光	○ 総合的
必須ではない。強く推奨される年間ケアプランあり	3種類の選択肢あり	○	×	×	○ 総合的
なし	300回/1チップ	外部タッチパネルへのUSB接続が必要	×	透過光のみ	○ 総合的
クラウドストレージは20GBを超えると費用発生	20回/1チップ	外部タッチパネルへのUSB接続が必要	×	×	× スキャンのみ
必須	使い捨て 非ACチップのみ	○	×	近赤外画像	× スキャンのみ
なし、強く推奨される ケアプランあり(CS Advantage)	60回/1チップ	外部タッチパネルへのUSB接続が必要	×	×	○ 簡略的
必須	250回/1チップ	○	×	×	○ 簡略的
なし	250回/1チップ	外部タッチパネルへのUSB接続が必要	×	×	○ 簡略的
なし	○	外部タッチパネルへのUSB接続が必要	×	×	×
なし	○	外部タッチパネルへのUSB接続が必要	×	×	×

⑥定期使用料またはメンテナンスパッケージ：一部スキャナーにはソフトウェアと関連した定期使用料が必要。また、不必要でも多くはソフトウェアのアップグレードやメンテナンス、サービスおよび継続的なサポートをカバーする「メンテナンスパッケージ」に関連した年間使用料を設定している。定期使用料が必須／推奨／必須ではないかを表記する。

⑦スキャニングチップのオートクレーブ：スキャニングチップ交換までのオートクレーブ回数を示す

⑧タッチスクリーン：カード型スキャナーの場合のタッチスクリーンの可否。USB接続スキャナーではオートクレーブは適用されない。タッチスクリーンのコンピューターに接続した場合はタッチインターフェースとして機能するが、すべてのソフトウェアがタッチ操作を念頭に設計されているわけではない。

⑨ワイヤレススキャナー：スキャナーのワイヤレスオプションの有無。

⑩う蝕検出機能：スキャナーの透過光や蛍光などのう蝕検出機能の有無。

⑪CADの統合：スキャニングソフトウェアのCAD/CAM設計機能の有無。ない場合、ファイルをエクスポートする必要があり、補綴はExocadなどのサードパーティ製ソフトウェアで設計する。

●オープンまたはクローズドスキャンのエクスポート：すべてオープンシステムであり STL、OBJおよび/またはPLYのうち少なくとも1つをエクスポートできる。

Implant
Overdenture

20 McGillコンセンサス

出典 Feine JS, Carlsson GE, Awad MA, Chehade A, Duncan WJ, Gizani S, Head T, Lund JP, MacEntee M, Mericske-Stern R, Mojon P, Morais J, Naert I, Payne AG, Penrod J, Stoker GT, Tawse-Smith A, Taylor TD, Thomason JM, Thomson WM, Wismeijer D. The McGill consensus statement on overdentures. Mandibular two-implant overdentures as first choice standard of care for edentulous patients. Montreal, Quebec, May 24-25, 2002. Int J Oral Maxillofac Implants 2002；17(4)：601 - 602.

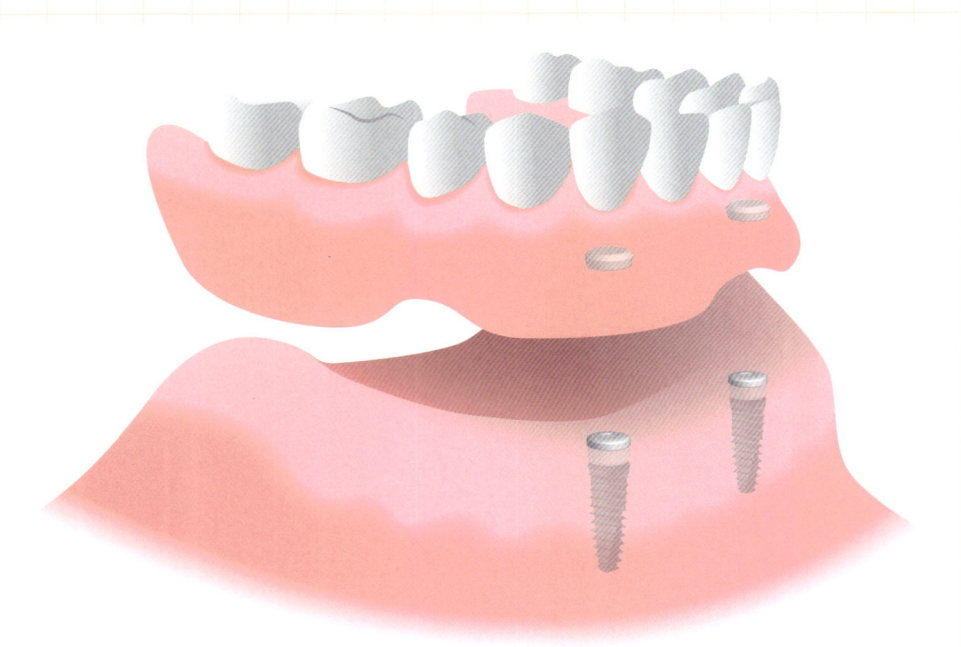

2002年にカナダのMcGill（マギル）大学にて科学者と臨床エキスパートにより、無歯顎患者の治療における下顎インプラント 2 本オーバーデンチャーの有効性について検討され提唱されたコンセンサス。

解説者コメント： 下顎インプラント 2 本のオーバーデンチャーにおいて、インプラントの生存率が下顎前歯域において非常に高く、外科的な合併症の発生率が非常に低いこと、下顎前歯域の残存顎堤の吸収をインプラントが抑えること、使用するアタッチメントシステムの種類にかかわらず（バー、ボール、マグネット）従来デンチャーよりも高い満足度を示し生活の質の評価が有意に高いこと、治療費が抑えられることなどが報告された。そして、総義歯が無歯顎患者に対する伝統的な標準治療とされてきたが、今日では、インプラント 2 本のオーバーデンチャーが下顎無歯顎に対する第一選択の治療法になるべきというエビデンスがあることが示された。

Implant
Overdenture

21 インプラントオーバーデンチャー 設計変更必要度レベル評価

出典 田中譲治. インプラントオーバーデンチャーの基本と臨床. 東京：医歯薬出版，2012：112 - 117.

1．口腔衛生（舌や口腔周囲を含む）
　　不良 5 ←————→ 1 良

2．顎堤吸収度（天然歯の場合は咬合支持数）
　　高度 5 ← 　中程度　 → 1 軽度（顎堤吸収度）
　　少ない 5 ←————→ 1 多い（咬合支持数）

3．手の不自由さ（巧緻性低下）
　　あり 5 ←————→ 1 なし

4．口腔機能（含・嚥下など）
　　低下あり 5 ←————→ 1 問題なし

5．認知・理解能力不足
　　傾向あり 5 ←————→ 1 傾向なし

6．ADL（日常生活動作）
　　問題あり 5 ←————→ 1 問題なし

	レベル I	レベル II	レベル III	レベル IV
スコア合計	10〜14	15〜19	20〜24	25〜30
評　価	設計変更の検討が必要	設計変更が望ましい	設計変更を推奨	設計変更が必要

※各スコア（1〜5）の合計によりレベル度が4段階で評価される。実際には、これに年齢と予想される介護者の協力度を加味して判定。項目2「顎堤吸収度」を「咬合支持数」とすることで、クラスプなどによる多数歯欠損に対して天然歯支台オーバーデンチャーへの設計変更評価にも使用できる。

インプラントオーバーデンチャー設計変更必要度レベル評価（Tanaka のレベル評価）。
解説者コメント：高齢化にともない口腔衛生が難しくなるなど、ある時期をみて固定性インプラント補綴をインプラントオーバーデンチャーに設計変更することが望まれることがあるが、その必要度のレベル評価。本人や家族へのインフォームドコンセントにも有用。

Implant surface

インプラント治療の成功基準の変遷

| NIH ハーバード会議（1978） | Albrektsson らの成功基準（1986） | トロント会議（1998） |

出典 National Institutes of Health. Dental Implants: Benefit and Risk: Proceedings of an NIH-Harvard Consensus Development Conference Held at Harvard School of Dental Medicine 1978 13-14；1（3）：13-19.

出典 Albrektsson T, Zarb G, Worthington P, Eriksson AR.The long-term efficacy of currently used dental implants: a review and proposed criteria of success.Int J Oral Maxillofac Implants 1986；1（1）：11-25.

出典 Albrektsson T, Zarb GA.Determinants of correct clinical reporting.Int J Prosthodont 1998；11（5）：517-521.

①あらゆる方向からの動揺は1mm 未満である。
②X 線学的に観察される透過像は成功基準にならない。
③骨吸収がインプラントの垂直的な高さの1/3以下である。
④歯肉の炎症に対する治療が行われている。病状や感染がない、隣在歯に損傷がない、下顎管または上顎洞や鼻腔底における、知覚異常、知覚麻痺、破壊がない。
⑤症例の75％においてインプラントが5年間機能していることが成功の最低基準である。

①臨床検査時に、個々の連結されていないインプラントが動揺しない。
②X 線検査で、インプラント周囲にX 線透過像の形跡が認められない。
③インプラント体埋入の1年後以降から、垂直方向の骨吸収量が年0.2mm 未満である。
④個々のインプラントに、疼痛、感染、神経麻痺、知覚異常、下顎管損傷などの、持続性または不可逆的な兆候や症状がない。
⑤上記の基準において、5年後に85%、10年後に80%の成功率が成功の最低基準である。

①インプラントが、患者と歯科医師の両方が満足する、機能的および審美的な上部構造をよく支持している。
②インプラントに起因する痛み、不快感、知覚の変化、感染がない。
③臨床検査時に、個々の連結されていないインプラントが動揺しない。
④機能後1年以降の経年的なインプラント周囲の垂直的骨吸収が、0.2mm 未満である。

1978 年 の NIH(National Institutes of Health)ハーバード会議にて、インプラント成功基準が提唱された。

1986 年 に、Albrektsson（アレブレックソン）らがインプラント成功の基準として、JOMI に報告した。

1998年にカナダのトロント大学で開かれたシンポジウムにて、インプラントの成功基準として提唱された。

Implant surface

血小板由来増殖因子

出典 皆川 仁. 大特集 成功している再生療法 ―何を、どう使っていたか？―成長因子 外科手術における成長因子（CGF/AFG）の採取方法および臨床応用. Quintessence DENT Implantol 2014; 21(3): 32-37.

血小板由来増殖因子	国内で使用されている遠心分離機名	遠心分離の時間と回転数		抗凝固剤	遠心分離回数	白血球
		時間	回転数(rpm)			
PRP（Platelet-rich Plasma：多血小板血漿）	テーブルトップ遠心機2420	1回目		クエン酸ナトリウム	ダブルスピン	あり（L-PRPの場合）
		6分	2,500回			
		2回目				
		8分	2,300回			
PRGF（Plasma Rich in Growth Factors：多血漿成長因子）	BTI社製遠心分離機	8分	1,800回	クエン酸ナトリウム	シングルスピン	なし
CGF（Concentrated Growth Factors：濃縮成長因子）	メディフュージ	13分	2,400〜3,000回	なし	シングルスピン	あり
PRF（Platelet Rich Fibrin：濃縮血小板）	テーブルトップ遠心機	10分	1,600回	なし	シングルスピン	あり

解説者コメント： 1998年にマイアミ大学の Robert Marks（ロバートマークス）教授らが創傷治癒促進のために PRP（Platelet Rich Plasma：多血小板血漿）を歯科に応用した。その後代表的なものとして、1999年にスペインの Anitua（アニチュア）による PRGF、2001年にフランスの Choukuron（シュクロン）による PRF、2006年にイタリアの Sacco（サッコ）による CGF、2010年には中国の黄によるAFG が開発、施行された。
2014年、厚生労働省の「再生医療等の安全性確保法および薬事法一部改正案」により、自家血液由来成長因子の複雑な届出が必要となり、医療機関にとってハードルが高くなってきたが、現状では多くの医療機関で実施されている。

papilla

24 天然歯とインプラントの生物学的幅径

出典 1　Gargiulo AW, Wentz FM, Orban B. Dimensions and relations of the dentogingival junction in humans. J Periodontol 1961；32：261-267.

出典 2　Cochran DL, Hermann JS, Schenk RK, Higginbottom FL, Buser D. Biologic width around titanium implants. A histometric analysis of the implanto-gingival junction around unloaded and loaded nonsubmerged implants in the canine mandible. J Periodontol 1997；68(2)：186-198.

出典 3　G Caton J, Armitage G, Berglundh T, Chapple ILC, Jepsen S, S Kornman K, L Mealey B, Papapanou PN, Sanz M, S Tonetti M. A new classification scheme for periodontal and peri-implant diseases and conditions - Introduction and key changes from the 1999 classification. J Clin Periodontol. 2018 Jun;45 Suppl 20:S 1 -S8.

天然歯の生物学的幅径
（ヒト n=30　287 歯　325 歯面）

SD	0.69
JE	0.97
CTC	1.07
BW	2.04 (mm)

SD：歯肉溝の深さ、JE：上皮性付着の幅、CTC：結合組織性付着の幅
BW：生物学的幅径＝上皮性付着＋結合組織性付着
ただし、歯肉溝の深さを含めることもある。　　Gargiulo（ガルジウロ）ら

インプラント周囲の生物学的幅径
（イヌ n＝6　69 本の 1 回法インプラント）

(mm)	埋入後 3 ヵ月 負荷なし	負荷 3 ヵ月	負荷12ヵ月
SD	0.49±0.32	0.50±0.30	0.16±0.14
JE	1.16±0.47	1.44±0.41	1.88±0.81
CTC	1.36±0.64	1.01±0.32	1.05±0.38
BW	3.01±0.74	2.94±0.59	3.08±0.78

SD：インプラント周囲溝の深さ、JE：接合上皮の幅、CTC：結合組織の幅
BW：生物学的幅径（粘膜頂部から骨－インプラント接触点までの距離）
＝SD＋JE＋CTC　　　　　　　　　　　　Cochran（コクラン）ら

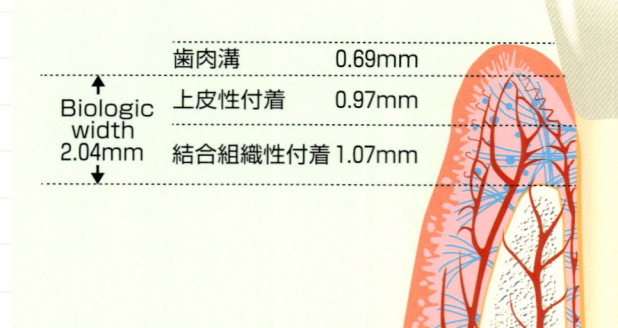

歯肉溝　　　　　0.69mm
上皮性付着　　　0.97mm
Biologic width 2.04mm
結合組織性付着 1.07mm

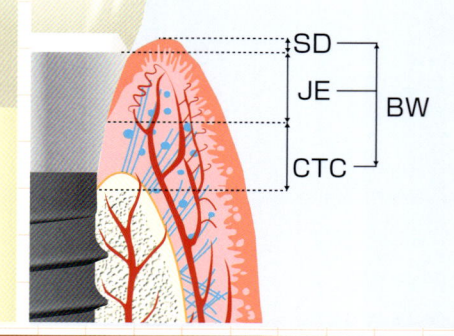

SD — JE — CTC — BW

解説者コメント：生物学的幅径とは、天然歯の正常な歯周組織における、付着歯肉の幅（左上図における上皮性付着（JE）と結合組織性付着（CTC）の和：約 2 mm）をいう。歯肉縁下う蝕や補綴物マージンの位置などにより侵襲されると、歯肉の炎症や歯槽骨吸収を引き起こすとされる。臨床的には約 1 mmの結合組織性付着幅は安定しているが、上皮性付着の幅は個体差が大きい（左上図）。そして、インプラント周囲にも生物学的幅径は存在するとされる。インプラントが口腔内に露出後、インプラント周囲溝の深さ、JE および CTC は変化するが（埋入後 3 ヵ月負荷なし、負荷 3 ヵ月、負荷12ヵ月）、形成された生物学的幅径は安定しており、約 3 mm の幅を維持している（右上図）。本研究では 1 回法インプラントが用いられているが、 2 回法インプラントの場合には二次手術後に生物学的幅径が形成される。2019年 Biological width は Supracrestal tissue attachment に用語変更された。

Papilla

25 天然歯とインプラントにおける軟組織の生物学的縦横比

出典 野澤　健，榎本紘昭，鶴巻春三，倉嶋敏明，杉山貴彦，渡邉文彦，伊藤公一．生物学的比率の概念に基づくインプラント周囲組織のマネージメント．長期的臨床データから導き出した予知性向上への提言．Quintessence DENT Implantol 2006；13（2）：11-27.

天然歯

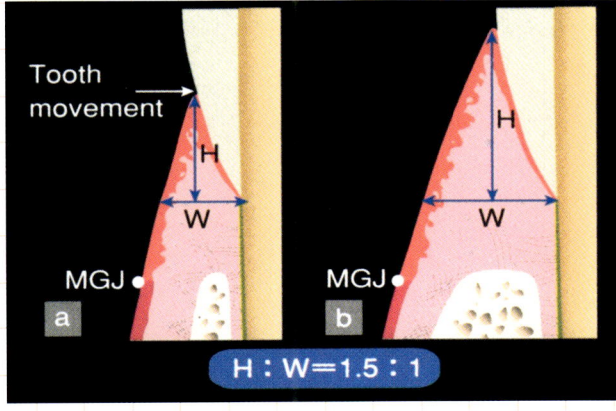

インプラント

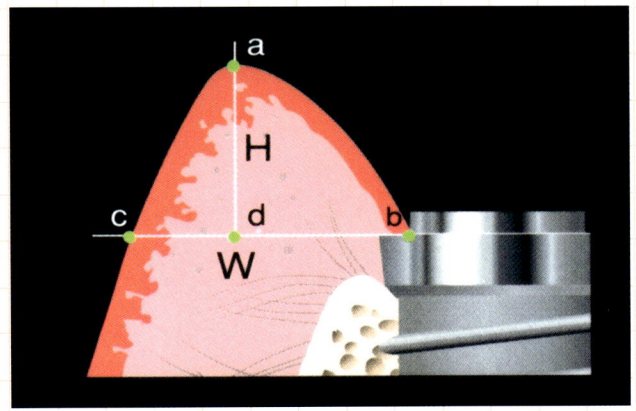

歯肉の高さと幅の比率は、1.5：1であり、矯正によって歯を舌側に移動させ、歯肉の高さが変わってもその比率は変わらない。
(Wennström JL. Mucogingival considerations in orthodontic treatment. Seminars in Orthodontics 1996；2：46-54.)

インプラント頬側縁上粘膜（b－cを結んだラインより上部）の生物学的比率。高さと幅の比率の平均はおよそ1：1.5である。
(Nozawa T, Enomoto H, Tsurumaki S, Ito K. Biologic height-width ratio of the buccal supra-implant mucosa.Eur J Esthet Dent 2006；1（3）：208-214.)

野澤、榎本らは天然歯における Wennström（ウェンストローム）らの仮説（天然歯周囲歯肉の高さと幅との関係はおよそ1.5：1である）と同様に、インプラント周囲粘膜の高さと幅との間には密接な関係があり、それらの比率はおよそ1：1.5であるとする仮説を提唱した。

解説者コメント：生物学的縦横比が一定であることにより、審美修復に際しては厚いバイオタイプのほうが歯肉あるいは粘膜の高さを維持するのに有利である。特にインプラント治療においては、粘膜の高さを維持するため、幅径を増大させるための結合組織移植あるいは Platform Shifting の応用は有効であろう。

Papilla

26 ピンクエステティックスコア(PES)& ホワイトエステティックスコア(WES)

出典1 Belser UC, Grütter L, Vailati F, Bornstein MM, Weber HP, Buser D. Outcome evaluation of early placed maxillary anterior single-tooth implants using objective esthetic criteria: a cross-sectional, retrospective study in 45 patients with a 2- to 4-year follow-up using pink and white esthetic scores. J Periodontol 2009;80(1):140-151. → P.106に抄録掲載

出典2 Fürhauser R, Florescu D, Benesch T, Haas R, Mailath G, Watzek G. Evaluation of soft tissue around single-tooth implant crowns: the pink esthetic score. Clin Oral Implants Res 2005;16(6):639-644.

出典3 中田光太郎, 木林博之(監著). 岡田素平太, 奥野幾久, 小田師巳, 尾野　誠, 園山　亘, 都築 優治, 山羽　徹(著). エビデンスに基づいた ペリオドンタルプラスティックサージェリー　イラストで見る拡大視野での臨床テクニック. 東京：クインテッセンス出版, 2016.

出典4 Lanza A, Di Francesco F, De Marco G, Femiano F, Itro A. Clinical Application of the PES/WES Index on Natural Teeth: Case Report and Literature Review. Case Rep Dent 2017;2017:9659062.

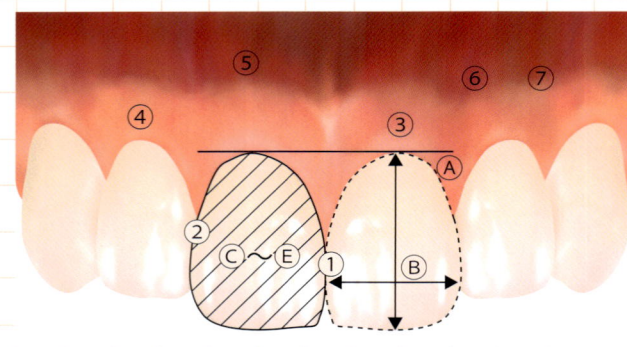

PES	点数	WES	点数
①：近心乳頭	0 / 1 / 2	Ⓐ：歯の形態	0 / 1 / 2
②：遠心乳頭	0 / 1 / 2	Ⓑ：サイズ(アウトライン)／ボリューム	0 / 1 / 2
③：唇面の粘膜の湾曲度	0 / 1 / 2	Ⓒ：色(色相／値)	0 / 1 / 2
④：唇面の粘膜レベル	0 / 1 / 2	Ⓓ：表面の質感	0 / 1 / 2
⑤～⑦：ルート凸／軟組織の色と質感	0 / 1 / 2	Ⓔ：透明性／特徴付け	0 / 1 / 2
Maximum Score	10	Maximum Score	10

図表は出典3より引用・改変

PES[4]	Parameter	Absent	Incomplete	Complete
(i) Mesial papilla (近心乳頭)		0	1	2
(ii) Distal papilla (遠心乳頭)		0	1	2

	Parameter	Major discrepancy	Minor discrepancy	No discrepancy
(iii) Curvature of facial mucosa (唇面の粘膜の湾曲度)		0	1	2
(iv) Level of facial mucosa (唇面の粘膜レベル)		0	1	2
(v) Root convexity/soft tissue color and texture (ルート凸／軟組織の色と質感)		0	1	2
Maximum total PES score				10

WES[4]	Parameter	Major discrepancy	Minor discrepancy	No discrepancy
(i) Tooth form (歯の形態)		0	1	2
(ii) Tooth volume/outline (サイズ(アウトライン)／ボリューム)		0	1	2
(iii) Color (hue/value) (色(色相／値))		0	1	2
(iv) Surface texture (表面の質感)		0	1	2
(v) Translucency (透明性／特徴付け)		0	1	2
Maximum total WES score				10

ピンクエステティックスコア(Pink Esthetic Score: PES)は単独インプラント周囲の軟組織評価において高い再現性を示した。それゆえ、異なる外科的または補綴的手法による治療効果を客観的に評価することが可能である。矯正医の評価は他の診査医よりも明らかに厳しかった。

解説者コメント：PESとホワイトエステティックスコア(White Esthetic Score: WES)は、前歯部単独歯欠損において、最適な審美的インプラント修復を行うために提案した歯冠・歯肉の各種評価項目である。これらの項目はインプラント修復に限らず矯正や外科的治療も含め、審美性を向上させるための1つの指標となっている。評価者の専門性の影響も別の評価項目であった。

27 Koisのインプラント審美のための5つの診断基準

出典 Kois JC. Predictable single tooth peri-implant esthetics: five diagnostic keys. Compend Contin Educ Dent 2001 ; 22（3）：199-206.

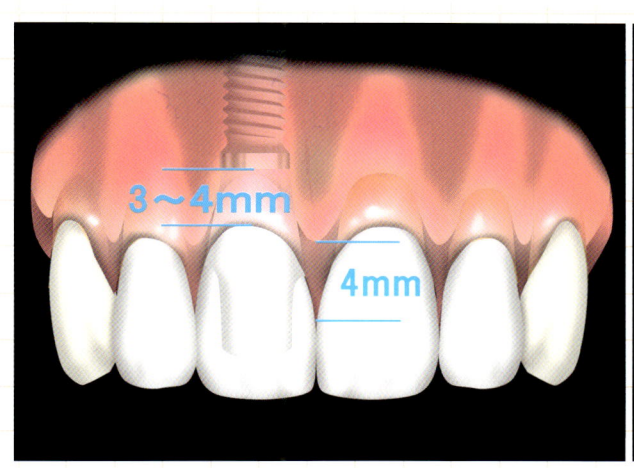

Low Risk	Five Diagnostic Keys		High Risk
More coronal or Lingual	1	Tooth Position / FGM 1	More Apical or Facial
Flap Scallop	2	Gingival Form 2	High Scallop
Thick	3	Biotype 3	Thin
Square	4	Tooth shape 4	Triangular
High Crest	5	Osseous Crest Position 5	Low Crest
More Likely to be Favorable	OUTCOME		More Likely to be Unfavorable

調和のとれた歯肉形態における歯肉辺縁からインプラントショルダーまでの距離は約3〜4 mm、乳頭歯肉頂から骨頂までの距離は約4 mmである。審美的な結果を得るため、術前に5つの診断基準を用いて確実に診断することが重要である。

Kois（コイス）が2001年に提唱した、単独歯インプラント周囲において予知性の高い審美性を得るための5つの診断基準（Kois's five diagnostic keys）。

治療の難易度や審美障害のリスクを判断：①〜⑤

①**抜歯対象歯の相対的な位置関係**：抜歯対象歯の辺縁歯肉が隣在歯と比較してより歯冠側に位置していることが望ましく、通常の位置であったり、根尖側に位置していると審美障害が生じやすくなる。

②**歯肉形態**：乳頭歯肉と歯肉辺縁との距離が大きいほど「high scallop」とされ、抜歯後の審美障害のリスクが高い順に「high」、「normal」、「flat」に分類される。

③**歯肉のバイオタイプ**：「thin」と「thick」に分類される。thinタイプのほうが唇側に歯肉退縮を生じるリスクが高い。

④**歯牙形態**：歯肉退縮、ブラックトライアングルの生じるリスクが高い順に「triangular（三角形）」、「ovoid（卵円形）」、「square（四角形）」と分類される。

⑤**骨頂の位置**：遊離歯肉から歯槽骨頂までの垂直的距離が大きいほど「low crest」とされ、歯肉退縮のリスクが高い順に「low」、「normal」、「high」と分類される。

papilla

28 Salamaの歯間乳頭様組織の形成可能距離

出典 Salama H, Salama MA, Garber D, Adar P. The interproximal height of bone: a guidepost to predictable aesthetic strategies and soft tissue contours in anterior tooth replacement. Pract Periodontics Aesthet Dent 1998；10(9)：1131-1141.

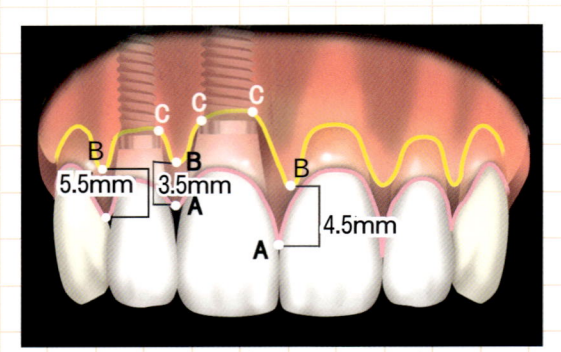

3｜：ポンティック、2 1｜：インプラント、1 2 3｜天然歯の場合の隣接する各修復物における歯間乳頭様組織の形成可能距離。A：歯間乳頭頂点、B：歯頚ライン上のゼニスポイント、C：インプラントのプラットフォーム頂

Class	Restorative Environment	Proximity Limitations	Vertical Soft Tissue Limitations
1	Tooth-Tooth	1 mm	5 mm
2	Tooth-Pontic	N/A	6.5mm
3	Pontic-Pontic	N/A	6.0mm
4	Tooth-Implant	1.5mm	4.5mm
5	Implant-Pontic	N/A	5.5mm
6	Implant-Implant	3 mm	3.5mm

隣接する各修復物における歯間乳頭様組織の形成可能距離。Salama（サローマ）らは、天然歯 - インプラント間1.5mm で4.5mm、インプラント - インプラント間 3 mm で3.5mm が垂直的に形成可能な軟組織量としている。ポンティックを利用することで形成可能距離を増やすことができる。

解説者コメント：一般的にいうインプラント間距離 3 mm ルールの走りである。このあとに Tarnow らがインプラント間距離についての論文を発表しはじめる。本項目を考える上で重要な天然歯とインプラントの生物学的幅径の違いは、P.158『天然歯とインプラントの生物学的幅径』を参照。なお、2019年に米国歯周病学会（AAP）によって「Bio-type」という語は「Periodontal-phenotype」に変更された。

29 Kanの歯肉のバイオタイプ

出典 Kan JY, Rungcharassaeng K, Umezu K, Kois JC. Dimensions of peri-implant mucosa: an evaluation of maxillary anterior single implants in humans. J Periodontol 2003；74(4)：557‑562.

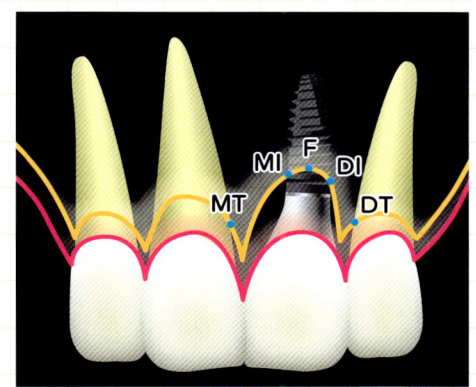

MT：the mesial aspects of the adjacent teeth／
MI：the mesial aspects of the implant restoration／
F：the mid-facial aspects of the implant restoration／
DI：the distal aspects of the implant restoration／
DT：the distal aspects of the adjacent teeth

Site	Bone-Surrounding Depth (mean ± SDmm)		P Value
	Thick Biotype (n=28)	Thin Biotype (n=17)	
MT（近心天然歯の側面）	4.46±0.78	3.76±0.53	0.002*
MI（インプラントの近心側面）	6.54±1.05	5.56±1.40	0.011*
F（インプラントの中心）	3.79±0.89	3.38±0.91	0.150
DI（インプラントの遠心側面）	6.14±1.11	5.59±1.31	0.137
DT（遠心天然歯の側面）	4.45±0.57	3.79±0.56	0.001*

*Statistically significant($P<0.05$)

Kan（カン）らは唇側中央にプローブを入れ、視認できる場合を唇側歯肉が薄い thin タイプ、できない場合を唇側歯肉が厚い thick タイプとして分類。

解説者コメント：どの測定値においても thick タイプのほうが thin タイプより高い位置に歯肉がきており、thick タイプのほうが隣接面においても高い位置に歯間乳頭を獲得できる。なお、2019年に米国歯周病学会（AAP）によって「Bio-type」という語は「Periodontal-phenotype」に変更された。

30 Tarnowのインプラント間距離

出典 Tarnow DP, Cho SC, Wallace SS. The effect of inter-implant distance on the height of inter-implant bone crest. J Periodontol 2000；71(4)：546‑549.

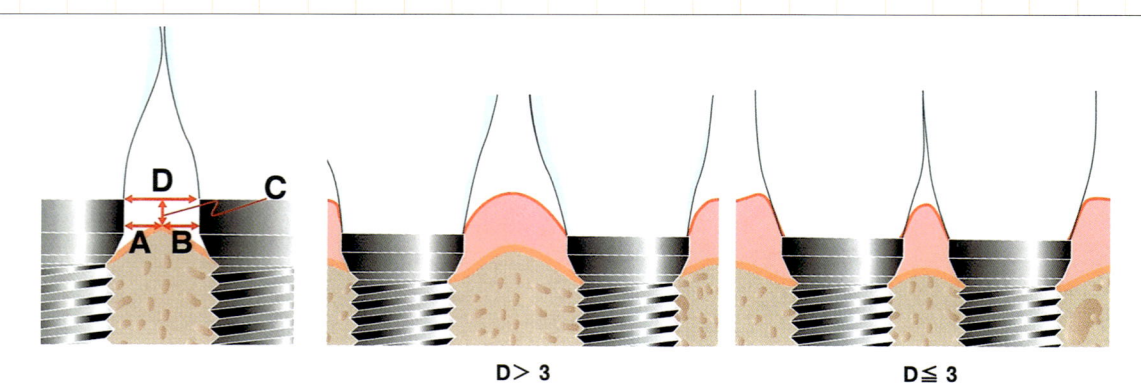

表6-5. インプラント間骨頂の高さと埋入間隔

Bone Loss (mm)		
Lateral	A(n = 36)	B(n = 36)
Mean	1.34	1.40
SD (±)	0.36	0.60

Bone Loss (mm)	
Crestal	D(インプラント間の間隔)	C(bone loss)
	≦3mm(n = 25)	1.04
	＞3mm(n = 11)	0.45

（Tarnow ら；2000）

（佐藤直志．インプラント周囲のティッシュ・マネージメント．東京：クインテッセンス出版，2001；227より）

Tarnow(ターナー)ら(2000)は2本の連続したインプラント間の骨頂の高さの維持とインプラント埋入間隔との関連性について評価した。その結果、インプラント間の骨頂の高さは、インプラントの埋入間隔に関連していることが示唆された。

解説者コメント：インプラント間は最低でも3mm確保すべきである(Tarnowらが唱えた臨床上のルール)。3mm以下になると、骨頂において大きな骨吸収を起こす。歯間乳頭様組織の形式には骨頂の高さが大きく関連するため、審美的観点からもインプラント間距離は重要な意味をもつ。なお天然歯の場合、歯槽骨頂からコンタクトポイントまでの距離が5mm以下であれば100%の歯間乳頭の形成が得られると報告されている。

31 Saadounのインプラント隣接乳頭の再生可能距離

出典 Saadoun AP, LeGall M, Touati B. Selection and ideal tridimensional implant position for soft tissue aesthetics. Pract Periodontics Aesthet Dent 1999；11(9)：1063‑1072.

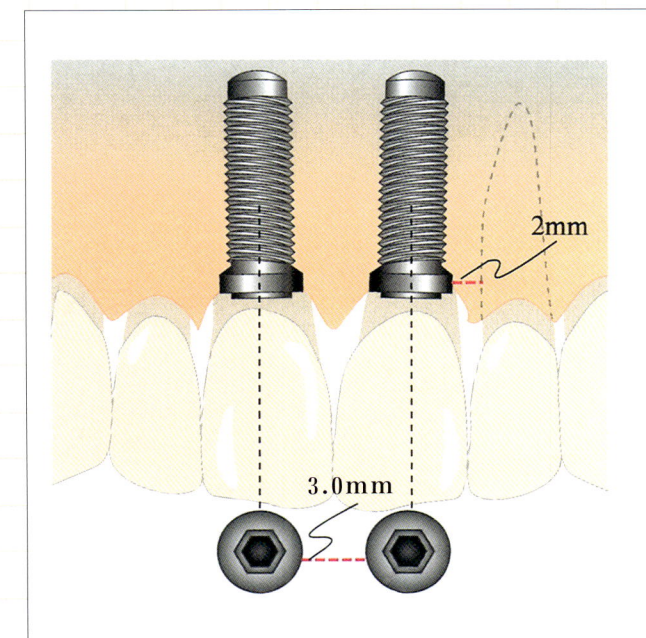

連続したインプラント間で3mm以上
隣接歯とインプラント間で2mm以上

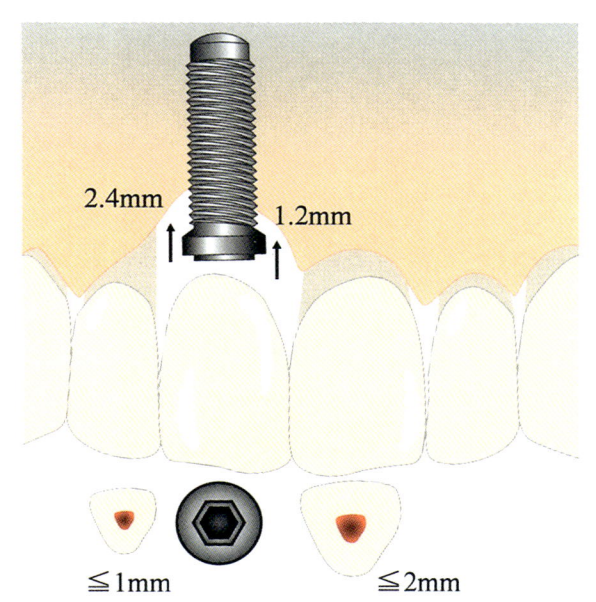

単独埋入インプラントで隣接歯とインプラント間が≦1mmと近接しているインプラントでは約2.4mm、≦2mmだと1.2mm骨頂が吸収する。

（佐藤直志．インプラント周囲のティッシュ・マネージメント．東京：クインテッセンス出版，2001；229より）

Saadoun(サドゥーン)らの提唱した歯間乳頭様組織の形成に必要な埋入位置。
解説者コメント：インプラントの埋入時の近遠心的位置、すなわちインプラントとインプラントの間隔およびインプラントと隣接歯の間隔(隣接面間距離 interproximal distance)は、歯間部骨頂の高さを維持し、歯間乳頭様組織のボリューム(高さと幅)を決定する要因となる。

32 Hermannのインプラント周囲骨のリモデリング

出典 Hermann JS, Buser D, Schenk RK, Cochran DL. Crestal bone changes around titanium implants. A histometric evaluation of unloaded non-submerged and submerged implants in the canine mandible. J Periodontol 2000；71(９)：1412-1424.

イヌ（n＝５）に59本のフィクスチャーを埋入し６群に分類

埋入時	A	B	C	D	E	F
１回法／２回法	１回法	１回法	１回法	２回法	２回法	２回法
構成パーツ	１ピース	１ピース	２ピース	２ピース	２ピース	２ピース
滑沢／粗造境界部の位置	骨縁	骨縁下１mm	骨縁下 1.5mm	骨縁下 1.5mm	骨縁下 1.5mm	骨縁下 1.5mm
マイクロギャップの位置	－	－	骨縁	骨縁	骨縁上１mm	骨縁下１mm
アバットメント連結	－	－	埋入時	埋入後３ヵ月	埋入後３ヵ月	埋入後３ヵ月

インプラント埋入時

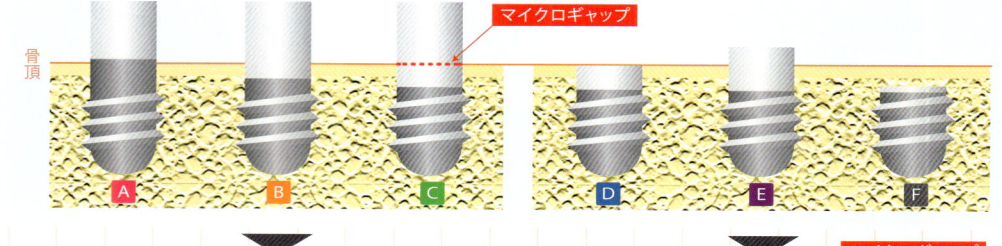

埋入６ヵ月後

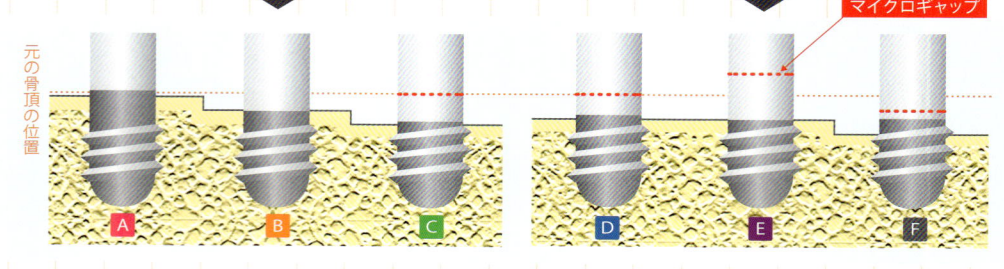

（石川高行，山森翔太．こうすれば防げるインプラント周囲炎．東京：クインテッセンス出版，2012；19より）

Hermann（ヘルマン）らによるインプラント周囲骨の変化。
①骨縁または骨縁下１mmに埋入された１回法１ピースインプラント（マイクロギャップなし）では滑沢／粗造境界位置が骨／インプラント接触位置となる（A、B）。
②骨縁または骨縁下に埋入された２ピースインプラント（マイクロギャップあり）においてはインプラント／アバットメント界面（マイクロギャップ）の位置が歯槽骨の吸収に影響する（C～F）。
③インプラント埋入後、早期にインプラント辺縁骨の変化が起きる。
④これらの変化は１回法／２回法の外科手技ではなく、インプラントの表面性状やマイクロギャップの有無とその位置に影響される。

33 Lazzaraのプラットフォームスイッチング

出典 Lazzara RJ, Porter SS. Platform switching: a new concept in implant dentistry for controlling postrestorative crestal bone levels. Int J Periodontics Restorative Dent 2006；26(1)：9 -17.

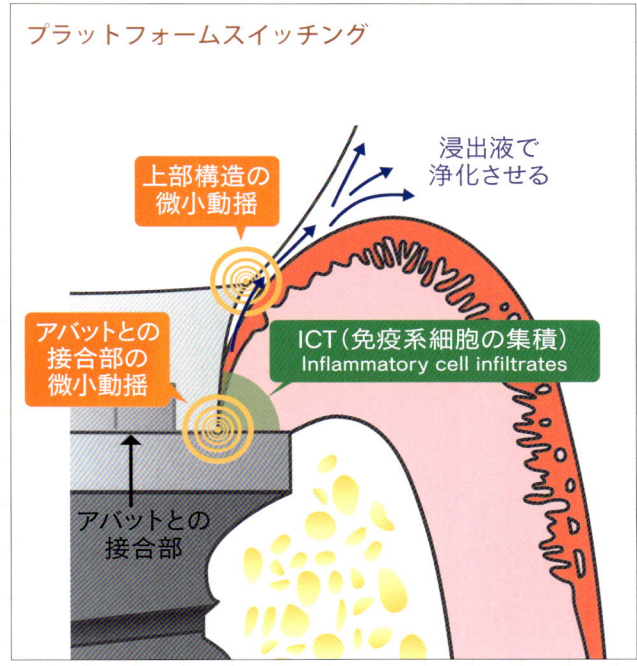

| 同径のプラットフォーム | プラットフォームスイッチング |

（石川高行，山森翔太．こうすれば防げるインプラント周囲炎．東京：クインテッセンス出版，2012；21より）

辺縁骨吸収を抑制するために Lazzara（ラザーラ）が13年以上の予後を基に示したプラットフォームスイッチング。マイクロギャップから辺縁骨を遠ざけると、辺縁骨の吸収は抑制される。また、プラットフォームの段差で、インプラント周囲上皮の下方への伸長が止まる。

解説者コメント：Ericsson（エリクソン）はインプラント周囲において「プラーク由来」（歯肉溝周囲）と「アバットメント由来」の炎症性細胞浸潤（ICT）があることを示しているが、プラットフォームスイッチングにすることで辺縁骨吸収の原因となる「アバットメント ICT」を歯槽骨から離すことができる。なお、アバットメント ICT については、マイクロギャップの大きさよりマイクロムーブメント（微小動揺）が大きく関与しているといわれてきている。

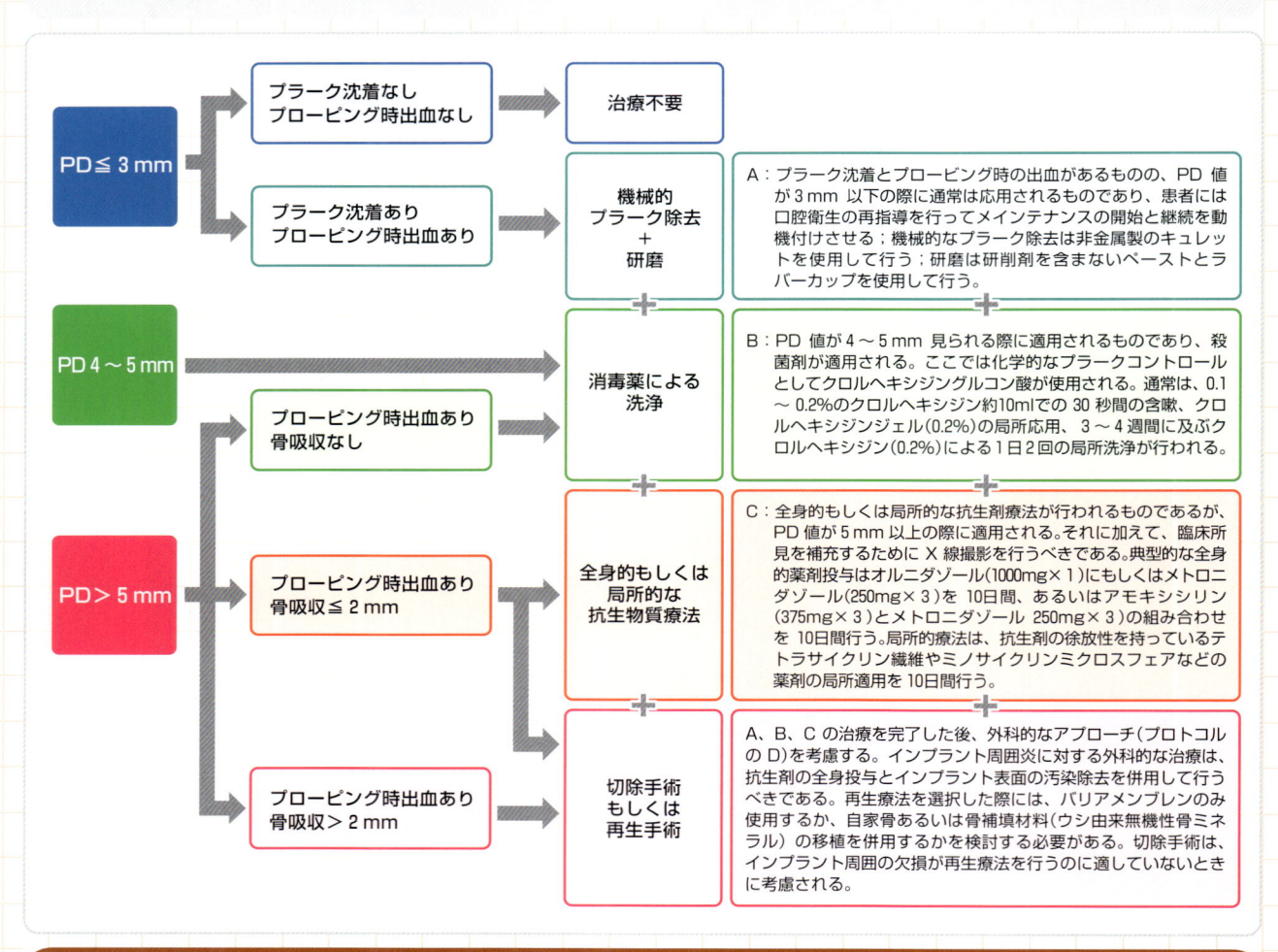

Peri-implantitis

34 LangのCIST（累積的防御療法）

出典 Lang NP, Berglundh T, Heitz-Mayfield LJ, Pjetursson BE, Salvi GE, Sanz M. Consensus statements and recommended clinical procedures regarding implant survival and complications. Int J Oral Maxillofac Implants 2004；19 Suppl：150-154.

PD ≦ 3 mm
- プラーク沈着なし プロービング時出血なし → 治療不要
- プラーク沈着あり プロービング時出血あり → 機械的プラーク除去＋研磨

A：プラーク沈着とプロービング時の出血があるものの、PD 値が 3 mm 以下の際に通常は応用されるものであり、患者には口腔衛生の再指導を行ってメインテナンスの開始と継続を動機付けさせる；機械的なプラーク除去は非金属製のキュレットを使用して行う；研磨は研削剤を含まないペーストとラバーカップを使用して行う。

PD 4～5 mm
- → 消毒薬による洗浄
- プロービング時出血あり 骨吸収なし

B：PD 値が 4～5 mm 見られる際に適用されるものであり、殺菌剤が適用される。ここでは化学的なプラークコントロールとしてクロルヘキシジングルコン酸が使用される。通常は、0.1～0.2%のクロルヘキシジン約10mlでの 30 秒間の含嗽、クロルヘキシジンジェル(0.2%)の局所応用、3～4 週間に及ぶクロルヘキシジン(0.2%)による 1 日 2 回の局所洗浄が行われる。

PD > 5 mm
- プロービング時出血あり 骨吸収 ≦ 2 mm → 全身的もしくは局所的な抗生物質療法
- プロービング時出血あり 骨吸収 > 2 mm → 切除手術もしくは再生手術

C：全身的もしくは局所的な抗生剤療法が行われるものであるが、PD 値が 5 mm 以上の際に適用される。それに加えて、臨床所見を補完するために X 線撮影を行うべきである。典型的な全身的薬剤投与はオルニダゾール(1000mg×1)にもしくはメトロニダゾール(250mg×3)を 10 日間、あるいはアモキシシリン(375mg×3)とメトロニダゾール 250mg×3)の組み合わせを 10 日間行う。局所的療法は、抗生剤の徐放性を持っているテトラサイクリン繊維やミノサイクリンミクロスフェアなどの薬剤の局所適用を 10 日間行う。

A、B、C の治療を完了した後、外科的なアプローチ（プロトコルの D）を考慮する。インプラント周囲炎に対する外科的な治療は、抗生剤の全身投与とインプラント表面の汚染除去を併用して行うべきである。再生療法を選択した際には、バリアメンブレンのみ使用するか、自家骨あるいは骨補塡材料(ウシ由来無機性骨ミネラル)の移植を併用するかを検討する必要がある。切除手術は、インプラント周囲の欠損が再生療法を行うのに適していないときに考慮される。

Lang（ラング）らにより提唱されたインプラント周囲病変を系統的かつ継続的にモニタリングするための CIST(Cumulative Interceptive Supportive Therapy：累積的防御療法)プロトコル。プロービングデプス、プロービング時の出血および X 線写真上における骨吸収量を基に治療方法をシステマティックに選択する。

解説者コメント：本邦では使用できない薬剤が含まれるため、日本口腔インプラント学会および日本歯周病学会の治療指針では、改変した方法が推奨されている。インプラント周囲病変に対する有用なプロトコルであるが、近年より臨床的な治療手順が代用されるようになってきている。

Schwarzのインプラント周囲炎の治療手順

Peri-implantitis

35

出典 Schwarz F, Becker J. Peri-implant Infection: Etiology, Diagnosis and Treatment. Berlin：Quintessence, 2007.

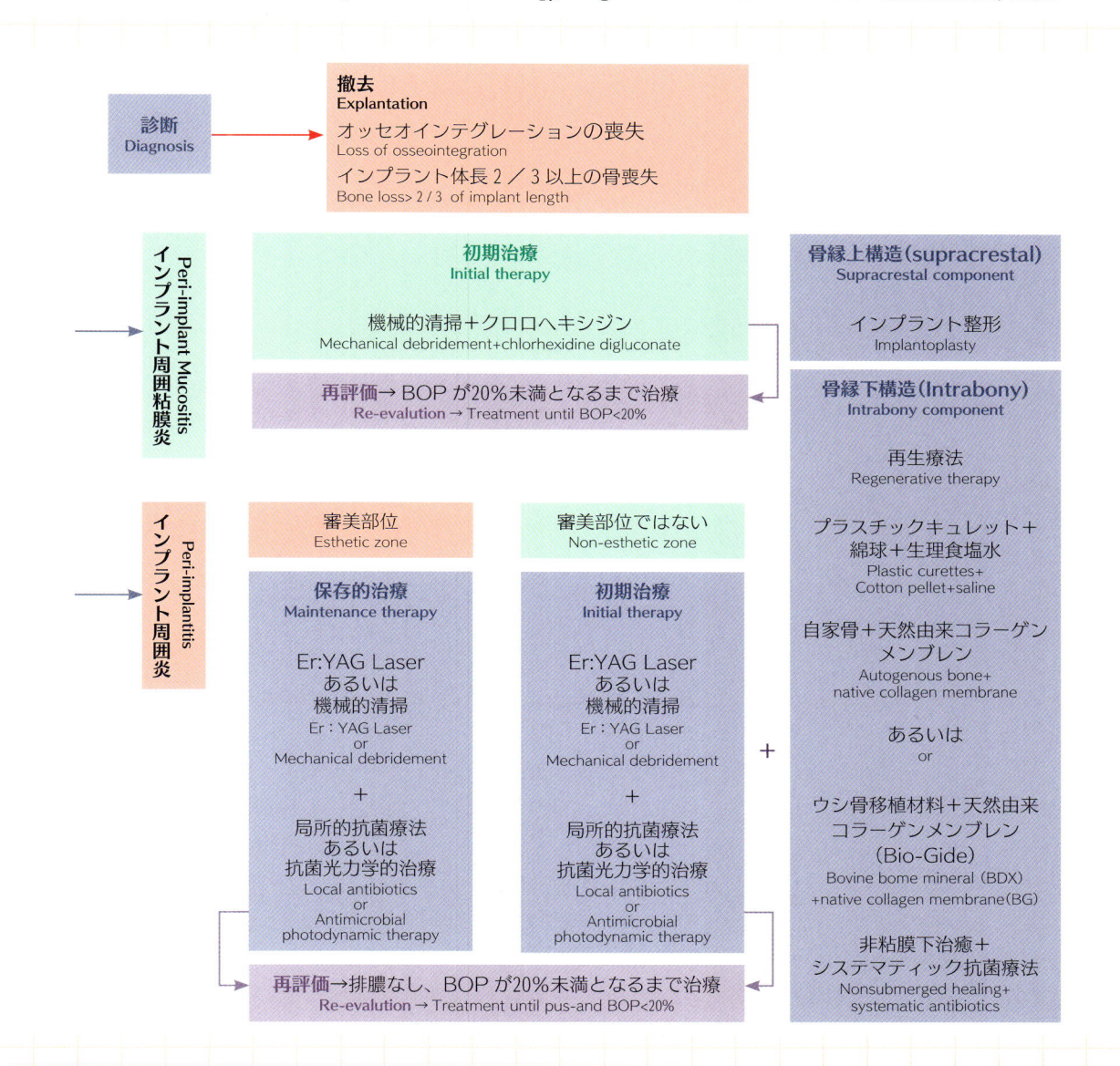

Schwarz（シュワルツ）によるインプラント歯周炎の治療手順のフローチャート。

解説者コメント：インプラント周囲炎への適正な診断によって得られたインプラント周囲粘膜炎、周囲炎、それぞれに対して、具体的に治療法が示されている。特に再評価後に治療終了の時期を「排膿なしBOP20％未満になるまで」と設定していることが LangのCISTに比べてより臨床的となっている。

36 ペリオの新分類

出典 Papapanou PN, Sanz M, Buduneli N, Dietrich T, Feres M, Fine DH, Flemmig TF, Garcia R, Giannobile WV, Graziani F, Greenwell H, Herrera D, Kao RT, Kebschull M, Kinane DF, Kirkwood KL, Kocher T, Kornman KS, Kumar PS, Loos BG, Machtei E, Meng H, Mombelli A, Needleman I, Offenbacher S, Seymour GJ, Teles R, Tonetti MS. Periodontitis: Consensus report of workgroup 2 of the 2017 World Workshop on the Classification of Periodontal and Peri-Implant Diseases and Conditions. J Periodontol 2018; 89: S173–S182.

1997年の分類と2017年の新分類との大きな違い

変更点	1999年	2017年
病名の統合	「慢性歯周炎」/「侵襲性歯周炎」	「歯周炎」に統一
Stage 分類、Grade 分類の導入	—	進行度を測る Stage 分類、重篤度を測る Grade 分類の導入
Stage 分類について	—	歯間部の臨床的アタッチメントロス（CAL）および X 線学的骨吸収（RBL）、歯周炎に伴う喪失歯の数が Stage 分類の主な基準となる
Grade 分類について	—	・RBL の経年的増加度合いが Grade 分類にもっとも関わる ・経年変化が不明な場合には RBL を年齢で割った値（%骨吸収 / 年齢）を指標として Grade 分類を行う ・喫煙および糖尿病という明確なリスクファクターを基に重篤度を評価するようになった
生物学的幅径の名称変更	Biologic width	Supracrestal tissue attachment
歯肉退縮分類	Miller の分類	Cairo の分類提唱

解説者コメント：

　歯周病の分類の歴史は古く、100年以上前よりさまざまな報告がなされてきた。古くは C.G. Davis（1879）、G.V. Black（1886）などにより臨床的特徴に基づく分類がなされてきたが、1942年、B. Orban らにより、古典的病因論に基づく分類が報告され、さまざまな分類がそこで初めて統一された。その後1965年、H. Röe により歯周病の原因がプラーク中の細菌であることが明らかとされてからは、1966年、1977年、1989年と約10年間隔で米国歯周病学会（AAP）を中心に世界的に統一された分類がなされるようになった。現在本邦含め世界で広くで応用されている分類は、1999年 AAP によるものである。そして2017年、世界中のペリオドンティストの代表がシカゴに集結して AAP およびヨーロッパ歯周病学会（EFP）共催のワークショップが開催され、約20年ぶりにその改訂が議論されるとともに、2018年、コンセンサスレポートとして Journal of Periodontology および Journal of Clinical Periodontology にて報告された。慢性歯周炎と侵襲性歯周炎の統合など、実際の臨床に照らして疑問を感じる部分もあるが、現在の病状と今後の進行の予測が盛り込まれた、1999年の分類からの改善がなされたより患者の状態に即した分類であると思われる。

Stage 分類

		Stage I	Stage II	Stage III	Stage IV
重症度	歯間部の CAL（最大値）	1〜2 mm	3〜4 mm	≧ 5 mm	≧ 5 mm
	歯間部の X 線学的 骨吸収	歯頚側 1／3 未満 (<15 %)	歯頚側 1／3 未満 (15〜33 %)	歯根長 1／3 を超える	歯根長 1／3 を超える
	歯周炎による 歯の欠損	なし	なし	≦ 4 歯	≧ 5 歯
複雑度	局所	プロービング ポケット深さ 4 mm 以下 水平性骨吸収	プロービング ポケット深さ 5 mm 以下 水平性骨吸収	Stage II の条件に加えて プロービングポケット 深さ 6 mm 以上 水平性骨吸収 ≧ 3 mm 根分岐部病変 II および III 度 中等度の骨吸収	Stage III の条件に加えて 下記条件のための複雑な 補綴処置が必要な場合： 咀嚼障害 二次性咬合性外傷 重度水平性骨吸収 咬合崩壊 歯の病的移動 フレアアウト 残存歯 20 歯以下 (10 ヵ所の咬合接触)
	範囲	それぞれの Stage において広汎型（智歯を除く30%以上の歯）、限局型（同30%未満）、大臼歯／前歯どちらのパターンかを記述すること			

Grade 分類

（CRP、バイオマーカーはまだエビデンスに乏しいとの記載があるため、新分類に含めない）

			Grade A	Grade B	Grade C
主要基準	歯周炎進行の 直接的な エビデンス	長期的な データ	過去 5 年間に 骨吸収なし	過去 5 年間に < 2 mm 骨吸収	過去 5 年間に ≧ 2 mm 骨吸収
	歯周炎進行の 間接的な エビデンス	% 骨吸収 ／ 年齢	< 0.25	0.25〜1.0	> 1.0
		表現型	高度のバイオフィルム付着 ＋ 軽度の組織破壊	バイオフィルム付着と 組織破壊が同レベル	組織破壊が バイオフィルムの量による 予測を超える場合 ・急速進行／・早期発症
修飾因子	リスクファクター	喫煙	非喫煙	喫煙 < 10 本／日	喫煙 ≧ 10 本／日
		糖尿病	正常血糖値	糖尿病 HbA1c < 7.0%	糖尿病 HbA1c ≧ 7.0%

Peri-implantitis

37 インプラント周囲疾患の新分類

出典 Berglundh T, Armitage G, Araujo MG, Avila-Ortiz G, Blanco J, Camargo PM, Chen S, Cochran D, Derks J, Figuero E, Hämmerle CHF, Heitz-Mayfield LJA, Huynh-Ba G, Iacono V, Koo KT, Lambert F, McCauley L, Quirynen M, Renvert S, Salvi GE, Schwarz F, Tarnow D, Tomasi C, Wang HL, Zitzmann N. Peri-implant diseases and conditions: Consensus report of workgroup 4 of the 2017 World Workshop on the Classification of Periodontal and Peri-Implant Diseases and Conditions. J Periodontol 2018; 89: S313-S318.

	健康な インプラント周囲組織	インプラント周囲粘膜炎	インプラント周囲炎	インプラント周囲 硬・軟組織欠損
臨床的特徴	・発赤、BOP、腫脹 および排膿が生じて いないこと	・最大の特徴は弱圧でのプロー ビング時の出血、次いで発赤、 腫脹および排膿の存在 ・腫脹およびプロービングに対 する抵抗性の減少によりPD の深化がしばしば生ずる	・インプラント周囲粘膜の炎症 と支持骨の進行性の吸収 ・ベースライン時と比べた退縮 を伴うあるいは伴わないPD の深化とX線学的骨吸収 ・ベースライン時のX線データ がない場合はBOPを伴うX 線学的3mm以上の骨吸収と 6mm以上のPD	－
病因	－	・プラーク	・プラーク	・歯の喪失後の治癒過程
リスク ファクター	－	・宿主反応性 ・喫煙 ・糖尿病 ・放射線治療	・重度歯周炎の既往 ・プラークコントロール不良 ・治療後のメインテナンス不備 ・残留セメント 　（限局されたエビデンス） ・位置不良 　（限局されたエビデンス） ※角化粘膜の存在、咬合過重、 チタン粒子、骨圧縮壊死、オー バーヒート、マイクロムーブ メントおよび腐食については 証明されていない	・歯周組織の破壊 ・歯内病変 ・歯根フラクチャーの放置 ・薄い唇側骨 ・歯の位置異常 ・組織損傷を伴う抜歯 ・損傷 ・上顎洞の含気化 ・歯の発育不全 ・可撤性義歯による不正な圧 ・骨形成量を減少させる薬の服 　用や全身疾患の存在

着目点

1．角化粘膜の必要性

またインプラント周囲角化粘膜の存在については、インプラント周囲の長期的健康維持に対する効果についてのエビデンスは不足しているものの、プラーク除去における患者の快適性および容易さについては有益である可能性があると言及された。

2．ベースライン評価

インプラント上部補綴装置が装着された後、ベースライン時のX線撮影とプロービングデプス測定を行うことが推奨されることが明記された。

> **解説者コメント：**シカゴで開催された米国歯周病学会と欧州歯周病学会との合同ミーティングにおいて、歯周疾患の新分類が20年ぶりに提案されたのと併せて、これまで明確な分類がなされていなかったインプラント周囲疾患についての分類が新たに提唱された。今後ますますクローズアップされていくであろうインプラント周囲炎の定義およびリスクファクターが明確にされたことは、臨床上有用である。これをベースに今後治療法、予防法が確立されることが望まれる。

Peri-implantitis

Renvertの骨欠損形態と術式選択の分類

出典 Renvert S, Giovannoli JL. Peri-Implantitis. Paris: Quintessence, 2012；157.

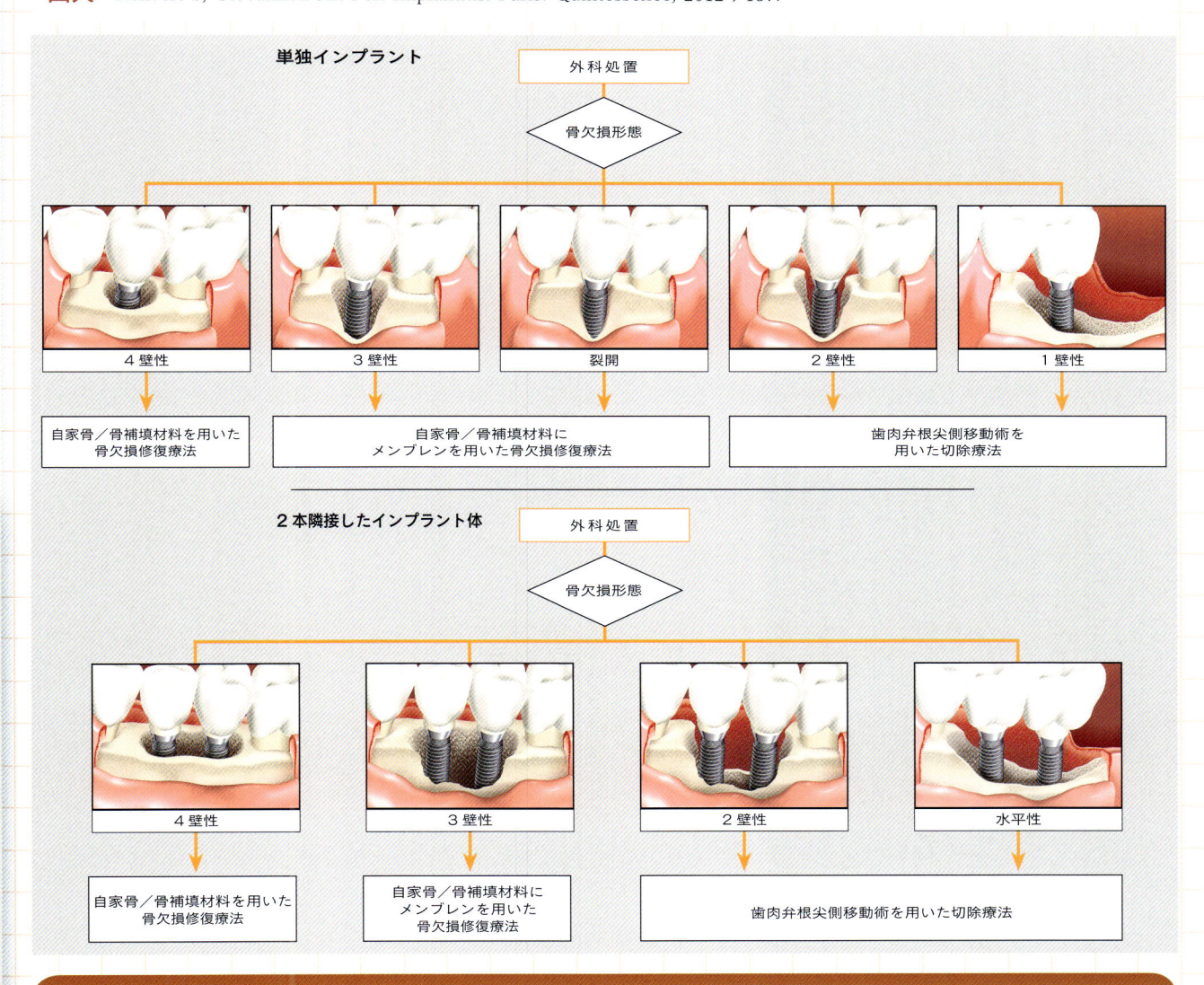

Renvert（レンバート）による1本ないしは隣接する2本のインプラント周囲に、インプラント周囲炎によって生じたさまざまな骨欠損（1〜4壁性、裂開状、水平性）および骨の欠損形態に応じた外科手技選択のフローチャート。

解説者コメント：天然歯周囲とは異なり、インプラント周囲炎によって生じるインプラント周囲の骨欠損はおもに包囲状クレーター状を呈する。残存歯槽骨の幅、埋入位置あるいは周囲炎の進行度合いにより、骨欠損形態は変化する。骨欠損形態を上図のように分類し、形態に応じた対応方法を選択することは臨床上非常に有用である。汚染されたフィクスチャー表面の除染が課題であろう。

あとがき Conclusion

　1965 年に初めて臨床応用されて以来、歯科インプラントは喪失した歯の代替医療として、口腔に悩む多くの患者に恩恵を与えてきました。さらに 21 世紀に入り、CT の普及、CAD/CAM 技術の発展、口腔内スキャナーの登場といったデジタルデンティストリーの発達、ショートインプラントを含むインプラント体のさまざまな改変といった多くの技術革新、インプラントの長期安定性および適応症の拡大に伴い、近年の歯科医療において、なくてはならない治療法として、欠損補綴の重要な選択肢となりました。反面、先日の米国歯周病学会とヨーロッパ歯周病学会の合同ミーティングにおいてはじめて協議され公式に分類されたインプラント周囲疾患や、要介護患者におけるインプラント残存の問題など、歯科インプラントにまつわるトラブルも散見されるようになってきました。そのような歯科インプラント界の潮流に合わせたエビデンスの提供が望まれる中、本誌の制作が企画されました。

　当会井汲憲治名誉会長の発案で始まり、2014 年 5 月、トムソン・ロイター社の協力を得て製本された「インプラントのための重要 12 キーワード・ベスト 240 論文　世界のインパクトファクターを決めるトムソン・ロイター社が選出」（クインテッセンス出版）は、それまでありそうでなかった書籍として好評をいただき、それに続くシリーズ化の先駆けとなるものでした。本書制作にあたり、われわれが着目したのが、現クラリベイト・アナリティクス社の提供する Web of Science です。EBM 実践のためには、インプラント分野において影響力の高い、高質な論文が欠かせません。しかしながら、膨大な数の文献を網羅的に検索し、必要な、質の高い論文を探し当てるのは、困難を極めます。そこでわれわれは「被引用数」の高さを相対的な指標として活用し、影響力の高い論文を抽出しました。また後半部分には、科学的根拠に基づく、インプラント臨床上重要な分類や図表を、視覚化して掲載しました。さらに日本インプラント臨床研究会サイエンス委員会では、その後もインプラントにおける EBM 実践のため、クインテッセンスデンタルインプラントロジーでの連載、「臨床家が知りたい「あの」インプラントの疑問に論文と経験で答える インプラントロジスト 248 名のアンケート調査結果から見えるもの」（クインテッセンス出版）の発刊と、継続して臨床上有用な情報を提供して参りました。

　そして今回、時代の大きな変化に対応するべく、「インプラントのための重要 12 キーワードベスト 240 論文」の 21 世紀版として本書を上梓いたしました。掲載論文はすべて 21 世紀以降に発表されたものに刷新し、後半部分には新たな分類を数多く掲載しました。

　歯科インプラントの分野は裾野が広く、今後もますます発展していく分野であると思われます。本書を読者の方々の忙しい日常臨床における必要なエビデンスの情報源として、また発表や講演におけるツールとしてご活用いただければ幸甚です。

2019 年 5 月吉日
一般社団法人 日本インプラント臨床研究会
サイエンス委員会委員長　岩野義弘

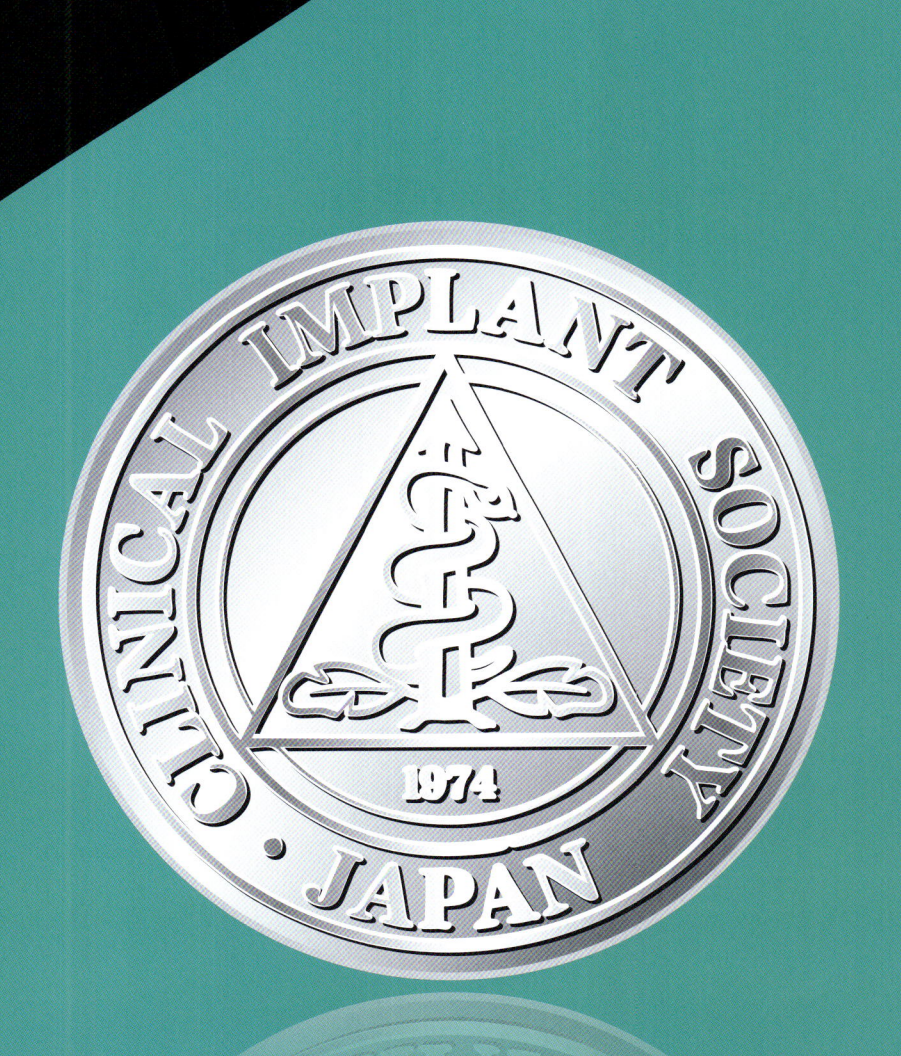

クインテッセンス出版の書籍・雑誌は、歯学書専用
通販サイト『**歯学書.COM**』にてご購入いただけます。

PC からのアクセスは…

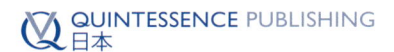

携帯電話からのアクセスは…
QR コードからモバイルサイトへ

QUINTESSENCE PUBLISHING 日本

21世紀版　インプラントのための重要12キーワードベスト240論文
世界のインパクトファクターを決める Web of Science 2001年以降から選出

2019年7月10日　第1版第1刷発行

編　　　集　　一般社団法人日本インプラント臨床研究会

編集委員　　田中譲治 / 井汲憲治 / 岩野義弘 / 塩田　真 / 武田朋子
　　　　　　若井広明 / 水口稔之 / 熱田　亙 / 芦澤　仁

発　行　人　　北峯康充

発　行　所　　クインテッセンス出版株式会社
　　　　　　　東京都文京区本郷3丁目2番6号　〒113-0033
　　　　　　　クイントハウスビル　電話(03)5842-2270(代表)
　　　　　　　　　　　　　　　　　　(03)5842-2272(営業部)
　　　　　　　　　　　　　　　　　　(03)5842-2276(編集部)
　　　　　　　web page address　https://www.quint-j.co.jp/

印刷・製本　　株式会社創英